Nicolai Worm
Franca Mangiameli
Heike Lemberger

DIE NEUE LOGI® DIÄT

Nicolai Worm
Franca Mangiameli
Heike Lemberger

DIE NEUE LOGI® DIÄT

Mediterran abnehmen – wissenschaftlich basiert

riva

Bibliografische Information der Deutschen Nationalbibliothek:
Die Deutsche Nationalbibliothek verzeichnet diese Publikation in der Deutschen Nationalbibliografie.
Detaillierte bibliografische Daten sind im Internet über http://dnb.de abrufbar.

Für Fragen und Anregungen
info@m-vg.de

Wichtiger Hinweis
Dieses Buch ist für Lernzwecke gedacht. Es stellt keinen Ersatz für eine individuelle medizinische Beratung dar und sollte auch nicht als solcher benutzt werden. Wenn Sie medizinischen Rat einholen wollen, konsultieren Sie bitte einen qualifizierten Arzt. Der Verlag und der Autor haften für keine nachteiligen Auswirkungen, die in einem direkten oder indirekten Zusammenhang mit den Informationen stehen, die in diesem Buch enthalten sind. Ausschließlich zum Zweck der besseren Lesbarkeit wurde auf eine genderspezifische Schreibweise sowie eine Mehrfachbezeichnung verzichtet. Alle personenbezogenen Bezeichnungen sind somit geschlechtsneutral zu verstehen.

Originalausgabe
5. Auflage 2025

Türkenstraße 89
80799 München
Tel.: 089 651285-0

Redaktion: Caroline Kazianka
Umschlaggestaltung: Georg Feigl
Umschlagabbildungen: Vorderseite: shutterstock/Dragon_Fly; Rückseite: Wolfgang Schardt; Innenseiten: © riva Verlag
Satz: inpunkt[w]o, Wilnsdorf (www.inpunktwo.de)
Druck: Florjancic Tisk d.o.o., Slowenien
Printed in the EU

ISBN Print 978-3-7423-1082-8
ISBN E-Book (EPUB, Mobi) 978-3-7453-0711-5

Inhalt

Vorwort

Nachdem ich mich einige Jahre aus rechtlichen Gründen nicht mehr um »mein« LOGI kümmern konnte, kam Anfang 2019 die frohe Botschaft vom riva Verlag. Er hatte gerade sämtliche Buchrechte für die LOGI-Methode vom Systemed-Verlag übernommen und wünschte sich, dass ich dieses inzwischen nicht mehr ganz frische Konzept auf den neuesten wissenschaftlichen Stand bringe. Für mich gab es kein Zögern: Ein »LOGI 2.0« in die Welt setzen? Nichts lieber als das!

Nun gibt es also *Die neue LOGI-Diät*. Warum bekommt die Methode den Stempel »Diät« aufgedrückt? Weil die neue LOGI-Methode den Fokus allein auf das Thema Übergewicht bzw. Fettleibigkeit und dauerhaftes Abspecken richtet. Und der allseits verwendete Begriff »Diät« drückt dies am deutlichsten aus. Die »alte« LOGI-Methode war eher eine Anleitung zur gesunden Dauerernährung, mit der man allerdings gleichzeitig auch gut und viele sogar sehr gut abnehmen konnten.

Das alte »rote« LOGI-Buch hatte ich im Jahr 2002 geschrieben und ein Großteil des Buches drehte sich um neue Erkenntnisse zu einer gesundheitsfördernden Ernährung in Zeiten von Übergewicht und Bewegungsmangel. Inhaltlich stand es in vielen Aspekten im krassen Gegensatz zur herrschenden Lehre. Da die Aussagen aber mit hochrangiger Literatur belegt waren, fanden die Inhalte doch mit der Zeit immer mehr Anerkennung. Was damals vielen als »revolutionär« oder »Außenseiterposition« vorkam, hat sich inzwischen zum anerkannten Allgemeinwissen etabliert. Im Laufe der Jahre haben Hunderte Ärzte im deutschsprachigen Raum LOGI mit riesigem Erfolg bei ihren Patienten eingesetzt.

Die letzten 20 Jahre haben zahlreiche wesentliche neue Erkenntnisse zum Thema Abnehmen zutage gebracht, die thematisiert werden sollen. Gemäß meinem Anspruch an einen aktuellen Ratgeber gilt es diese zu berücksichtigen. Die wichtigsten wissenschaftlich abgesicherten Erkenntnisse für eine »gesunde Dauerernährung für alle« habe ich vor Kurzem im Flexi-Carb-Konzept niedergeschrieben, das ich vor einigen Jahren zusammen mit meinen Hamburger Kolleginnen Heike Lemberger und Franca Mangiameli (www.essteam.de) entwickelt habe. Die *Flexi-Carb*-Ratgeber werden ebenfalls beim riva Verlag verlegt. Dieses Präventionskonzept etabliert sich inzwischen immer mehr. Konsequenterweise wird es in dem vorliegenden Buch weniger um die »Gesundheitsaspekte« gehen, als es manche Leser möglicherweise erwarten. All das kann man am besten in den *Flexi-Carb*-Büchern (eines zu den theoretischen physiologischen Zusammenhängen und eines zur Umsetzung in die Praxis) nachlesen.

Die neue LOGI-Diät beschreibt nun die besten wissenschaftlich belegten Wege zum Abnehmen und zur anschließenden Gewichtskontrolle. Sie integriert alles zu einem optimalen Gesamtkonzept, das den größtmöglichen Erfolg verspricht.

Vor diesem Hintergrund wird hoffentlich verständlich, warum wir nicht mehr auf die altbekannte und überaus beliebte LOGI-Pyramide zurückgreifen. Von nun an werden wir uns stattdessen zur Vermittlung unserer Lebensmittelempfehlungen auf unsere neue, thematisch viel stimmigere mediterrane Low-Carb-Pyramide stützen.

Für das »neue LOGI« wird es zum Start zwei Bücher geben. Das hier vorliegende setzt die theoretischen Schwerpunkte und beinhaltet nur einen relativ kleinen Praxisteil, der wieder von meinen beiden Kolleginnen, die mich ja bereits seit 15 Jahren im LOGI-Konzept mit Rat und Tat unterstützen, mitgestaltet ist. Hier geht es vor allem darum, die Hintergründe für Übergewicht, Fettleibigkeit und die gesundheitlichen Folgen besser zu verstehen. Und es soll das Basiswissen über erfolgversprechende Diätmaßnahmen erklärt werden.

Die beiden Kolleginnen haben darüber hinaus noch ein ausführliches Koch- und Praxisbuch fertiggestellt, das nicht nur wunderbare Rezepte, sondern auch reichlich Ratschläge, Tipps und Hilfestellungen für die Umsetzung in die tägliche Praxis enthält.

Ein großer Dank gilt dem riva Verlag, der durch seine Übernahme der alten Buchrechte meine Werke vor dem »Versinken« gerettet hat und uns nun die Chance bietet, einen Neustart mit einem LOGI-Update zu präsentieren. Schließlich möchte ich mich auch bei Caroline Kazianka bedanken, die das Manuskript bis zum Satz als Redakteurin kompetent und kollegial begleitet hat.

Nicolai Worm

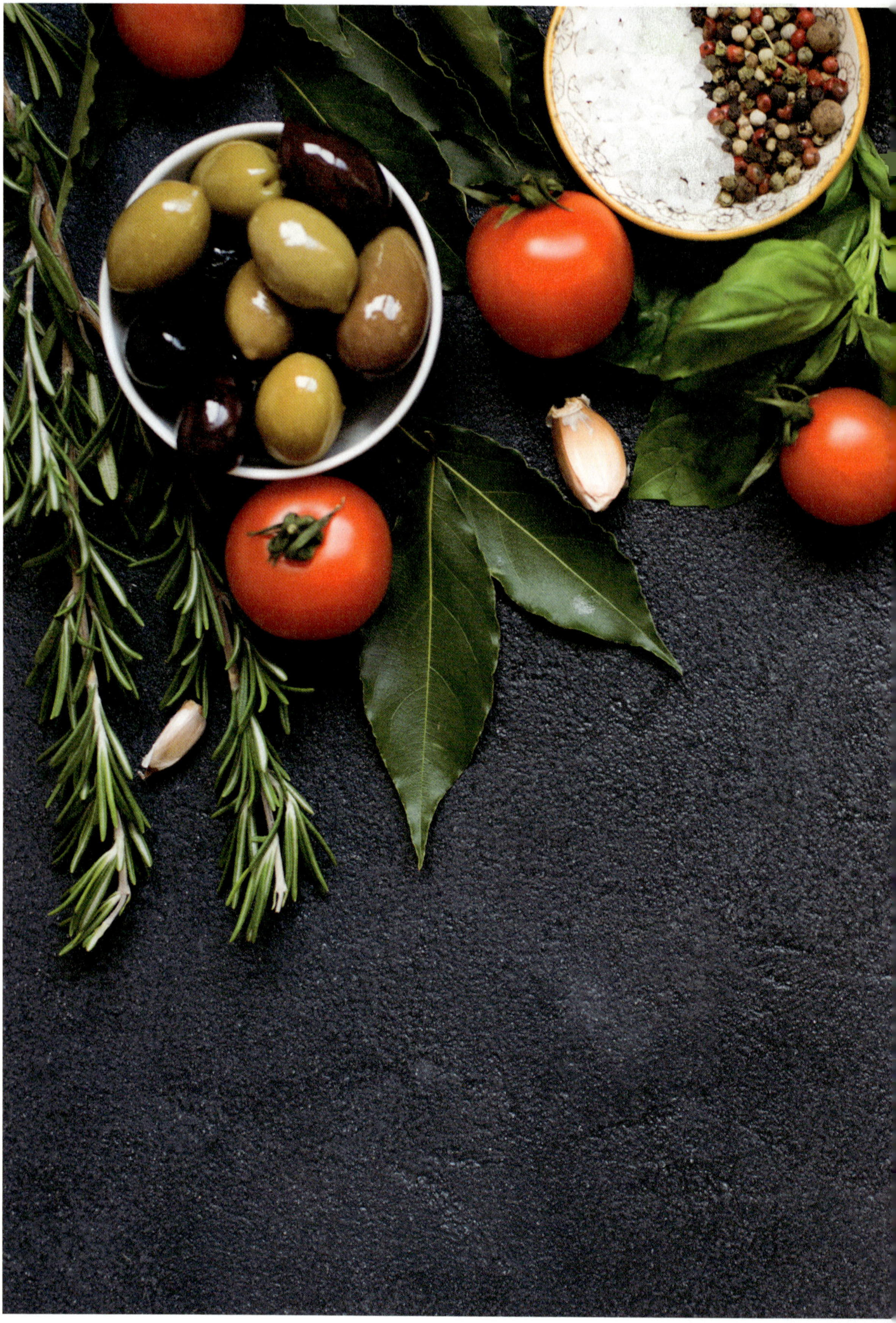

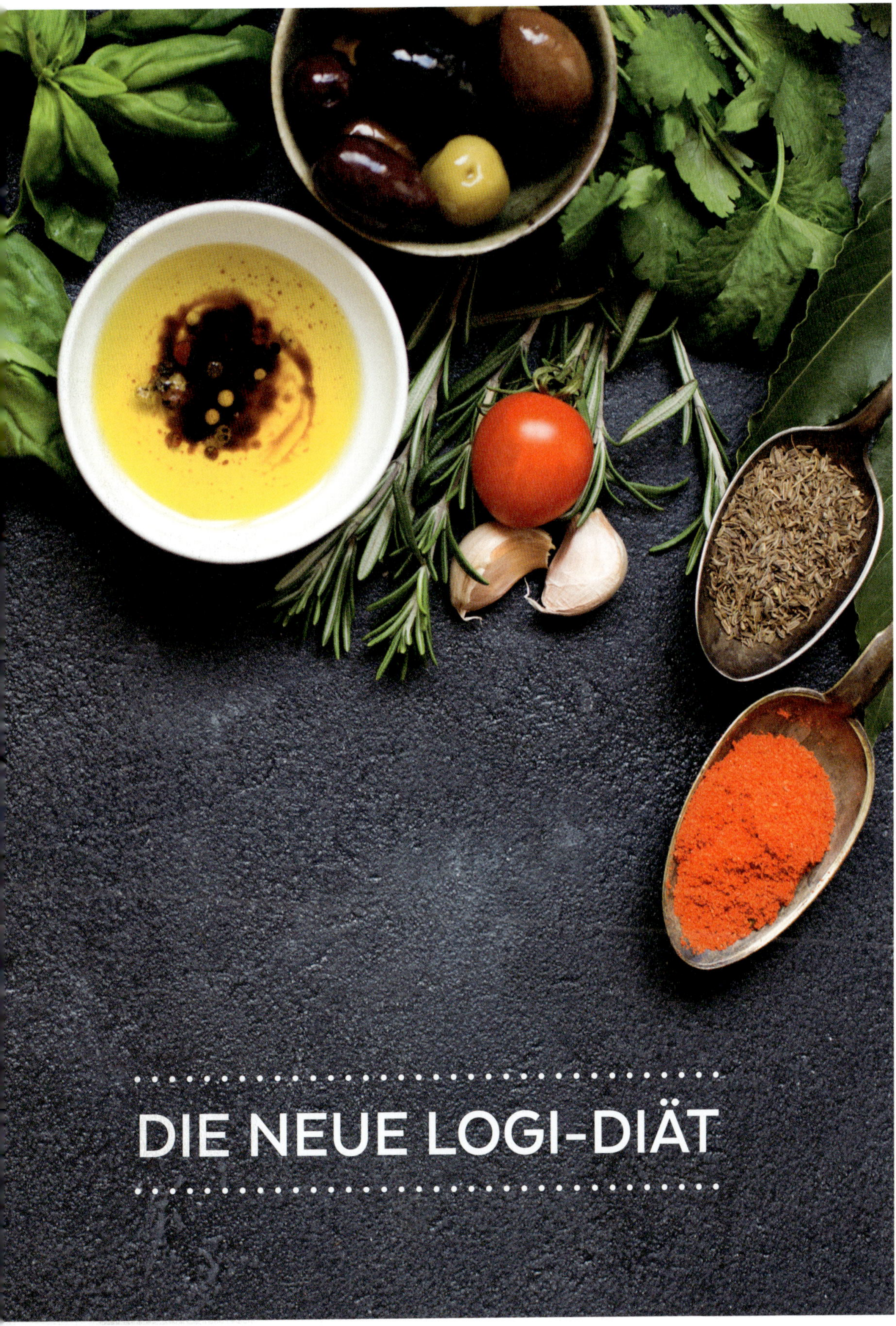

DIE NEUE LOGI-DIÄT

Prolog

Es gibt Hunderte Diäten, mit den meisten kann man abnehmen – mehr oder weniger. Dass das allerdings mit LOGI besonders erfolgreich gelingt, haben Tausende in den letzten zwei Jahrzehnten bewiesen. Bei Menschen mit bereits bestehender Stoffwechselstörung, die man »Insulinresistenz« nennt, funktioniert LOGI am besten – und nachweislich viel besser als all die jahrzehntelang favorisierten fettarmen Diäten!

Heute leidet nahezu jeder zweite Erwachsene an Insulinresistenz, dieser durch den modernen Lebensstil bedingten Störung des Kohlenhydratstoffwechsels. Das macht deutlich, wie viele Millionen Menschen von LOGI profitieren könnten.

Das LOGI-Konzept zeichnet insbesondere aus, dass Insulinresistente ihren gestörten Stoffwechsel und die dadurch bedingten Risikofaktoren selbst ohne oder mit nur geringer Gewichtsabnahme entscheidend verbessern können. Das ist ein herausragender Unterschied gegenüber all den etablierten fettarmen, kohlenhydratbetonten Diäten: Bei denen ist es zwingend nötig abzunehmen, um diese günstigen Gesundheitseffekte zu erzielen.

Weil die primäre Zielgruppe so groß ist – circa 30 bis 40 Millionen Menschen in Deutschland – und die negativen gesundheitlichen Einflüsse von Insulinresistenz dramatisch sind, ist es so wichtig, möglichst viele Menschen für diese Thematik und Problematik zu sensibilisieren. Aus diesem Grund soll in diesem Buch zunächst das Verständnis für Insulinresistenz und ihre Folgen vermittelt werden, bevor es an das eigentliche »Abspecken« in den nachfolgenden Kapiteln geht.

Kapitel 1

Die LOGI-Geschichte

In der Ernährungsszene, in den Medien und bei vielen Verbrauchern ist die LOGI-Methode heute ein etablierter Begriff. Im Jahr 2003 wurde das Konzept als Buch veröffentlicht. Anfangs war LOGI umstritten, wurde häufig als »Modediät« abgetan und von mancher Seite sogar als »gefährlich« angeprangert. Doch im Laufe der Jahre konnten die unzähligen positiven Erfahrungsberichte von Anwendern und Therapeuten von den Zweiflern immer weniger übergangen werden. Parallel entwickelte sich die wissenschaftliche Datenlage zunehmend eindeutig und stützte das LOGI-Konzept noch besser. Für viele ist es heute einerseits Grundlage ihrer eigenen Ernährung, andererseits aber auch eine Basis für die Weitergabe von Empfehlungen.

Bevor hier das fällige LOGI-Update beschrieben wird, möchte ich für alle, die bislang von diesem Ernährungskonzept noch nichts gehört haben, zunächst eine kleine Historie aufzeichnen.

In den Jahren 1999 und 2000 hatte ich für ein Buch die zum damaligen Zeitpunkt bekannten Kenntnisse zu den Ursachen und Folgen der Insulinresistenz und den damit ausgelösten Stoffwechselstörungen einerseits und über die Möglichkeiten von Prävention und Therapie andererseits zusammengetragen. Professor Gerald Reaven von der berühmten Stanford-Universität in Kalifornien (USA) hatte damals für das typische Zusammentreffen der Stoffwechselstörungen, die als Folge der Insulinresistenz auftreten, den Begriff »Syndrom X« verwendet. Aus Verehrung für diesen Forscher hatte ich diesen auch für meinen Buchtitel übernommen: *Syndrom X oder ein Mammut auf den Teller!*

Inzwischen hat sich weltweit für das gemeinsame Auftreten dieser Stoffwechselstörungen der Begriff »Metabolisches Syndrom« durchgesetzt. Der Bezug zum Mammut erklärte sich durch meine damalige Faszination von den ersten wissenschaftlichen Untersuchungen zur Frage, ob die Menschheit nicht doch noch genetisch an Lebensbedingungen unserer steinzeitlichen Vorfahren angepasst sei und ob es folglich nicht am gesündesten sei, sich mit einer »Steinzeit-Diät« zu ernähren. Beide Aspekte, Insulinresistenz und Steinzeit-Ernährung, schienen sich auf drei Ebenen perfekt zu einem biologisch plausiblen Ganzen zusammenzufügen: Evolutionsbiologie, moderne Stoffwechselforschung und sogar die Epidemiologie, da viele Langzeitbeobachtungsstudien der letzten Jahrzehnte günstige Effekte vor allem von den naturbelassenen Nahrungsmitteln gezeigt hatten. Das Buch war letztlich das erste populärwissenschaftliche Werk im deutschsprachigen Raum, das sich der modernen Paleo-Diät widmete, auch als Steinzeit-Diät bezeichnet, ein Thema das sich zwischenzeitlich zum Mega-Trend entwickelt hat.

Das *Mammut* wurde damals schnell zu einem großen Erfolg. Nach nur wenigen Wochen war die erste Auflage vergriffen. Dann wurde der Hallwag Verlag (Basel) an den Gräfe & Unzer Verlag in München verkauft. Mit einem Mal stand das Buch, in das ich jahrelange Recherchearbeit und viel Herzblut gesteckt hatte, zu meinem Entsetzen vor dem Aus! Der neue Verlag teilte mir mit, dass man für meine Steinzeit-Diät keinen Platz im Verlagsprogramm sähe und sich entschlossen hätte (trotz ständig steigender Nachfrage) auf eine weitere Auflage zu verzichten.

Aus meiner Autoren-Depression befreite mich dann im Jahr 2002 Wilfried Schmieder mit seinem Systemed-Verlag, eigentlich einem Zeitschriften-Verlag. Er legte als sein erstes Buch das *Mammut* wieder auf und tatsächlich wurde es über die Jahre zu einem echten Bestseller und in der Fitness-Branche sogar zu einer Art Kultbuch.

Bald kamen auch immer mehr Rückmeldungen aus dem Kreis der Ärzteschaft und von Ernährungsfachkräften mit dem Hinweis, dass die komplexen Informationen in meinem Buch zwar überaus wertvoll, aber für die Weitergabe an Patienten ungeeignet seien. Verlangt wurde daher ein Ratgeber, in dem einerseits die physiologischen Zusammenhänge für Laien allgemeinverständlich geschildert, andererseits aber auch klare Praxisanleitungen gegeben würden. Ich setzte mich also auf den Hosenboden und im Jahr 2003 erschien im Systemed-Verlag dann der gewünschte Ratgeber. Wir nannten ihn *Die LOGI-Methode in Theorie und Praxis*. Darin wurden einige Prinzipien der Steinzeit-Diät auf moderne, kohlenhydratreduzierte, aber mediterrane Weise umgesetzt. Die LOGI-Methode war damit das erste Ernährungskonzept, das eine mediterrane Low-Carb-Ernährung anpries.

Wie kam ich auf den Begriff »LOGI«? Ein paar Monate nach Erscheinen des *Mammut*-Buchs im Jahr 2000 veröffentlichte Prof. Dr. med. David Ludwig, Endokrinologe und Kinderarzt an der Harvard-Universitätsklinik in Boston (USA), einen Fachaufsatz, in dem er seinen erfolgreichen Einsatz einer alternativen Ernährungsform bei seinen fettleibigen und stoffwechselgestörten, jugendlichen Patienten beschrieb. Am Ende des Artikels war seine Ernährungspyramide abgebildet, die er zu Beratungszwecken einsetzte: LOGI-Pyramide nannte er sie. LOGI stand bei ihm für »Low Glycemic Index«. Es handelte sich also um eine Ernährungspyramide, bei der die Gewichtung der Nahrungsmittelauswahl (in etwa) nach deren Blutzuckerwirkung erfolgte. Sie unterschied sich deutlich von allen anderen damals etablierten Ernährungspyramiden, die typischerweise fettarme, stärkereiche (blutzuckererhöhende) Ernährungsformen anpriesen.

Als ich die LOGI-Pyramide das erste Mal betrachtete, war ich begeistert, entsprach sie doch weitgehend den Empfehlungen, die ich nach bestem Wissen und Gewissen, aber bloß mit Worten mühsam im *Mammut* gegeben hatte. Das sah ich als Chance – eine vergleichbare Empfehlung aus der Harvard-Universitätsklink! Ich nahm sofort Kontakt zu Prof. Ludwig auf und holte mir seine Erlaubnis ein, die LOGI-Pyramide übersetzt und grafisch aufgepeppt im deutschen Sprachraum zu verbreiten.

Im Laufe der Jahre und des Erkenntniszuwachses wurde immer klarer, dass der glykämische

Index eines Nahrungsmittels, also die Wirkung eines kohlenhydrathaltigen Lebensmittels auf den Blutzuckerspiegel, nicht annähernd verlässlich die individuelle Blutzucker- und Insulinreaktion abbildet und nicht als wesentlichste Basis für Ernährungsempfehlungen herangezogen werden kann. Weitere neue ernährungswissenschaftliche Erkenntnisse kamen hinzu. Das verlangte schließlich nach einem Umbau der ursprünglichen LOGI-Pyramide. So entschloss ich mich im Jahr 2007 zu einer Modifikation. Da Prof. Ludwig diese zu diesem Zeitpunkt aber nicht mittragen wollte, stand von da an als Urheber mein Name darunter. Gleichzeitig belegte ich das Kürzel LOGI neu mit dem Begriff »Low Glycemic and Insulinemic Diet«, was nichts anderes bedeutet, als dass die Nahrungsauswahl so getroffen werden soll, dass der Blutzucker- und die Insulinwirkung im möglichst niedrigen Bereich gehalten werden sollen – was umso wichtiger ist, je insulinresistenter Menschen sind.

Vor genau 20 Jahren begann also mein Engagement in Sachen Kohlenhydratreduktion. Meine primäre Zielgruppe waren damals und sind auch weiterhin Menschen mit Insulinresistenz und Folgeerkrankungen, unabhängig davon, ob sie fettleibig sind oder nicht. Obwohl Insulinresistenz per Definition eine Kohlenhydrat-Stoffwechselstörung ist und diese Menschen sich nachweislich mit Kohlenhydraten entsprechend besonders schwertun, glich mein Engagement die längste Zeit einem Anrennen gegen Betonmauern. LOGI stieß in den ersten Jahren auf Seiten von Ernährungsfachgesellschaften und etlichen ihrer Repräsentanten mehrheitlich auf Ablehnung, zum Teil sogar auf Ächtung. Die Vorstellung, dass Menschen mit Übergewicht oder Fettleibigkeit nun statt der hochgepriesenen Kohlenhydrate mehr Fett und Protein essen sollten, war zu ungewöhnlich. Langsam, viel zu langsam, fand das Konzept eine steigende Akzeptanz, zunächst vor allem bei Anwendern, in Folge – wohl aufgrund der überraschenden Erfolge – auch bei deren Ärzten, Ernährungsmedizinern und schließlich in jüngerer Zeit sogar bei einem großen Teil der Ernährungsfachkräfte.

Im August 2013 gelang ein wichtiger »offizieller« Durchbruch! In der damaligen Neufassung der *Nationalen Versorgungsleitlinie zur Therapie des Typ-2-Diabetes* wurde das Dogma der kohlenhydratbetonten Kost für Menschen mit Kohlenhydrat-Stoffwechselstörungen erstmals verlassen. Seitdem werden Ernährungsberater dazu angehalten, den Betroffenen Ernährungsempfehlungen zu geben, die sich individuell an Risikoprofilen und Therapiezielen orientieren. Damit wurde die Möglichkeit, offiziell nach LOGI zu beraten, erstmals von einem Fachgremium eröffnet und die Diabetesberater und deren Patienten galten ab nun nicht mehr als Außenseiter, wenn sie sich dazu bekannten.

Ende 2013 wurden auch in der aktualisierten ärztlichen Leitlinie *Prävention und Therapie der Adipositas* unter Mitwirkung der Deutschen Gesellschaft für Ernährung (DGE) und der Deutschen Gesellschaft für Ernährungsmedizin (DGEM) erstmals die kohlenhydratreduzierten Diäten als eine mögliche, gleichwertige Alternative zu den jahrzehntelang favorisierten fettarmen, kohlenyhdratbetonten Diäten anerkannt. Das war ebenfalls ein riesiger Fortschritt, denn seitdem kann in diesem Therapiebereich gleichfalls eine individuell ausgerichtete Ernährung propagiert und eingehalten werden.

Die »Steinzeit-These« hatte ich inzwischen längst hinter mir gelassen. Von meinem geschätzten Kollegen, Dr. Alexander Ströhle von der Universität Hannover, hatte ich gelernt, dass die von mir angedachte Untermauerung von LOGI mit der mutmaßlichen »genetischen Prägung« auf eher schwachen Füßen steht, unwissenschaftlich und entsprechend umstritten ist. Für meine Argumentation war das jedoch nicht tragisch denn die wissenschaftliche Datenlage, die sich aus Epidemiologie und Stoffwechselforschung ergab und die von mir propagierte Ernährungsform stützte, war inzwischen so gut, dass ich getrost auf die Evolutionsebene verzichten konnte. Und in den letzten Jahren haben immer mehr kontrollierte Studien und Meta-Analysen dieser Studien bestätigt, dass das Konzept einer mediterran ausgerichteten, kohlenhydratreduzierten Kost eine besonders sinnvolle Ernährungsweise für unsere heutige bewegungsarm lebende, übergewichtige, insulinresistente Bevölkerungsmehrheit darstellt.

Die Insulinresistenz ist inzwischen quasi als Wurzel allen Übels für unsere Zivilisationskrankheiten bestätigt. Ob Fettleber und Typ-2-Diabetes, verschiedene Herz-Kreislauf- oder Krebserkrankungen, neurologische Erkrankungen wie Alzheimer oder Parkinson oder Störungen der Sexualfunktion – allen liegt die Insulinresistenz als wesentliches oder begleitendes Merkmal zugrunde.

Vorbeugung und Therapie von Insulinresistenz ist theoretisch einfach – in der Praxis aber nicht so sehr. Die Losung lautet: Lebensstil ändern! Besser und länger schlafen, weniger Stress oder besser »entstressen«, sich genügend dem Sonnenlicht aussetzen, nicht rauchen und einiges mehr. Die beiden wichtigsten Maßnahmen lauten aber: Fettablagerungen im Körper abbauen und die Muskeln regelmäßig anstrengend belasten. Diese beiden Aspekte stehen folglich in diesem Buch im Mittelpunkt, wobei der Ernährungsumstellung der größte Raum geschenkt wird.

Kapitel 2

Die Verfettung der Welt

Weltweit nimmt der Anteil an übergewichtigen und fettleibigen Menschen immer mehr zu. Dieser Trend begann in vielen Industrieländern in den 70er-Jahren – in Entwicklungsländern Jahrzehnte später. In den westlichen Industrieländern wurde dieser Trend frühzeitig erkannt und rasch ein zu hoher Fettkonsum als wesentliche Ursache angeprangert. Das mündete in vielen Ländern damals in staatlich gelenkten Ernährungsempfehlungen mit dem Aufruf zu einer Minderung der Fettzufuhr und einem vermehrten Kohlenhydratkonsum – daran hat sich bis heute wenig geändert. Die Lebensmittelindustrie reagierte schnell darauf und warf immer mehr fettreduzierte Produkte auf den Markt. Tatsächlich bewirkten diese Maßnahmen, dass in vielen Ländern wie beispielsweise in den USA oder in Deutschland ab den 70er- bzw. den 80er-Jahren der Fettanteil an der täglichen Kalorienzufuhr sank. Allerdings erzielte man damit nicht das erhoffte Ergebnis. Im Gegenteil: Die Leute wurden sogar immer dicker, je lighter sie aßen!

Wie erklärt sich dieses vermeintliche Paradox? Anstelle des Fettes verzehrten die Verbraucher, wie empfohlen, mehr Kohlenhydrate. Damit fettreduzierte Produkte ähnlich schmecken wie vollfette, wurden sie häufig, damals wie heute, mit Zucker versetzt. Weil viele mit fettarmen Mahlzeiten oder anderen »Schlankmachern« weniger gesättigt und befriedigt waren, haben diese Verbraucher bei den »erlaubten«, kostengünstigen, stärkereichen Sättigungsbeilagen zugegriffen. Dummerweise nahm parallel zum Rückgang des Fettanteils der Anteil an Kohlenhydraten an der täglichen Kalorienzufuhr auf diese Weise so sehr zu, dass damit insgesamt die Energiezufuhr sogar höher war als vorher bei fettreicherer Kost.

Durch diese fehlgeleitete Steuerung ergab sich mit der gesteigerten Gesamtkalorienzufuhr folgende paradox anmutende Situation: Während der prozentuale Anteil der Kalorien aus Fett abnahm, stieg – weil mehr gegessen wurde – insgesamt die absolute Fettzufuhr (in Gramm pro Tag).

Die physiologischen Konsequenzen dieser Situation sind bekannt: Nichts macht so fett wie eine Kombination aus viel Zucker und Stärke plus viel Fett! Mit dem vermehrten Konsum von Zucker und Stärke ergibt sich auch immer ein erhöhter Ausstoß von Insulin. Insulin als unser wichtigstes Speicherhormon fördert aber die Fetteinlagerungen und hemmt die Fettverbrennung.

Doch Vorsicht: Insulin ist lebenswichtig und macht an sich weder fett noch krank, solange es in normalen Mengen im Körper kreist. Problematisch wird es erst, wenn es in sehr hohen Konzentrationen ins Blut ausgeschüttet wird – Hyperinsulinämie genannt. In späteren Kapiteln wird das noch vertieft.

Zu der Zeit, als ich das erste LOGI-Buch schrieb – vor fast 20 Jahren –, sah es so aus, als könne man vor allem der vermehrten Zufuhr von Kohlenhydraten, insbesondere von raffinierten Kohlenhydraten, die Hauptschuld an der Übergewichtsentwicklung in unserer Gesellschaft geben. Inzwischen sind aber viel mehr wissenschaftliche Untersuchungen veröffentlicht worden, deren Ergebnisse klar machen, dass man für die Übergewichtsepidemie keine eindeutigen Hauptschuldigen überführen kann, sondern dass es sich um komplexe und komplizierte Zusammenhänge handelt. Wer daran zweifelt, sollte überlegen, dass es Völker gab, die traditionell besonders viele Kohlenhydrate aßen und dennoch schlank und rank blieben.

Häufig wird zu wenig körperliche Aktivität im modernen Leben als Grund für die Übergewichtsentwicklung genannt. Klingt plausibel – ist aber x-mal widerlegt worden: Wenn wir uns weniger im Leben anstrengen müssen, sinkt normalerweise parallel der Energieverbrauch. Doch kann diese natürliche Regelung offenbar gestört werden: Eine beeindruckende Statistik belegt, dass der Mensch in der Zeit zwischen 1910 und 1960 mit Abnahme der Muskelarbeit aufgrund des Einsatzes von Maschinen einerseits immer weniger Kalorien verbraucht hat, dass aber andererseits gleichzeitig auch immer weniger Kalorien konsumiert wurden. So wurde eine positive Energiebilanz mit dieser autonomen Regelung vermieden. Erst ab den 70ern ging die Schere auseinander: Während der Energieverbrauch weiter sank, stieg parallel die Kalorienzufuhr kontinuierlich an! Ab diesem Zeitpunkt wurde unsere Regelsystem offensichtlich erheblich aus dem Gleichgewicht gebracht.

Nach den Ursachen dieser Diskrepanz wird immer noch gesucht. Ein Hauptverdächtiger wird gleich noch beschrieben – Fake Food! Aber es gibt immer mehr Hinweise, dass eine Reihe anderer Lebensstilfaktoren das Gleichgewicht ebenfalls stört. Da die Entstehung von Übergewicht jedoch nicht das zentrale Thema dieses Buches ist, soll dies hier nur kurz umrissen werden.

»Energy Flipping Point«: Als die Energiezufuhr vom Energieverbrauch abgekoppelt wurde

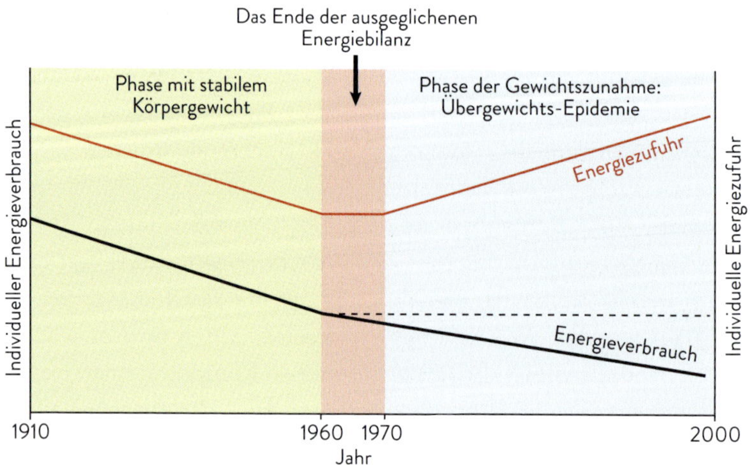

Blüher M. Nat Rev Endocrinol. 2019 May; 15(5): 288-298

Ursachen für Übergewicht

Im Prinzip besaß bzw. besitzt der Körper gesunder Menschen immer eine gut funktionierende Regelung: Wenn wenig Essbares zur Verfügung steht, verbraucht er weniger Kalorien durch Einschalten seines »Ökoprogramms«. Das besteht unter anderem aus einer unbewussten Drosselung der körperlichen Aktivität. Gibt es mehr als genug zu essen, wird vom Körper der Verschwendungsmodus eingeschaltet – was unter anderem zu einer unbewussten Steigerung der körperlichen Aktivität und zu mehr Wärmeabgabe führte.

Diese Kompensationsmechanismen funktionieren seit einigen Jahrzehnten bei der Mehrheit der Menschen offensichtlich nicht mehr ausreichend. Die Übergewichtsepidemie wächst mit einem täglichen Überschuss von 50 bis 100 Kilokalorien. Doch warum nur überfressen wir uns? Wieso kompensieren wird das nicht mit mehr Bewegungsdrang? Was ist außer Kontrolle geraten? Was ist also in der modernen Welt so anders als früher?

Die Umwelt hat sich radikal verändert. Vor allem ist Nahrung allzeit verfügbar – an allen Ecken und Enden und 24 Stunden am Tag. Viele dieser Nahrungsmittel sind industriell stark verarbeitet bzw. raffiniert oder aus isolierten Nährstoffen künstlich zusammengesetzt. Man nennt das, wie oben bereits erwähnt, Fake Food – unechte Nahrung. Von der Industrie werden die kostengünstigsten Grundstoffe auf dem Weltmarkt eingekauft – an erster Stelle Getreidestärke, Zucker und Pflanzenöle –, anschließend von Ballast- und Begleitstoffen befreit und andererseits mit Aroma-, Farb- und Geschmacksstoffen angereichert. So werden Massen an Nahrungsmitteln, die eigentlich kein Mensch benötigt, auf möglichst breite geschmackliche Akzeptanz getrimmt und im Verhältnis zum heutigen Einkommen für einen attraktiv anmutenden Preis angeboten. Damit erreicht die Industrie ihr primäres Ziel: Gewinnmaximierung! Dass damit die Verbraucher leicht in eine positive Energiebilanz rutschen und immer fetter werden, ist nicht das Problem der Hersteller – drucken sie doch Fett-, Zucker- und Kalorienangaben auf die Verpackung. Der Verbraucher ist somit selbst verantwortlich. Und unsere Politik bestärkt diese Selbstverantwortung.

Das Gemeine an diesem hochverarbeiteten Fake Food ist, dass es unser genetisch verankertes Kontrollsystem für Hunger und Sättigung austrickst. Raffinierte, kohlenhydratreiche Nahrung – auch wenn es sich um sogenannte komplexe Kohlenhydrate handelt – wird sehr schnell im Darm in Zucker gespalten, und der geht bereits in den oberen Dünndarmabschnitten rasch durch die Darmschleimhaut ins Blut über. Damit wird gleichzeitig aus der Darmwand ein Hormon (ein sogenanntes Inkretin mit der Bezeichnung GIP) in den Kreislauf ausgegeben, welches die Insulinausschüttung stark ankurbelt und im Endeffekt dafür sorgt, dass der Zucker, aber auch die Fette aus der Nahrung schnell aus dem Blut in die Zellen geschleust werden, vor allem in die Leber. Gleichzeitig bremst GIP die Fettverbrennung. Außerdem bewirken hohe Konzentrationen von GIP im Gehirn, dass das Signal unseres wichtigen Sättigungshormon Leptin im Gehirn nicht mehr wirkt – man wird »leptinresistent«.

Sofern der Großteil der aufgespaltenen Nahrung bereits in den oberen Dünndarmabschnitten ins Blut übergeht, bleibt umso weniger für die unteren Darmabschnitte übrig. Von dort würde ein zweites Inkretin (GLP-1) ausgeschüttet werden, dass für längere Magenverweildauer des restlichen Speisebreis sorgen und Hungerhormone unterdrücken und Sättigungshormone fördern würde. GLP-1 macht die Zellen auch insulinsensitiv und fördert die Herzkraft. Doch bleibt bei der modernen raffinierten Kost zu wenig im Darm übrig, um eine ausreichende GLP-1-Ausschüttung anzuregen. Auf diese Weise fördern stark verarbeitete Nahrungsmittel unabhängig vom Kaloriengehalt eine positive Energiebilanz und damit Übergewicht und Fettleibigkeit. Passend dazu behaupten böse Zungen, dass die Industrie sogar an immer ausgefeilteren Methoden tüftelt, besonders »süchtig« machende Nahrungsmittel herzustellen.

Diese stark verarbeiteten Nahrungsmittel haben neben der hohen Energie- auch typischerweise eine niedrige Nährstoffdichte. Insbesondere sind sie oft arm an Protein. Dieses Manko hat wiederum eine unzureichende Sättigung und Sattheit zur Folge. Und schließlich fördert dieses Industriefutter die Vermehrung von ungünstigen Darmbakterien und umgekehrt die Verdrängung von »guten« Darmbakterien, was wiederum einen negativen Einfluss auf das Hunger- und Sättigungszentrum im Gehirn hat.

Schlafstörungen sind eine weitere zunehmende Folge unseres modernen Lebens. Das kann sowohl zu wenig Schlaf oder schlechte Schlafqualität sein. Sie machen insulinresistent und bewirken eine Verschiebung der Hunger-Sättigungs-Regulation, sodass man sich tagsüber vor Hungerattacken kaum retten kann und in Folge auch mehr isst. Diese Schlafstörungen beeinflussen unsere innere Uhr, in der Fachsprache circadianer Rhythmus genannt. Unser Körper folgt in seinen vielfältigen Funktionen einem gleichmäßig sich wiederholenden, inneren Rhythmus mit einer Periodenlänge von ungefähr 24 Stunden. Das betrifft insbesondere die Ausschüttung und den Abbau von Hormonen (zum Beispiel Insulin, Cortison, Ghrelin oder Melatonin) und damit Körperfunktionen wie Herzfrequenz, Blutdruck, Körpertemperatur, Immunabwehr, aber auch die Fettresorption im Darm und den Fett- und Zuckerstoffwechsel.

Dieser Rhythmus wird durch Umwelteinflüsse wie das Sonnen- bzw. Tageslicht und die Umgebungstemperatur synchronisiert. Über diese Einflüsse kann die innere Uhr unseres Körpers allerdings auch aus dem Takt geraten. Der wichtigste Störfaktor scheint Kunstlicht zu sein, das heute 24 Stunden zur Verfügung steht und allseits eingesetzt wird. Aber auch spätes Essen stört die innere Uhr.

Wenn es abends dunkel wird, ist das der Hinweis für unseren Körper, dass demnächst Schlafenszeit ist. Dann wird in einer kleinen Drüse im Gehirn (Zirbeldrüse) ein Hormon Namens Melatonin in den Kreislauf ausgeschüttet. Ein hoher Melatonin-Spiegel verhilft uns dazu, müde zu werden und gut einzuschlafen. Bei künstlichem Licht in den Abend- und Nachtstunden hingegen wird das Gehirn verwirrt und es kommt fälschlicherweise die Information an, dass es besser ist, wach zu bleiben. Diese Störungen werden nicht nur durch Kunstlicht aus Lampen ausgelöst, sondern auch durch die beleuchteten Bildschirme von

Fernsehgerät, Computer oder Smartphone. Sie alle stören den Schlaf nachhaltig, weshalb uns mehr Hungerhormone am nächsten Tag zu vermehrtem Essen verführen. Außerdem – eine ansteigende Melatoninkonzentration sagt der Bauchspeicheldrüse, dass sie die Insulinproduktion runterfahren kann. Wenn aber spät gegessen wird, dann steht möglicherweise nicht ausreichend Insulin zur Verfügung, was wiederum den Zuckerhaushalt stört.

Es kommen heute aber noch weitere dickmachende Einflüsse hinzu. Dazu zählen auch so Selbstverständliches wie Heizungen und wärmeisolierende Kleidung im Winter und Klimaanlagen im Sommer. Damit wird dem Körper die Aufgabe genommen, aktiv für den Temperaturausgleich zu sorgen (siehe auch »braune Fettzellen«, S. 121).

Ein letzter Einfluss unseres modernen Lebensstils soll noch kurz herausgegriffen werden: die sogenannten endokrinen Disruptoren. Damit werden Substanzen aus der Umwelt bezeichnet, die wie echte Hormone wirken, obwohl sie keine sind, und den Körper damit täuschen. Sie stammen hauptsächlich aus Kunststoffen bzw. synthetisch hergestellten Materialien wie Pflanzenschutzmitteln, Lösemitteln, Verpackungen von Lebensmitteln, Kunststoffflaschen, aus denen diese chemischen Verbindungen an die Nahrung bzw. Flüssigkeit abgegeben werden. Andere kommen in Kosmetikbehältern, Werkzeug oder Spielzeug vor und werden über die Haut aufgenommen oder aus dem Abrieb von Reifen, den wir auf der Straße mit der Luft einatmen. Einige können offenbar die hormonelle Steuerung von Hunger und Sättigung stören und damit eine positive Energiebilanz fördern. Am besten dürfte das sogenannte Bisphenol A untersucht sein. Es mindert die Insulinsensitivität der Leber und stört die Insulinproduktion in der Bauchspeicheldrüse – zwei direkte Einflussfaktoren auf das Diabetes-Risiko.

Fazit:

Man kann heute mit gutem Gewissen behaupten: Der moderne Lebens- und Ernährungsstil macht fett! Fast ist es ein Wunder, dass es immer noch relativ viele Schlanke gibt.

Kapitel 3

Übergewicht ist nicht gleich Übergewicht

Immer mehr Menschen auf der Welt sind übergewichtig oder adipös, was im Deutschen mit fettleibig bezeichnet wird. In Deutschland liegt der Anteil übergewichtiger und fettleibiger Männer zusammen genommen inzwischen bei 67 Prozent, bei Frauen sind es 53 Prozent. Besonders beunruhigend: Auch immer mehr Kinder und Jugendliche sind bereits übergewichtig oder fettleibig.

Doch was genau beschreiben diese beiden Begriffe? Sie beziehen sich faktisch nur auf den Körpermassen-Index, besser bekannt als Body Mass Index. Hierbei wird das Körpergewicht zur Körpergröße ins Verhältnis gesetzt und ein entsprechender Wert ermittelt.

$$\text{BMI} = \frac{\text{Gewicht in kg}}{(\text{Größe in m})^2}$$

Ein Wert ab 25 signalisiert Übergewicht und ab dem Wert 30 ist man adipös (fettleibig) in unterschiedlicher Ausprägung.

Allerdings ist der BMI für die Entscheidung, ob jemand übergewichtig oder »normal« ist, nicht der Weisheit letzter Schluss. Denn er erfasst pauschal die gesamte Körpermasse auf der Waage, und die setzt sich aus Knochen und Knorpeln, Muskeln und Sehnen, Blut und Fettdepots zusammen. Es wird also nicht zwischen Fettmasse und fettfreier Körpermasse unterschieden. Wegen »schwerer Knochen« wird man allerdings kaum in die falsche Gruppe rutschen. Aufgrund von großer Muskelmasse jedoch schon. Denn Muskeln bestehen zu einem großen Anteil aus Wasser und Wasser wiegt viel, auch im Verhältnis mehr als Fett. So leben unzählige Kraftsportler per Definition als »Übergewichtige«, obwohl sie voll austrainiert, fit und alles andere

Klassifikation	Mann	Frau
Starkes Untergewicht	< 16,0	< 15,0
Mäßiges Untergewicht	16,0–16,9	15,0–15,9
Leichtes Untergewicht	17,0–18,4	16,0–17,4
Normalgewicht	18,5–24,9	17,5–23,9
Übergewicht (Präadipositas)	25,0–29,9	24,0–28,9
Adipositas (Fettleibigkeit) Grad 1	30,0–34,9	29,0–33,9
Adipositas Grad 2	35,0–39,9	34,0–38,9
Adipositas Grad 3	≥ 40,0	≥ 39

als fett sind. Entsprechend wiegen Menschen mit wenig Muskeln auch wenig. Das erklärt, warum nicht wenige einen prallen Bauch vor sich hertragen, aber laut BMI normalgewichtig sind – mit dünnen Armen und Beinen und einem kaum erkennbaren Gesäßmuskel. Solche Typen haben mit hoher Wahrscheinlichkeit eine Fettleber und sind tatsächlich besonders gefährdet für alle möglichen Zivilisationskrankheiten, allen voran Diabetes und Herz-Kreislauf-Erkrankungen.

Gesunde versus kranke Fettleibigkeit

Der BMI lässt keine sinnvolle Unterscheidung zwischen gesund und gefährdet oder gar krank zu. Eine zutreffendere Beurteilungsgrundlage in Sachen Gesundheit ist die Betrachtung der Fettverteilung: Wo sitzt viel Fett? Am Körper oder im Körper? Am Bauch oder im Bauch? Dazu müsste auch individuell die körperliche Fitness und die aktuelle Stoffwechselkonstitution berücksichtigt werden, um eine sinnvolle Aussage zu ermöglichen, ob ein hoher BMI eine Gesundheitsgefahr darstellt oder nicht. Fitte Dicke leben mit hoher Wahrscheinlichkeit gesünder und länger als schlanke Schlappe, die ihren niedrigen BMI einem muskelfreien Körper verdanken.

Für die gesundheitlichen Folgen der Verfettung der Welt sind nicht nur äußerlicher Körperumfang und die Körpermasse relevant. Denn etwa 20 Prozent der fettleibigen Menschen sind zumindest viele Jahre dennoch frei von gefährlichen Stoffwechselstörungen. Umgekehrt gibt es etwa 15 bis 20 Prozent bei den Normalgewichtigen, die risikoreiche Stoffwechselstörungen aufweisen. Zur Erklärung zunächst ein kurzer Blick auf Fettzellen und ihre Aufgaben.

Wenn Fettzellen krank werden

Das Unterhautfettgewebe ist der Altmeister der Fettspeicherung. Es kann sehr viel überschüssige Energie in Form von »Speck« speichern – und sich dabei schier unendlich erweitern. Fettpolster befinden sich überall unter der Haut als dünnere oder eben auch dickere Schicht – beim Mann vor allem am Oberkörper, beim weiblichen Geschlecht besonders an den verhassten »Problemzonen« Hüften, Po und Oberschenkel. Diese Energiereserve isoliert nebenbei auch gegen Hitze, Kälte, spitze Kanten und harte Ecken. Zudem produzieren diese Fettzellen eine Menge verschiedenster Hormone, die Signale an Gehirn, Darm, Muskeln und Leber senden und auf diese Weise zu einem reibungslosen Funktionieren des Körpers beitragen. Doch können diese Fettzellen auch in ihrer Funktion gestört und auf Dauer chronisch krank werden, was dem Rest des Körpers nicht gut bekommt.

Damit Fettzellen gesund gedeihen und sich zur Energiespeicherung ausdehnen können, müssen sie gut versorgt werden – mit Nährstoffen, Sauerstoff und mit Nervenbahnen. Sauerstoff und Nährstoffe werden mit dem Blut über die kleinsten, feinsten Blutgefäße – die Kapillaren – angeliefert. Wenn diese Versorgung nicht adäquat ist, wird es problematisch. Vor allem wenn die Fettzellen zu dick und groß werden, gelingt die Sauerstoffanlieferung vom Blutgefäß zum Zellinneren nicht mehr in ausreichender Weise. Dann geraten die Fettzellen in Sauerstoffnot, und das bedeutet argen Stress! Sofort rufen sie mit Entzündungshormonen um Hilfe. Eine von unserem Abwehrsystem bewusst herbeigeführte Entzündung verschafft schnell eine Mehrdurchblutung und damit eine bessere akute Versorgung. Leider hinterlässt diese Situation keine spürbaren Symptome. Der Mensch merkt davon nichts und somit gibt es auch keine Veranlassung, etwas im Leben zu ändern: Er isst weiterhin zu viel und bringt seine Muskeln immer noch nicht auf Trab. Mit der Zeit wird aus der akuten »sinnvollen« Entzündung eine chronische Entzündung. Dies allerdings hat wahrlich »schwerwiegende« Folgen: Das chronisch entzündete Fettgewebe verliert seine Speicherfähigkeit! Es gelangt zwar Fett hinein, bleibt aber nicht darin. Es ist wie ein Fass, das überläuft. Aber wohin mit dem Überschuss? Über einen Ölwechselhahn ausleiten geht nicht. Jetzt müssen andere Gewebe als alternative Fettspeicher herhalten. Der größte »Reservetank« ist unsere Bauchhöhle: Sie kann schon mal 4 bis 6 Liter Fett aufnehmen – und durch Ausdehnung nach vorne zwischen den Rippenbögen sogar noch Etliches darüber hinaus speichern. So wächst der typische Männerbauch über Monate und Jahre – schwanger mit Fett!

Ein praller Bauch steht für eine Fettleber

Fettanlagerungen in der Bauchhöhle, das ist das berühmte viszerale Fett. Es gilt als besonders gefährlich. Doch lagern in der Bauchhöhle auch noch Organe – sogar wichtige Organe wie Leber und Bauchspeicheldrüse. Die verfetten parallel mit. Jedoch sind Fetteinlagerungen in diesen beiden für unseren Stoffwechsel so bedeutsamen Organen keine gute Entwicklung. Je mehr Fett sie speichern, desto weniger zuverlässig funktionieren sie. Stoffwechselstörungen sind die Folge. Im nächsten Kapitel wird das noch näher beleuchtet.

Ein vergrößerter Bauchumfang ist das auffälligste Anzeichen für die inneren Fetteinlagerungen und somit auch für zu viel Fett in der Leber. Wenn Ihre Taille eine Apfelform bekommt (siehe S. 27), ist das ein Hinweis, dass in der Bauchhöhle kein Platz mehr war und eine weitere Fettspeicherung nur durch Ausdehnung der Bauchwand nach vorne möglich wurde. Deshalb sollte eine medizinische Untersuchung auch immer den Taillenumfang erfassen. Bei Frauen gilt ein Bauchumfang ab 88 Zentimetern als hoher Risikofaktor, bei Männern ab 102 Zentimetern – insbesondere, wenn der Bauch sehr fest wirkt. Runde, pralle Bäuche haben den Vorteil, dass man das gesundheitliche Risiko bereits per Augenmaß ahnen kann. Aber nicht alle Menschen mit Fettleber und hohem Risiko sind erkennbar dick oder haben einen prallen Bauch. Mehr zur gesundheitlichen Bedeutung der Fettleber und zu deren Diagnose erfahren Sie auf S. 37.

Der Apfel- und der Birnentyp

Für die Beurteilung des Risikos für Stoffwechselstörungen und Folgeerkrankungen unterscheidet man grob zwei grundsätzliche Verteilungsmuster: den Apfeltyp (abdominale Fettverteilung) und den Birnentyp (gluteofemorale Fettverteilung). In Wahrheit gibt es natürlich auch Mischtypen.

Der Apfeltyp

Die bauchbetonte Fettansammlung, wie sie der Apfeltyp aufweist, tritt typischerweise bei Männern auf und wird daher auch als androide Adipositas bezeichnet. Der androide Fettansatz ist charakterisiert durch Fetteinlagerungen an Oberkörper, Hals und Bauch und vor allem im Bauch. Die Beine und das Gesäß sind nicht oder deutlich weniger von Fetteinlagerungen betroffen. Apfeltypen weisen ein erheblich erhöhtes Risiko für Fettleber, Typ-2-Diabetes, Herz-Kreislauf-Erkrankungen und Krebs auf. Das reduziert natürlich auch die Lebenserwartung. Die Frage, ob Sie ein Apfeltyp und somit besonders gefährdet sind, wird zunächst und zum Teil anhand des Taillenumfangs beantwortet. So messen Sie ihn korrekt: Am besten stellen Sie sich morgens, nüchtern nach dem Aufstehen, vor einen Spiegel, und zwar so, dass Sie sich auch von hinten sehen können. Legen Sie das Maßband in die Mitte zwischen den untersten Rippenbogen und die Oberkante des Beckenkamms. Atmen Sie tief ein und dann aus – das entspannt Ihre Bauchmuskeln. Ziehen Sie das Maßband nicht zu fest an. Kontrollieren Sie im Spiegel, dass es nicht nach oben oder unten verrutscht ist, dann lesen Sie den Wert ab.

Ein Apfeltyp liegt vor, wenn der Taillenumfang einen Wert von 94 Zentimetern (Männer) bzw. 80 Zentimetern (Frauen) erreicht oder überschreitet. Diese Werte gelten unabhängig von der Körperlänge! Liegen die Werte über 102 Zentimetern (Männer) bzw. über 88 Zentimetern (Frauen), ist das Risiko für Folgeerkrankungen unabhängig vom BMI stark erhöht.

Der Birnentyp

Die Speicherung überschüssiger Kalorien durch Vermehrung des Unterhautfettgewebes an Gesäß und Oberschenkeln wie beim Birnentyp ist typisch für das weibliche Geschlecht und wird deshalb auch als gynoider Fettansatz bezeichnet. Es gibt aber durchaus auch Männer, die eine solche weibliche Fettverteilung aufweisen. Im Grunde können die Betroffenen froh sein, denn das ist der »gesunde« Fettansatz – unter der Haut und nicht im Bauch. Menschen vom Birnentyp verfügen typischerweise noch über eine ausreichend hohe Insulinsensitivität und sind relativ häufig trotz deutlichen Übergewichts frei von Stoffwechselstörungen. Entsprechend stellt dieser Fettansatz ein weit geringeres Krankheitsrisiko dar, zumindest in Bezug auf Fettleber, Diabetes und Herz-Kreislauf-Erkrankungen.

Außen schlank und innen fett

Muskelschwund ist eine neue Volkskrankheit. Weil immer weniger Menschen körperlich arbeiten und nur die Minderheit genügend Sport zum Ausgleich betreibt, baut der Körper die Muskeln ab. Warum sollte er sie erhalten, wenn sie nicht benötigt werden? Das wäre die reinste Energieverschwendung – und das widerspricht unseren Überlebensgenen.

So laufen inzwischen bei uns immer mehr Menschen mit dünnen Beinen durchs Leben, besitzen keinen »Hintern«, tragen aber mehr oder weniger ausgeprägte Bäuche vor sich her. Sie bringen auf diese Weise relativ wenige Kilos auf die Waage. Obwohl normalgewichtig sind das aus medizinischer Sicht Hochrisiko-Kandidaten: Sie befinden sich auf dem direkten Weg zu den oben beschriebenen Zivilisationskrankheiten.

Jeder Mensch scheint eine individuelle »Verfettungsgrenze« zu besitzen. Manche Menschen können große Fettdepots anlegen, ohne auf längere Sicht krank zu werden. Es gibt fettleibige, kugelrunde Fälle mit völlig normalem Blutdruck und unauffälligen Blutzucker-, Cholesterin- bzw. Blutfett- und Harnsäurewerten. Andere mit nur geringem Übergewicht oder gar mit Normalgewicht weisen dagegen eine ganze Reihe von Stoffwechselstörungen auf. Tatsächlich weiß man heute: Des Rätsels Lösung liegt in der Leber. Erst wenn die Leber verfettet ist, drohen die typischen Risiken, die man eigentlich dem Übergewicht zuschreibt. Nochmals betont: Das Gewicht auf der Waage und der BMI auf dem Papier sagen individuell betrachtet herzlich wenig über die Gesundheitsprognose des Einzelnen aus!

In der Fachsprache nennt man einen Menschen, der äußerlich schlank, aber innerlich fett ist TOFI. Diese Abkürzung steht für das Englische »thin outside, fat inside«. Besonders krass ist die Situation bei Menschen, die aufgrund ihrer genetischen Anlage kein oder nicht genügend Unterhaut-Fettgewebe ausbilden können. Diese Problematik hat einen gravierenden Krankheitswert, genannt Lipodystrophie. Solche Menschen können überschüssige Kalorien niemals am Bauch, sondern nur im Bauch speichern. Sie wirken angezogen äußerst schlank. Aber sie weisen meist eine extreme Häufung von Stoffwechselstörungen und Risikofaktoren auf und sind Hochrisikopatienten. Die Wahrscheinlichkeit, mit 30 Jahren Diabetes und mit 40 Jahren einen Herz- oder Hirninfarkt zu bekommen, ist sehr hoch.

Fazit:

Die Welt verfettet äußerlich und innerlich – wobei das Fett unter der Haut eher unproblematisch wäre, solange es durch gesunden Lebensstil fit gehalten würde. Viel mehr Sorgen sollte man sich um die Fettlager im Inneren der Bauchhöhle und der Organe machen. Denn sie sind die wirklich »Bösen«!

Aufgrund dieser skizzierten Zusammenhänge kann man heute klar sagen: Der BMI mag für große Bevölkerungsstatistiken zum Auftreten von Fettleibigkeit etc. vielleicht noch sinnvoll sein. Aber für die Beurteilung eines individuellen Risikos ist er ohne nennenswerte Aussagekraft. Auf alle Fälle muss man den Taillenumfang in die Bewertung einbeziehen. Auch Verhältniszahlen von Taille zu Hüfte oder Taille zu Körperlänge sind interessanter als der BMI. Aber am besten ist es natürlich, man sieht sich die Leber an!

Abspecken – nicht abnehmen

Weil es immer mehr »Dicke« gibt, wollen oder sollen auch immer mehr Menschen abnehmen. Doch ist dieser Begriff eigentlich verfehlt. Denn abnehmen bezieht sich lediglich auf die Zahl auf der Waage oder den BMI. Im Grunde ist das jedoch der falsche Fokus. Ein Großteil des Gewichts bzw. der Körpermasse ist wie bereits gesagt Wasser bzw. Muskulatur. Und eine große Muskelmasse ist bestimmt nicht das Problem, sondern die Fettleibigkeit! Wie viele Kilos Sie auf die Waage bringen, ist deshalb nicht so wichtig. Wie viele Kilo Körperfett es sind und wo es sitzt, das sollte Sie interessieren! Bei hohem Anteil von Körperfett sollte das Ziel daher entsprechend nicht abnehmen, sondern im Grunde abspecken heißen, vor allem, wenn Sie zur »Apfelform« neigen.

Wer muss abspecken?

Die Frage, ob Sie ein Apfeltyp und somit besonders gefährdet sind, wird zunächst und zum Teil anhand des Taillenumfangs beantwortet. (Zur genauen Messung siehe S. 27)

Zusätzlich kann das Verhältnis von Taillen- zu Hüftumfang als Risiko-Indikator ermittelt werden. Dieser sogenannte Taillen-Hüft-Quotient ist aber in seiner Vorhersagekraft nicht wirklich aussagfähiger als der Taillenumfang allein. Dazu wird der Hüftumfang auf Höhe des außen an den Hüften gut tastbaren knöchernen Fortsatzes des Oberschenkelknochens (genannt großer Trochanter) waagerecht gemessen. Eine androide Adipositas liegt bei Männern vor, wenn der Quotient von Taillen- durch Hüftumfang bei 1,0 oder mehr liegt. Bei Frauen ist man strenger, weil sie genetisch bedingt weniger Fettansatz am Bauch aufweisen. Bei ihnen wird eine Apfelform ab dem Wert 0,85 definiert. Leider ermöglichen weder der Taillenumfang noch der Taillen-Hüft-Quotient allein eine besonders zuverlässige Vorhersage. Relevanter ist wie bereits gesagt die Ansammlung von Fett in Geweben und Organen, die nicht primär für die Fettspeicherung vorgesehen sind. Derart »verirrtes« Fett wird als ektopes Fett bezeichnet. Nach Prof. Norbert Stefan aus der Uniklinik Tübingen gilt: »Nur wenn die Leberzellen verfettet sind, verschlechtert sich auch die Prognose des Übergewichtigen« – und zwar unabhängig von weiteren Risikofaktoren. Diese Erkenntnisse sollten bei der ärztlichen Betreuung viel aufmerksamer beachtet werden.

Fazit:

Bei einem hohen Fettanteil, vor allem im Bauch und in der Leber, sollte man, egal ob normalgewichtig oder adipös, tunlichst den Körper entfetten – oder salopp ausgedrückt abspecken! Was Sie dabei jedoch möglichst nicht abnehmen sollten, sind Ihre Muskeln.

Kapitel 4

Die insulinresistente Gesellschaft

Die Insulinresistenz wurde in den bisherigen Kapiteln bereits ein paarmal gestreift. Hier soll sie nun näher vorgestellt werden. Sie ist ein wesentlicher Risikofaktor für die Gesundheit. Fast alle unserer bedeutenden Zivilisationskrankheiten basieren auf dieser Störung und sie ist größtenteils selbst verschuldet.

Die Welt wird immer runder und je fettleibiger man ist, desto wahrscheinlich entwickelt man auch eine Insulinresistenz – wenn man sie nicht bereits hat. Selbst mit Normalgewicht ist man keineswegs vor ihr gefeit. Etwa 15 bis 20 Prozent der Schlanken weisen heute ebenfalls diese Störung auf. Sogar Kinder und Jugendliche werden inzwischen immer häufiger als insulinresistent identifiziert. Genaue Zahlen für Deutschland haben wir nicht, aber wenn man sich an den USA orientiert, kann einem Angst und Bange werden: Ende 2018 ergab dort eine repräsentative Untersuchung, dass nur 12 Prozent der amerikanischen Erwachsenen frei von jenen Stoffwechselstörungen sind, die zum metabolischen Syndrom gehören und durch Insulinresistenz bedingt sind!

Insulin – ein Mega-Multi-Hormon

Insulin ist das mengenmäßig größte Hormon unseres Körpers und hat viele verschiedene Aufgaben zu erfüllen. Es wird in den Beta-Zellen der Bauchspeicheldrüse produziert und von dort aus über den Blutweg tagein, tagaus allen Geweben und Zellen zur Verfügung gestellt. Besonders hoch ist der Insulinbedarf nach dem Essen, doch wir benötigen auch eine gewisse Menge an »Basisinsulin« in den vielen Stunden der Nahrungskarenz, sei es in der Nacht ober in Fastenstunden tagsüber.

Die bekannteste Wirkung des Insulins ist die Blutzuckersenkung. Das ist im Grunde jedoch ein unpassender Begriff. Die eigentliche Aufgabe ist nicht die »Senkung« der Blutzuckerkonzentration, sondern das Einschleusen des Zuckers (der zuvor aus der Nahrung über den Darm ins Blut gelangt ist) in die verschiedenen Gewebe, um dort den Zellen als energiereicher Treibstoff für ihre Tätigkeit zur Verfügung zu stehen. Die hauptsächlichen Zielorgane für den Zucker nach dem Essen sind Leber und Muskelzellen. Wenn diese »Vorratskammern« aber so voll sind, dass sie nicht noch mehr Zucker aufnehmen können, steuert der Zuckerüberschuss auch die Fettzellen an, wo er in Fett umgewandelt wird.

Andererseits sorgt Insulin auch dafür, dass Aminosäuren bzw. Proteine und Fette aus der Nahrung in die Leber-, Muskel- und Fettzellen aufgenommen werden können und dort als Bausubstanz oder als Energiequelle dienen können. Insulin ist quasi der Türöffner für alle Makronährstoffe in unsere Gewebe.

Anders ausgedrückt: Insulin ist das wichtigste Speicherhormon und wird deshalb auch als »Masthormon« bezeichnet. Wegen der Fähigkeit, Muskeln aufzubauen, hat man es früher als Anabolikum im Leistungssport eingesetzt – bis es auf die Dopingliste kam.

Gründe für die Ausbildung einer Insulinresistenz

Die Körperzellen besitzen an der Oberfläche spezielle Rezeptoren für Insulin. Wenn Insulin auf dem Blutweg dorthin gelangt und andockt, wird ein Signal an den jeweiligen Zellkern geschickt, worauf sich die Zelltüren öffnen und der Zucker aus dem Blut in das Zellinnere transportiert wird. Doch können sowohl die Insulinrezeptoren als auch die Signalweitergabe innerhalb der Zelle durch verschiedene Einflüsse in ihren Funktionen gestört werden. In diesem Fall wirkt das im Blut kreisende Insulin nicht mehr – das Transportsystem ist gelähmt. Somit ist man insulinresistent.

Moderner Lebensstil betäubt Zellen

Insulinresistente Zellen sind quasi taub für das Insulinsignal. Als Ursachen dafür kommen mehrere Faktoren in Frage: eine ungünstige genetische Ausstattung und auch zunehmendes Alter. Dagegen ist kein Kraut gewachsen. Die anderen Auslöser sind hausgemacht: Allen voran sorgt die chronisch-überkalorische Ernährung für das Wachstum der Fettzellen und für eine Verfettung von Muskel- und Leberzellen. Die übermäßige Einlagerung von Fettverbindungen macht Zellen insulinresistent. Besonders problematisch ist das bei gleichzeitig chronischem Mangel an Muskelaktivität. Allerdings reicht die chronische Inaktivität allein bereits aus, um Muskelzellen insulinresistent zu machen – und das unabhängig davon, ob man schlank oder fettleibig ist. Schließlich zählen zu den üblichen Verdächtigen für die Ausbildung von Insulinresistenz auch noch Schlafmangel, zu wenig Sonnenbestrahlung, zu viel negativer Stress und Tabakkonsum.

In neuerer Zeit sind zudem die bakterielle Fehlbesiedelung im Darm (unphysiologische Zusammensetzung der Darmbakterien nennt man Dysbiose), verschiedene Organochlorverbindungen aus unserer Umwelt, eine zu geringe Magnesiumzufuhr und ein zu hoher Fruktosekonsum als mögliche Auslöser oder Förderer von Insulinresistenz entdeckt worden. Auf einige Faktoren soll im Folgenden noch näher eingegangen werden. Je mehr von diesen Faktoren im Leben eines Menschen zusammentreffen, desto höher ist die Wahrscheinlichkeit, dass die Insulinresistenz sich einnistet.

Es gibt auch Experten, die davon überzeugt sind, dass die Schilddrüsenunterfunktion und weiterhin Hashimoto die Insulinresistenz fördern und dass man bei vorliegender Insulinresistenz zunächst die Schilddrüsenhormone einstellen muss. Allerdings liegen zu dieser These noch zu wenig wissenschaftlich anerkannte Belege vor, um näher darauf einzugehen.

Licht- bzw. Vitamin-D-Mangel

Weltweit herrscht in industrialisierten Ländern inzwischen bei einem Großteil der Bevölkerung eine Vitamin-D-Unterversorgung oder sogar ein klinisch relevanter Vitamin-D-Mangel. Die Ursache ist einfach: Wir leben nicht mehr als Jäger und Sammler im Lendenschurz draußen, sondern halten uns überwiegend unter Dächern auf – zu Hause, auf dem Weg in die Arbeit und am Arbeitsplatz. Und Vitamin D wird in der Haut nur gebildet, sofern man die Haut einer intensiven Sonnenbestrahlung aussetzt. Die notwendige Intensität wird selbst im Sommerhalbjahr in den Morgen- und Abendstudien, in unserer Freizeit, nicht erreicht. Im Winterhalbjahr ist die Sonne in unseren Breitengraden selbst mittags nicht in der Lage, die Bildung von Vitamin D anzuregen.

Diese Situation ist aus vielerlei Gründen problematisch. Denn Vitamin D ist nicht nur ein Knochen-Vitamin bzw. Knochen-Hormon. Es wird auch benötigt, um Insulin in den Betazellen herzustellen und die Zellen in den Muskeln, im Fettgewebe und in den Organen insulinsensitiv zu machen. Deshalb fördert die Vitamin-D-Unterversorgung, von der bei uns im Winterhalbjahr etwa 80 Prozent der Bevölkerung und im Sommerhalbjahr zirka 60 Prozent der Bevölkerung betroffen ist, Insulinresistenz. Mehr zu Gegenmaßnahmen finden Sie auf S. 119.

Mangel an Magnesium

Magnesium ist ein essenzieller Mineralstoff, mit dessen Hilfe circa 600 Enzyme im Körper ihre Wirkung entfalten können und es ist zusätzlich noch an der Aktivierung von weiteren 200 Enzymen beteiligt. Die meisten Menschen bringen Magnesiummangel mit Wadenkrämpfen in Verbindung, jedoch kann Magnesium viel mehr als nur »entkrampfen«. Es hat eine blutdrucksenkende Wirkung und besitzt einen günstigen Einfluss auf die Blutfette. Schließlich wird immer klarer belegt, dass eine ausreichende Versorgung mit Magnesium die Insulinsensitivität verbessert und dass umgekehrt Magnesiummangel die Insulinresistenz fördert. Doch kann die Insulinresistenz wiederum einen Magnesiummangel verschärfen. Kein Wunder, dass man häufig bei Patienten mit metabolischem Syndrom und Typ-2-Diabetikern eine Unterversorgung mit Magnesium findet.

Als Wirkweisen von Magnesium werden eine verbesserte Insulinausschüttung, eine gesteigerte Insulinsensitivität der Zellen, verminderte Entzündungsreaktionen sowie eine Wirkung auf Magnesium-abhängige Enzyme im Zucker- und Energiestoffwechsel angenommen. Klinische Studien konnten mit einer Gabe von 250 bis 500 Milligramm Magnesium pro Tag (als Magnesium-Citrat, Magnesium-Gluconat, Magnesium-Orotate oder Magnesium-Aspartate) in einem Zeitraum von vier Wochen bis sechs Monaten günstige Effekte auf den Nüchternzucker, auf die Insulinsensitivität und die Insulinresistenz belegen.

Eine mediterrane Ernährung ist dafür bekannt, vor Diabetes zu schützen. Der hohe Magnesiumgehalt dieser Ernährung liefert hierzu sicherlich einen wesentlichen Beitrag. Magnesiumreiche Lebensmittel sind Nüsse, Samen, Kleie, Haferflocken, Vollkorngetreide, Hülsenfrüchte und grünes Gemüse. Zudem ist es bei einer Unterversorgung sinnvoll, Magnesium-reiches Wasser zu trinken. Reicht dies nicht aus, kann eine Supplementierung angeraten sein.

Ein fatales Ungleichgewicht im Darm

Mehrere Billionen Bakterien leben in unserem Darm. Früher nannte man das Darmflora, heute ist der Begriff Mikrobiom eingeführt. Die zahlreichen unterschiedlichen Bakterienstämme befinden sich idealerweise in einem gesunden Gleichgewicht zueinander. Diese Bakterien lösen keine Krankheiten aus, sondern sie helfen mit ihren vielfältigen Aktivitäten und Stoffwechselprodukten, unseren Körper gesund zu halten. Doch kann sich unter bestimmten Umständen ein Übergewicht von weniger günstigen oder sogar schädlichen Bakterien entwickeln, die sogenannte Dysbiose.

Ein gesundes Mikrobiom bildet einen natürlichen »Bakterienrasen« innen an der Darmwand, der die Darmschleimhaut vor giftigen Stoffen schützt. Kommt es zu einem problematischen Ungleichgewicht bei den Bakterien, wird die Schutzschicht dünner und schließlich gänzlich abgebaut. Dadurch wird die Darmwand angegriffen und sie wird durchlässig. Man nennt das auch Leaky Gut. Durch die »Löcher« können giftige Bakterien-Stoffwechselprodukte aus dem Darm in die Blutbahn gelangen. Diese aktivieren einerseits unser Immunsystem, und wenn die Ursachen nicht ausgeräumt werden, entsteht eine Art Dauerentzündungszustand im Körper. Dieses erhöhte Entzündungsniveau ist ein gravierender Risikofaktor für Insulinresistenz, gestörten Kohlenhydratstoffwechsel und metabolisches Syndrom mit all den bekannten Folgen. Andererseits erreichen die bakteriellen Giftstoffe aus dem Darm als Erstes über die Pfortader die Leber. Dort fördert das nicht nur die Entzündung der Leber, sondern auch Stoffwechselstörungen und im Endeffekt Insulinresistenz der Leber mit Fettleber und Fettleber-Hepatitis als Folgen.

Insulinresistenz als natürlicher Schutz vor Überfüllung

Die Kohlenhydrate aus der Mahlzeit werden alle nach der Verdauung in Zucker umgewandelt und zunächst in die beiden zuständigen Speicher transportiert – Leber- und Muskelzellen. Die Speicherform von Glukose nennt sich Glykogen. In die Leber passen etwa 80 bis 100 Gramm und in die Muskeln, je nach Muskelmasse, circa 300 bis 400 Gramm.

Die Leber kann das Glykogen entweder zur eigenen Energieversorgung heranziehen oder auch wieder als Glukose ans Blut abgeben. Letzteres passiert immer dann, wenn einige Stunden nichts gegessen wurde, das Gehirn stetig mehr Zucker aus dem Blut verbraucht hat und daraufhin wieder Zucker-Nachschub benötigt. Vor allem in der Nacht gibt die Leber ständig ein wenig Glukose ans Blut ab, um die Hirnarbeit reibungslos zu ermöglichen. Damit sie genügend, aber nicht zu viel Zucker abgibt, wird die Leber durch Ausschüttung von ein wenig Insulin aus der Bauchspeicheldrüse reguliert. Insulin löst bei der »schlanken«, gesunden Leber das Signal aus, die Zuckerabgabe wieder einzustellen.

Im Gegensatz zum Gehirn verbrauchen die Muskeln während der Nachtruhe oder tagsüber bei geringer Muskelaktivität kein oder kaum Glykogen als Energielieferant. Denn bei geringer Belastungsintensität im Tagesverlauf verwenden Muskeln bevorzugt Fett als Treibstoff. Das heißt: Die meisten Menschen verbrauchen in der modernen Arbeitswelt und bei ihrer bequemen Freizeitgestaltung kaum mehr Glykogen aus ihren Muskeln. Somit bleibt der Tank für diesen energiereichen Treibstoff weitgehend voll. Dennoch tanken die Menschen jeden Morgen, Mittag und Abend wieder reichlich kohlenhydratreichen Treibstoff nach! Das ist ein Dilemma.

Wenn der Tank voll ist, man aber ständig nachtankt – was passiert dann? Der Kraftstoff läuft über! In unserem Körper fließt das natürlich nicht wie an einer Tankstelle auf den Boden, sondern der Überschuss wird in Reservetanks umgeleitet und dort für schlechte Zeiten gebunkert – als Fett in Fettzellen. So vergrößert sich das Fettgewebe, und das geht so lange gut, solange die Fettzellen bei ihrer Zunahme durch gute Durchblutung fit gehalten werden. Das gelingt durch körperliche Aktivität. Wenn die aber ausbleibt, beginnt ein Teufelskreis, der zu entzündeten Fettzellen, Fettleber, Diabetes und Herz-Kreislauf-Erkrankungen führt.

Noch effektiver läuft dieser ungute Prozess ab, wenn wegen der Insulinresistenz nach dem Essen immer hohe oder sehr hohe Insulinmengen im Blut kreisen. Masthormon! Mit einer Hyperinsulinämie wird man besonders schnell und effektiv fett (siehe im Folgenden bzw. S. 39)!

Früher war das anders: Durch die anstrengende körperliche Aktivität in Arbeit und Freizeit haben die Menschen regelmäßig ihre Kohlenhydratspeicher entleert und konnten entsprechend täglich reichlich Brot, Kartoffeln und Nudeln ohne negative Folgen nachtanken.

Fazit:

Wer traditionell essen will, muss auch traditionell leben. Modern leben und traditionell essen – das macht krank!

Moderner Muskelschwund ist noch ein weiteres Phänomen, das es zu beachten gilt. Ein cleverer Körper baut jene Gewebe ab, die nicht verwendet werden, um kostbare Energie zu sparen. Ohne belastende Muskelaktivität kommt es bereits in jungen Jahren zu übermäßig schnellem Abbau von Muskelmasse. Dieses als Sarkopenie bezeichnete Phänomen ist inzwischen ebenfalls zu einer Volkskrankheit herangereift. Eine der gravierenden Folgen ist: Die Tanks für Zucker und Stärke nach den Mahlzeiten werden immer kleiner! Wozu das führt, wenn immer weniger Zucker in die Muskeln passt, aber täglich unverändert viel nachgetankt wird, sollte jetzt klar sein.

Folgen der Insulinresistenz

Wenn wegen Insulinresistenz der Zucker trotz erfolgter Insulinausschüttung im Blut verbleibt, wird unser Hirn von Wächterzellen alarmiert. Daraufhin signalisiert es der Bauchspeicheldrüse, rasch noch mehr Insulin bereitzustellen, es kommt zu einer Hyperinsulinämie. Die deutlich höhere Insulinmenge kann schnell die »Taubheit« der Muskel- und Leberzellen durch die entsprechende Signalstärke überwinden. Auf diese Weise kompensiert man mit immer mehr Insulin viele Jahre lang die sukzessiv stärker ausgeprägte Insulinresistenz. Solange dieser Mechanismus funktioniert, wird Zucker allzeit zügig aus dem Blut geleitet, weshalb in der Arztpraxis nie auffällig erhöhte Blutzuckerwerte festgestellt werden.

Bedauerlicherweise löst Insulinresistenz keine spürbaren Symptome aus. Man merkt nichts davon. Wenn man Schmerzen oder Unwohlsein empfände, würde man wahrscheinlich aktiv dagegen vorgehen. Es besteht somit keine Veranlassung für die Betroffenen, etwas in ihrem Leben zu verändern. Durch diesen wenig artgerechten Lebensstil verstärkt sich leider auch der Insulinbedarf immer mehr. Eines Tages benötigt man für eine normale Mahlzeit nicht mehr nur die doppelte oder dreifache Dosis Insulin, sondern die sechs-, acht- oder zehnfache!

Und irgendwann kann die Bauchspeicheldrüse diese Irrsinnsmengen nicht mehr bewältigen. Bräuchte man beispielsweise die zehnfache Dosis Insulin, um den Zucker aus dem Blut zu schleusen, die Bauchspeicheldrüse schafft aber nur die neunfache Menge – dann bleibt der ganze Zucker im Blut. Erst ab diesem Moment steigt der Blutzuckerspiegel merklich an. Jetzt wird man nach einem oralen Glukose-Toleranz-Test eines Tages per Definition zum Typ-2-Diabetiker – und das, obwohl man doch gleichzeitig in Insulin förmlich schwimmt ...

Hyperinsulinämie als Kasus Knaxus

Die Insulinresistenz an sich ist wie gerade gesagt nicht das eigentliche Problem. Vielmehr sind es diese nach dem Essen über Stunden erhöhten, unphysiologisch hohen Insulinkonzentrationen im Blut, die auf Dauer gefährlich werden – die Hyperinsulinämie. Damit werden unter anderem in der Leber Gene aktiviert, die dafür sorgen, dass ein großer Teil der Kohlenhydrate aus der Nahrung nun in der Leber höchst effizient in Fett umgebaut und als solches eingelagert wird – und das selbst ohne einen Kalorienüberschuss.

Das fördert die nicht-alkoholische Fettleber. Gleiches passiert in den Fettzellen. Der Ruf des Insulins als Speicher- bzw. Masthormon ist durchaus zutreffend. Allerdings bezieht sich das nicht auf normale lebenswichtige Insulinmengen, sondern die krankhaft hohen Konzentrationen.

Im Netzwerk der Hormone verschieben solch hohe Insulinmengen ganz allgemein das hormonelle Gleichgewicht. Bei Frauen hat das beispielsweise einen Überhang von Testosteron zur Folge, worauf ihre Eizellen nicht mehr ausreifen und damit unfruchtbar werden. Diese Störung nennt sich polyzystisches Ovarialsyndrom (PCO-Snydrom). Beim Mann ist es eher umgekehrt und der Testosteronspiegel sinkt und er entwickelt Erektionsstörungen und verliert die Zeugungsfähigkeit. Nicht zuletzt: Insulin ist ein potentes Wachstumshormon und zu viel davon lässt auch Krebszellen gedeihen und unterstützt deren Ausbreitung.

Strenges Low Carb sorgt für eine »gesunde« Insulinresistenz

Eine Ausnahme muss in diesem Zusammenhang noch beleuchtet werden: Unter einer sehr kohlenhydratarmen Kost reagiert der gesunde Körper mit seinem Urinstinkt: Er lässt Zucker nicht mehr in die Muskeln, indem er freiwillig die muskuläre Insulinresistenz einschaltet. Damit wird die geringe Zuckermenge, die unter Low Carb ankommt, für die überlebenswichtigsten Zellen aufgespart – das Zentralnervensystem. Es muss schließlich ständig mit einer Mindestmenge Glukose versorgt werden. Muskeln können auch mit Fett arbeiten – Zucker benötigen sie nur für Höchstleistungen. Bei sehr kohlenhydratarmer Kost baut der Körper aus den gespeicherten Fettsäuren die Ketonkörper (Ketosäuren) auf, die bis zu 60 Prozent des Zuckerbedarfs alternativ abdecken können. Das ist überaus sinnvoll (siehe dazu auch Kapitel 6). Mit dieser zuckersparenden Maßnahme schützt sich nebenbei der Körper auch vor einem Abbau von Muskelmasse.

Denn bei Zuckerknappheit würde sonst Muskelprotein abgebaut werden, um daraus Zucker zu bilden.

Dass die durch Low Carb bedingte Form der Insulinresistenz nicht problematisch ist, erkennt man daran, dass diese sehr schnell abgestellt wird, sobald man Kohlenhydrate isst.

Merke:
Eine physiologische Insulinresistenz kann man bequem durch Kuchenessen vertreiben, während die krankhafte Insulinresistenz dadurch noch verschlimmert würde.
Vorsicht also bei ärztlichen Untersuchungen: Möchte man einen Blutzuckerbelastungstest (oraler Glukose-Toleranz-Test bzw. OGTT) durchführen, um zu prüfen, ob bereits ein Diabetes vorliegt, muss man einige Tage vorab kohlenhydratbetont essen. Wenn nicht, könnten falsch-positive Befunde die Folge sein!

Insulinresistenz bestimmen

Bereits mit einer einfachen Bestimmung des Nüchtern-Insulinspiegels im Blut kann der Hausarzt einer Insulinresistenz auf die Spur kommen. Ab einem Wert über 11 mU/ml ist man mit hoher Wahrscheinlichkeit insulinresistent.

Für eine etwas konkretere Schätzung berechnet man den sogenannten HOMA-Index. Hier werden den Nüchtern-Blutzucker und Nüchtern-Insulinwert nach einer zwölfstündigen Nahrungskarenz über eine Formel in Beziehung gesetzt. Ein HOMA-Index-Wert von unter 2,5 deutet auf eine (noch) normale Insulinsensitivität hin. Hingegen spricht beispielsweise ein HOMA-Index von 6 für eine schwere Insulinresistenz. Dieser Wert sagt aus, dass die Bauchspeicheldrüse für die gleiche Menge zugeführten Traubenzuckers etwa sechsmal so viel Insulin produzieren muss wie bei Insulinsensitiven.

Noch aussagefähiger ist der oben bereits erwähnte Blutzucker-Belastungstest (OGTT). Dafür sollte aber nicht nur die Blutzucker-, sondern auch die Insulinkonzentration im Blut jeweils eine und zwei Stunden nach einer Traubenzuckerzufuhr von 75 Gramm bestimmt werden. Je mehr Insulin im Verhältnis zur Zuckerkonzentration im Blut vorliegt, desto stärker ist die Insulinresistenz.

Auch die Klärung des Verhältnisses der Blutfettwerte, genauer der Triglyceride zum HDL-Cholesterin (TG/HDL), ist eine recht aussagekräftige und dabei einfache Methode. Liegt das TG/HDL-Verhältnis bei Frauen über 2,5 und bei Männern über 3,5, dann muss mit hoher Wahrscheinlichkeit von einer Insulinresistenz ausgegangen werden.

Fazit:
Je älter wir werden, je mehr Fett wir in den Körper einlagern, je weniger wir unsere Muskeln anstrengen – oder anders ausgedrückt: je weniger »artgerecht« wir leben, desto wahrscheinlicher werden wir insulinresistent bzw. stärker wird die Insulinresistenz.

So sollte sich jeder mit zunehmendem Alter und zunehmender Verfettung dringend um seinen Insulinhaushalt kümmern. Wie das geht, erfahren Sie im nächsten Kapitel.

Kapitel 5

Verfettete Organe – die wahre Gefahr

Die Leber ist unser größtes inneres Organ in der Bauchhöhle, es ist hinter unserem rechten Rippenbogen platziert. Alles was wir essen und trinken beziehungsweise was vom Darm aufgenommen und ans Blut weitergegeben wird, landet über die Pfortader direkt in der Leber. Sie entscheidet danach, was mit all den Nährstoffen geschehen soll. Werden neue Hormone oder Enzyme benötigt, so produziert sie diese. Sollen mehr Kohlenhydratreserven angelegt werden, so managt sie diesen Stoffwechselweg. Muss mehr Fett ins Kreislaufsystem gespült werden, so erledigt sie dies ebenso. Nebenbei wirkt sie als Recyclingzentrum und Entgiftungsorgan. Die Leber entscheidet also ganz wesentlich über unser tägliches Wohlergehen.

Wenn die Leber verfettet, kann sie ihre Aufgaben nicht mehr richtig erfüllen und Krankheiten sind die Folge. Früher war nur eine Form der Fettleber bekannt, die alkoholbedingte Fettleber. Bei regelmäßigem, übermäßigem Alkoholkonsum wird ein Teil der vielen Kalorien als Fett in die Leber abgelagert. Die Fettleber entzündet sich relativ schnell, sofern nichts am Trinkverhalten geändert wird. Bei Alkoholikern kann sich das häufig zur Leberzirrhose entwickeln, woraus wiederum sehr häufig ein Leberkrebs entstehen kann. Ihr Vorkommen in der Bevölkerung ist erfreulicherweise nicht sehr hoch, anders sieht das allerdings mit einer anderen Form der Fettleber aus.

NAFLD – das unterschätzte Gesundheitsrisiko

Beängstigend ist die Entwicklung bei der nicht alkoholbedingten Fettleber. In der Fachsprache wird sie mit NAFLD (Non-Alcoholic Fatty Liver Disease) abgekürzt. Eine NAFLD diagnostiziert man, wenn mehr als 5,6 Prozent des Lebergewebes Fett sind, betroffene Frauen im

Was bedeuten 20 bzw. 30 Gramm Alkohol in der Praxis?

Getränk*	20 g	30 g
Wein	1 Glas (200 ml)	1 ½ Gläser (300 ml)
Bier, Weizenbier	500 ml	750 ml
Schnaps	65 ml	100 ml
Rum	60 ml	90 ml
Cocktail	145 ml	220 ml

***BLS (Bundeslebensmittelschlüssel)**

Durchschnitt täglich nicht mehr als 20 Gramm und Männern nicht mehr als 30 Gramm Alkohol konsumieren und Medikamente, Umweltgifte oder andere Ursachen ausgeschlossen werden können.

Eine Untersuchung (SHIP-Studie) aus Mecklenburg-Vorpommern, die mit dem genauesten Diagnoseverfahren (MRT) Fettlebern erfasste, kam Ende 2017 zu dem Ergebnis, dass bereits 42 Prozent der Erwachsenen betroffen sind! Fast jeder Zweite! Neue Durchschnittszahlen aus Industrieländern belegen, dass in der Gruppe von Übergewichtigen rund 70 Prozent eine Fettleber aufweisen, und in der Gruppe der Typ-2-Diabetiker sind sogar schon zwischen 70 und 90 Prozent betroffen. Besonders bedenklich: Eine Untersuchung an bayerischen Schulkindern im Alter von neun bis zwölf Jahren ergab, dass bei den Übergewichtigen knapp 30 Prozent bereits eine Fettleber aufweisen!

Heimtückisch ist, dass eine Fettleber nicht wehtut und auch die berühmt-berüchtigten Leberwerte geben – entgegen weit verbreiteter Meinung – keine seriöse Auskunft über eine Leberverfettung. So wird sie oft erst bemerkt, wenn bereits Folge- und Begleiterscheinungen eingetreten sind: hohe Blutzuckerwerte, Blutgerinnungsstörungen mit Thrombose-Gefahr und gestiegene Blutfettwerte. Ja, die fette Leber ist für hohe Blutfettspiegel direkt verantwortlich, denn sie versucht auch immer wieder, viel Fett loszuwerden und ans Blut abzugeben. Und eine fette Leber ist insulinresistent und wird vom Hormon Insulin nicht mehr daran gehindert, nüchtern und nach dem Essen viel zu viel Glukose ans Blut abzugeben.

Heute Fettleber – morgen Diabetes

Die Leber verfügt über einen Zucker- bzw. Glukosespeicher von 80 bis 100 Gramm. Damit versorgt sie in den Stunden zwischen den Mahlzeiten und während der ganzen Nacht unser Gehirn. Mit dem Frühstück gelangt wieder Glukose in unsere Blutbahn – jetzt sollte die Leber umgehend die Glukose-Abgabe stoppen. Dazu bedarf es eines Signals an die Leber – eine wichtige Aufgabe des Insulins. Doch wie oben angedeutet: Eine fette Leber ist insulinresistent, das heißt taub für Insulin. Die Leber gibt also noch weiteren Zucker ins Blut, obwohl gerade durch das Frühstück genügend Zucker für das Gehirn angeliefert wurde. Viele wachen auch bereits mit erhöhten Nüchtern-Blutzuckerspiegeln auf, weil die fette Leber während der ganzen Nacht viel mehr Zucker abgegeben hat, als unser Gehirn verwerten kann. Um den ganzen Zucker aus dem Blut in die Gewebe zu verschieben, muss die Bauchspeicheldrüse umso mehr Insulin bereitstellen. Wenn sie mit der Zeit von der übermäßigen Arbeit erschöpft und funktionell eingeschränkt ist, wird eines Tages »urplötzlich« die Diagnose Typ-2-Diabetes gestellt. Das zeigt: Aus der Fettleber entsteht häufig Diabetes und so wundert es nicht, dass 70 bis 90 Prozent der Typ-2-Diabetiker eine Fettleber aufweisen.

Die Leber checken lassen

Wie diagnostiziert man eine Fettleber? Die genauesten Methoden sind eine Leberbiopsie oder ein MRT. Ersteres ist sehr unangenehm und Zweites sehr teuer. Ich empfehle in meinem »Leberfasten«-Konzept, der sehr erfolgreichen ärztlich betreuten Ernährungstherapie der Fettleber, zunächst per Ultraschall eine grobe Diagnose durchzuführen und zusätzlich einen Fettleber-Wahrscheinlichkeitsrechner einzusetzen und den sogenannten Fettleber-Index (Fatty Liver Index bzw. FLI) zu ermitteln. Die Berechnung wurde von italienischen Leberexperten entwickelt, ist weltweit anerkannt und kann kostenfrei auf unserer Website www.leberfasten.com/leberfasten-programm/machen-sie-den-test/ durchgeführt werden. Liegt der FLI über 60, besteht mit hoher Wahrscheinlichkeit eine Leberverfettung und ein hohes Risiko für Diabetes.

Bedauerlicherweise haben sich die oben skizzierten Zusammenhänge und Hintergründe immer noch nicht genügend bei Diabetologen, Nephrologen und Kardiologen herumgesprochen. Leiden Sie beispielsweise an Diabetes, Herz-Kreislauf-Erkrankungen, Nierenbeschwerden oder PCO-Syndrom, sollten Sie auf alle Fälle Ihren Arzt bitten, Ihre Leber zu untersuchen, um gegebenenfalls die Therapie an dieser Stelle zu starten. Noch mehr spannende Fakten und Hintergründe zu diesem Thema finden Sie im Buch *Volkskrankheit Fettleber*, das ebenfalls im riva Verlag erschienen ist.

Wie »stopft« man eine Menschenleber?

In alten Lehrbüchern zum Thema Tierernährung findet man die Empfehlung, Gänse zu »nudeln«, um eine Gänsefettleber zu produzieren. Dieser Begriff passt hervorragend zu unseren heutigen Lebensgewohnheiten. Pasta-Gerichte sind super populär und eine tägliche Lieblingsspeise für die Mittagsverpflegung bei Berufstätigen – oft noch getoppt mit einer Cola als Durstlöscher. Gänse unterzieht man noch einer grausamen Zwangsernährung, um den Erfolg zu maximieren – Menschen stopfen in dieser Weise ihre Leber freiwillig.

Gerechterweise muss darauf hingewiesen werden: Nicht nur von Kohlenhydraten, sondern auch von zu viel Fett und zu viel Protein wird die Leber fett. Aber dazu muss gleichzeitig eine überkalorische Kost eingehalten werden. Bei Kohlenhydraten ist das anders: Bei Menschen mit einer Insulinresistenz sind nach dem Essen enorm hohe Insulinspiegel die Folge. Diese sogenannte Hyperinsulinämie aktiviert Gene in der Leber (und in Fettzellen), mit deren Hilfe ganz schnell und effektiv aus Kohlenhydraten neues Fett gebildet wird. Man nennt das »De novo Lipogenese«.

Bei Hyperinsulinämie baut die Leber also aus Kohlenhydraten Fett auf und lagert es ein, auch wenn man nicht überkalorisch gegessen hat! Am effektivsten »gelingt« das durch Fruchtzucker (siehe unten), aber weil der auch zur Hälfte den weißen oder braunen Haushaltszucker ausmacht, ist auch dieser schnell für Leberfett verantwortlich. Die raffinierten, stärkereichen Kohlenhydratquellen aus Weißmehl sind ebenfalls anerkannte Leberfettfütterer.

Wer aber hat mit hoher Wahrscheinlichkeit eine Insulinresistenz? Übergewichtige und fettleibige Menschen, die viel sitzen und ihre Muskeln nicht intensiv beanspruchen! Im nächsten Kapitel dazu mehr. Deshalb sind Pas-

Kohlenhydrate stopfen die Leber

In kontrollierten Studien wurde nachgewiesen:
Der Großteil des Fetts in einer Fettleber entstammt den kranken und chronisch entzündeten Fettzellen. Der zweitgrößte Eintrag in die Leber stammt aus Zucker und Stärke und dann erst folgen unsere Nahrungsfette. Beim Zucker hat sich der Fruchtzucker (Fruktose) als besonderer Bösewicht herausgestellt.

ta-Gerichte für die Millionen Schreibtischtäter möglicherweise nicht gerade das ideale Mittagsgericht.

Fruchtzucker – der Wolf im Schafspelz

Lange Zeit wurde speziell Diabetikern Fruchtzucker statt Haushaltszucker empfohlen, da dieser auch Fruktose genannte Einfachzucker den Blutzuckerspiegel nur schwach ansteigen lässt. Der Grund ist einfach: Unsere Zellen können Energie nur aus Glukose (Traubenzucker) gewinnen. Wenn man Fruchtzucker konsumiert, muss er in der Leber erst in Glukose umgewandelt werden. Das braucht Zeit und deshalb steigt der Blutzucker (Glukose) nach Fruktosekonsum nur langsam. Wichtig zu wissen: Unser weißer oder brauner Zucker aus Zuckerrohr oder Zuckerrübe, die sogenannte Saccharose, ist ein Zweifach-Zucker und besteht zur Hälfte aus Glukose und zur anderen Hälfte aus Fruktose. Wenn innerhalb kurzer Zeit zu viel Fruchtzucker an der Leber anflutet, wie es typisch nach dem Genuss von gesüßten Getränken oder Obstsäften der Fall ist, wird die Leber in ihrer Umwandlungsfähigkeit schnell überfordert. In ihrer Not baut sie einfach einen Teil des Fruchtzuckers in Fett um (in Fachkreisen spricht man bereits von »Fructoholic Liver Disease«). Nebenbei entsteht auch noch bedenklich viel Harnsäure, sodass hoher Fruchtzuckerkonsum zudem das Gichtrisiko erhöht. Vorsicht also bei süßen Smoothies, Fruchtsäften, Saftschorlen, Eistees und Zuckerreichem im Allgemeinen. Ein oder zwei Handvoll Obst pro Tag zu essen ist dagegen kein Problem, sondern auf jeden Fall empfehlenswert. Erstens ist in moderaten Mengen naturbelassener Früchte nicht so viel Fruchtzucker enthalten und zweitens ist der Zucker ja im Fruchtfleisch mit den diversen Bestandteilen »verpackt« und flutet deshalb nicht so schnell an wie nach der Aufnahme von zuckerreichen Getränken.

Traditionell essen nicht sinnvoll

Wer traditionell lebt, täglich körperlich arbeitet und in seiner Freizeit Tag für Tag körperlich aktiv ist, wird wenig Probleme mit den gewohnten kohlenhydratreichen Lebensmitteln wie Brot und Backwaren, Kartoffeln, Reis und Nudeln haben. Doch wer »modern« lebt und den ganzen Tag vor dem Bildschirm und im Auto, Zug oder Flugzeug sitzt und alles nur noch per Smartphone, Mausklick oder

Fernbedienung erledigt, kann mit den vielen aufgenommenen Kohlenhydraten nicht mehr zurechtkommen. Kohlenhydrate sind vor allem Treibstoff für arbeitende Muskeln. Ohne entsprechende Muskelarbeit wird dieser Treibstoff nicht verbraucht. Kein Mensch würde sein Auto Tag für Tag zur Tankstelle zum Nachfüllen fahren, wenn zwischendurch nicht Benzin verbraucht wurde. Modern lebende Menschen tanken aber bedenkenlos täglich mehrfach den Treibstoff nach, der in der Zwischenzeit nicht oder nur wenig verbraucht wurde. Das kann nicht gut gehen! Es entstehen Kohlenhydrat-Stoffwechselstörungen und die Fettleber folgt auf den Fuß. Eine zweite Möglichkeit, die vielen überschüssigen Kohlenhydrate loszuwerden, nutzt der Körper allerdings: deren Verbrennung. Jedoch lebt man damit im Dauer-Zucker-Verbrennungsmodus. Die Fettverbrennung stoppt und man verliert die Flexibilität des Stoffwechsels, was sich inzwischen gleichfalls als Ursache für viele Stoffwechselstörungen herausgestellt hat.

Lange Essenspausen von mindestens 16 Stunden fördern dagegen die Stoffwechsel-Flexibiliät und fahren die Autophagie, eine Art Recycling-Anlage der menschlichen Zellen (siehe auch Kapitel 6 auf S. 48), hoch. Wenn die Autophagie in den Leberzellen nicht mehr angeworfen wird bzw. defekt ist, begünstigt das zusätzlich diese neue Volkskrankheit.

Auch innerlich abspecken

Bei Übergewicht oder Fettleibigkeit und Auftreten von Stoffwechselstörungen oder Krankheiten heißt es oft, man möge »einfach« abnehmen, um gesund oder wenigstens gesünder zu werden. Doch hat die Forschung das Verständnis für die Zusammenhänge deutlich erweitert, sodass heute davon ausgegangen werden kann, dass die Gewichtsreduktion per se nicht der Mechanismus ist, um beispielsweise Diabetes wieder loszuwerden. Vielmehr ist mittlerweile bekannt, dass im Prinzip nur die ektopen, also die »verirrten«, Fetteinlagerungen in Leber und Bauchspeicheldrüse, Herz und Niere abgebaut werden müssen, um die positiven Veränderungen bei den diversen Gesundheitsrisiken zu bewirken. Kranke Fettzellen werden allerdings auch wieder gesund, wenn sie von ihrer Überladung befreit werden.

Entscheidend für die Diabetes-Rückbildung ist die Unterschreitung der individuellen Verfettungsschwelle in den befallenen Organen. Wie viel Kilo Gewichtsreduktion dazu individuell erforderlich ist, kann pauschal nicht beantwortet werden und ist vermutlich bei jedem sehr unterschiedlich. Neue Studien deuten darauf hin, dass im Durchschnitt bei den Untersuchten dafür im Schnitt 10 Kilogramm oder möglicherweise 15 Kilogramm notwendig sind – aber es gibt auch Menschen, bei denen bereits ein Minus von 4 oder 5 Kilo auf der Waage mit diesen erstrebenswerten Organentfettungen verbunden ist.

Übrigens, die gute Botschaft ist: Entfetten geht viel schneller als verfetten. Ich habe beim »Leberfasten« – meiner Fettleber-Therapie – tausendfach erlebt, dass Menschen, die über 10, 20, 30 oder mehr Jahre ihre Fetteinlagerungen im Körper aufgebaut haben, in nur zwei oder drei Wochen »Leberfasten« ihre Organe soweit entfettet hatten, dass sie wieder völlig normal funktionierten. Besonders eindrucksvoll ist das bei Typ-2-Diabetes zu beobachten. Wer möglichst schnell nach der Diagnose damit beginnt, hat beste Chancen, seine Krankheit wieder loszuwerden. Das sollte Betroffenen eigentlich Mut machen.

Fazit:

Die Fettleber ist eine gefährliche, aber unterschätzte Volkskrankheit. Alle sollten deshalb regelmäßig ihre Leber untersuchen lassen!

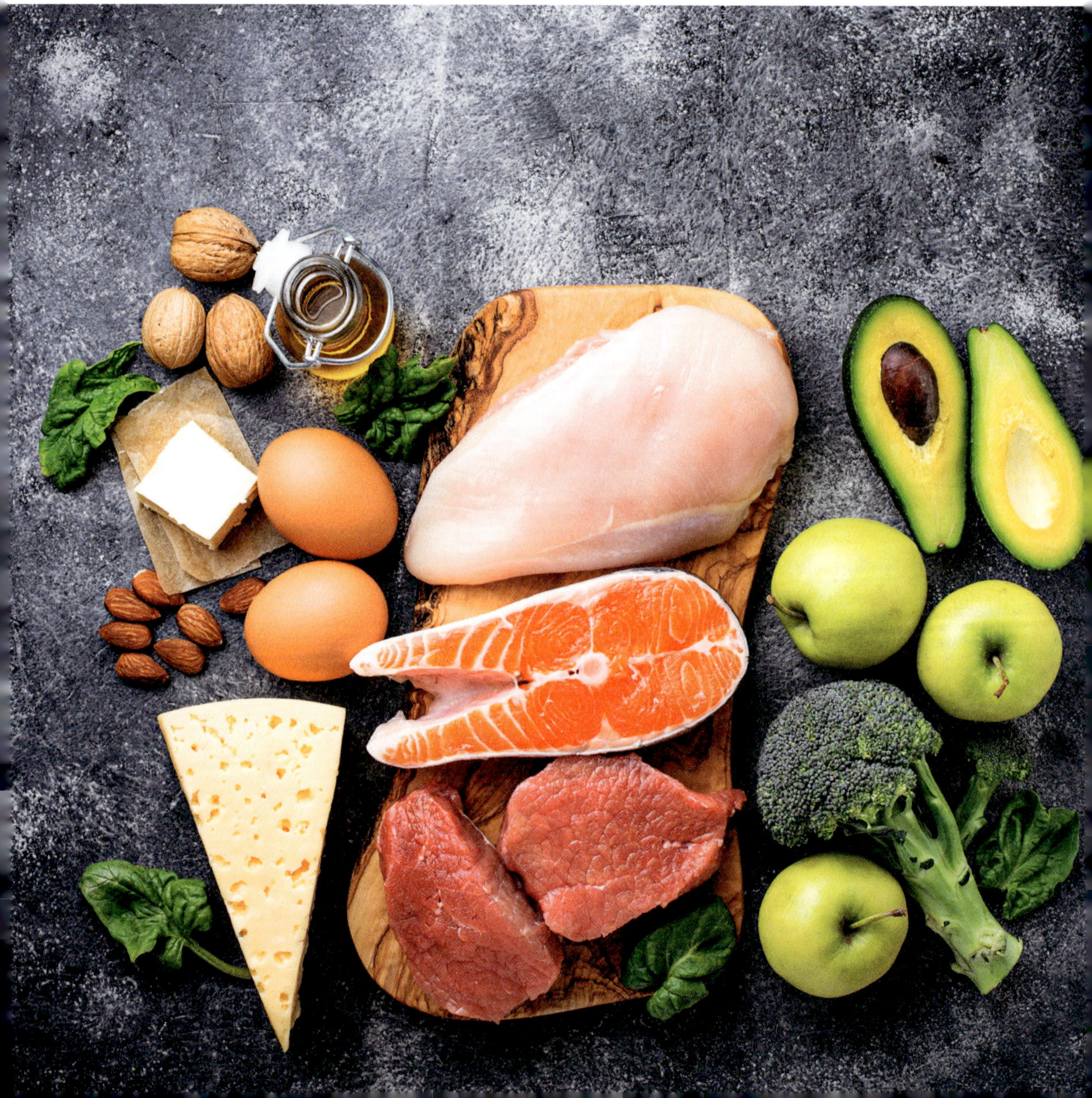

Kapitel 6

Die Hitparade der Abspeck-Methoden

Wenn man es richtig macht, gelingt eine gesunde Gewichtsabnahme nicht nur kurzfristig, sondern auch dauerhaft! Viele haben es geschafft. Ich habe es geschafft. Und Sie können es ebenso schaffen.

Alljährlich wird der Markt mit neuen Sensationsdiäten und Schlankheitsversprechungen überschwemmt. Die wenigsten davon sind in wissenschaftlichen Untersuchungen überprüft und als wirksam bestätigt. Wir stellen hier kurz jene diätetischen Abspeckmethoden vor, für die es seriöse Studien und glaubhafte Resultate gibt: Magen-Operationen, Abspeck-Bootcamps, Formula-Diäten bzw. Mahlzeitenersatz-Konzepte, kohlenhydratreduzierte Diäten, kalorienreduzierte Mischkostdiät, fettreduzierte Diäten, Intervallfasten und natürlich körperliches Training, das ergänzend zu jeder Abnehmvariante erfolgen sollte und hier nicht näher behandelt wird. Die Studien mit pharmazeutischen Präparaten (Fettblocker und Appetitzügler) lassen wir außen vor.

And the winner is ...

Wenn es allein um die meisten Abspeck-Kilos geht, gibt es nur einen Sieger – und das mit riesigem Abstand: Magen-OPs! Dabei gibt es verschiedene Methoden, aber alle basieren primär auf dem Effekt, dass nach einer Operation nur noch sehr wenig gegessen wird. Minus 30, 40 oder 50 Kilogramm über zehn, 15 oder 20 Jahre sind da keine Ausnahmen, sondern eher die Regel. Allerdings sind Magen-OPs gravierende Einschnitte, die nicht jedermanns Sache sind, nicht mehr rückgängig gemacht werden können, allerlei unerwünschte Nebenwirkungen nach sich ziehen und erst ab einem erheblichen Grad der Verfettung überhaupt zugelassen sind.

Abspeck-Trainingslager

Wenn man die maximale Gewichtsreduktion betrachtet, sind die entsprechenden »Bootcamps« fast genauso erfolgreich wie die Magen-OPs. Berühmt wurden sie durch die TV-Serie *The Biggest Loser*. Unter engster Betreuung (und ständiger Kamera-Begleitung) werden stark fettleibige Menschen gedrillt – mit intensivsten, oft quälenden sportlichen Übungen, mit strengsten Diätvorschriften, Psychotricks und Gruppendruck. Inzwischen ist auch durchgesickert, dass zum Teil mit Diät-Pillen (Appetitzüglern) nachgeholfen wurde. Im Jahr 2009 wurde die US-Staffel wissenschaftlich überprüft. Nach 30 Wochen waren im Durchschnitt sagenhafte minus 58 Kilogramm auf der Waage zu verzeichnen. Sechs Jahre später wurden die meisten Teilnehmer nachuntersucht – da waren 70 Prozent dieser einst abgespeckten Kilo wieder auf den Rippen. Das beweist: Ein unter solch extremen Bedingungen erreichtes

Gewicht auf Dauer allein zu Hause auch nur annähernd zu erhalten ist völlig unrealistisch.

Formula-Diäten

Als sehr erfolgreich haben sich Formula-Diäten herausgestellt. Dabei nimmt man mit drei bis fünf Shakes pro Tag als Mahlzeitenersatz zwischen 500 und 1200 Kilokalorien zu sich. Wer durchhält, kann bis zu 18 Kilogramm im ersten halben Jahr verlieren. Formula-Diäten werden oft als Crash-Diäten bezeichnet und haben den Ruf, nach der schnellen krassen Gewichtsreduktion auch besonders schnell wieder zu einer ebenfalls krassen Gewichtszunahme zu führen. Dieses Vorurteil ist allerdings längst widerlegt. Auch nach zwei oder drei Jahren sind diese Diäten von einem größeren Gewichtsverlust begleitet als herkömmliche Diäten.

Besonders erfolgreich sind solche Ansätze, wenn die Abspeckwilligen in eine Langzeitbetreuung von Therapeuten eingebunden sind. Meist werden dann auf Dauer nur noch ein oder zwei Hauptmahlzeiten durch Shakes ersetzt und – je nach Ansatz – eine mehr oder weniger sinnvolle Form der Normalkost eingeführt.

Trotz ihres wissenschaftlich erwiesenen Erfolgs und obwohl sie längst in den Leitlinien der medizinischen Fachgesellschaften verankert wurden, sind Mahlzeitenersatz-Konzepte in der Ernährungsszene leider immer noch häufig als reine Geschäftemacherei verschrien. Aufgrund der nachgewiesenen Wirksamkeit ist es jedoch Zeit, dass sich Fachleute wie auch Abspeckwillige endlich genauer mit ihnen beschäftigen – und wir werden das Thema in diesem Buch noch vertieft vorstellen (siehe S. 57).

Kohlenhydratreduzierte Diäten (Low Carb)

Früher oft als Modediäten abgetan, haben sich Low-Carb-Diäten in der Ernährungsmedizin etabliert und werden inzwischen auch von medizinischen Fachgesellschaften als sinnvolle Option anerkannt. Das primäre Prinzip ist die deutliche Reduktion des Kohlenhydratanteils in der Kost. Meist werden sie ohne konkrete Kalorienbeschränkung dargeboten. Dennoch sind die Gewichtsreduktionen damit etwa doppelt so hoch wie mit den die längste Zeit favorisierten fettarmen Diäten (Low Fat) – sofern die Diät-Vorschriften eingehalten werden. Zwischen 5 und 10 Kilogramm betrugen im Durchschnitt die Gewichtsreduktionen im ersten halben Jahr. Wie bei allen herkömmlichen Diäten steigt auch hierbei nach etwa sechs Monaten das Gewicht wieder an. Doch nach zwei oder drei Jahren war im Trend immer noch ein stärkerer Gewichtsverlust zu verzeichnen als bei Low-Fat-Diäten. Wegen ihres höheren Proteingehalts ist dabei typischerweise auch der Muskelerhalt größer.

Die strengste Form der kohlenhydratreduzierten Diät findet weltweit immer mehr Beachtung: die ketogene Diät. Das ist eine sehr fettreiche und extrem kohlenhydratarme Kost. Damit kann man besonders sinnvoll abspecken – das heißt im Verhältnis besonders viel Fett und nur wenig Muskeln verlieren. Ketogen heißt sie deshalb, weil dabei aus dem Fettabbau im Stoffwechsel Verbindungen entstehen, die Ketonkörper oder Ketosäuren genannt werden. Diese Namen klingen für manche gefährlich, sie sind es aber nicht – im Gegenteil, Ketone sind eine seit Menschengedenken normale Energiequelle für unsere Organe. Sie können anstelle von Zucker (Glukose) auch in den meisten Nerven- bzw. Hirnzellen als exzellente Energiequelle verwertet werden, und das bietet etliche Vorteile.

Völlig etabliert ist die ketogene Diät wegen ihres großen Erfolges im Übrigen bei der Behandlung von Epilepsie bei Kindern und bei einigen seltenen Stoffwechselstörungen des Gehirns. In jüngerer Zeit halten Forscher es auch für möglich, dass diese Ernährungsform für eine Reihe weiterer Krankheiten therapeutisch sinnvoll sein könnte – das reicht von Akne und Demenz bzw. Alzheimer über Parkinson, Migräne bis hin zu Schädel-Hirn-Traumata. In der Krebstherapie kann die ketogene Diät als eine sehr sinnvolle, therapieunterstützende Maßnahme eingesetzt werden.

Die ketogene Ernährung

Die Bildung von Ketonkörpern ist ein natürlicher Stoffwechselprozess, der immer startet, wenn die Nahrungszufuhr insgesamt sehr gering ist oder gar gänzlich darauf verzichtet wird, zum Beispiel beim Fasten oder Heilfasten. Ketone entstehen auch, wenn die Kohlenhydratzufuhr auf weniger als 50 Gramm pro Tag beschränkt wird. Nach wenigen Tagen wird der Zucker zur Versorgung des Gehirns so knapp, dass der Körper verstärkt auf die Verwertung von Fett umstellt, wobei sich Ketonkörper bilden, die auch das Gehirn als Energiequelle nutzen kann. Gleichzeitig lernt die Muskulatur, einen großen Teil der benötigten Energie nicht mehr über Glukose bzw. Glykogen, sondern aus Ketonkörpern und Fett zu beziehen. Ist die Umstellung auf Fettverbrennung und Ketonbildung als Energielieferanten erfolgt, spricht man davon, dass man sich in Ketose befindet. Dieser natürliche Prozess im Fasten- bzw. Hungerstoffwechsel hat die Menschheit über Millionen Jahre begleitet und bei Nahrungsknappheit das Überleben ermöglicht. Beim Abspecken ist dieser Zustand der Ketose von besonderem Vorteil, weil die Ketonkörper im Gehirn Sättigungssignale auslösen und darüber hinaus offenbar auch noch für das berühmte »Fastenhoch« verantwortlich sind, unter dem sich Fastende außergewöhnlich gut und leistungsfähig fühlen. Die Ketose hilft zudem, die Muskulatur vor dem Abbau zu schützen und dadurch einem Jojo-Effekt vorzubeugen. Der Grund: Wenn die Hirnzellen keine Glukose mehr nutzen, muss weniger Glukose über den Abbau von Muskelprotein neu gebildet werden.

Ketose versus Ketoazidose

Die völlig normale und harmlose Ketose darf nicht mit der gefährlichen Ketoazidose verwechselt werden, einer lebensbedrohlichen Stoffwechselentgleisung, die vor allem bei Typ-1-Diabetikern als Komplikation auftreten kann. Sie wird durch einen vollständigen Insulinmangel hervorgerufen, infolgedessen extrem hohe Mengen an Fettsäuren aus den Fettzellen ins Blut austreten und zu Ketosäuren abgebaut werden, die den Körper massiv übersäuern und damit lebensbedrohlich sind.

Kalorienreduzierte Mischkost-Formen

Die *Brigitte*-Diät war lange Zeit ein Bestseller. Mit kalorienreduzierter Mischkost wurde ein langsames, gesundes und dauerhaftes Abnehmen versprochen. Auch das Diät-Konzept »Ich nehme ab« der Deutschen Gesellschaft für Ernährung (DGE) basiert auf diesem Prinzip. Die weltweit wahrscheinlich bekannteste Diät mit kalorienreduzierter Mischkost war jahrzehntelang das Weight-Watchers-Programm. Für alle gilt: Klingt gut – funktioniert schlecht! Die Weight-Watchers-Diät wurde wissenschaftlich getestet und war noch am erfolgreichsten: Hier ließ sich in Studien im Mittel der Teilnehmer eine maximale Gewichtsreduktion von etwa 5 Kilogramm nachweisen. Zwei oder drei Jahre nach Beginn des Weight-Watchens waren nur noch 2 bis 3 Kilo vom anfänglichen Erfolg übrig.

Fettarme »ad libitum«-Diät

Der Verlierer ist genau jene Diät, die jahrzehntelang von Fachleuten und den Medien favorisiert wurde – allerdings ohne jemals wissenschaftliche Belege für eine Überlegenheit anzubieten. Die Schlagworte lauteten »light« oder »fettarm« und »Fettaugen zählen«. Das Prinzip beruhte auf der Annahme, dass man, wenn Fett gespart wird, von allein abnimmt, ohne die Gesamtkalorien zählen zu müssen, die verzehrte Menge also »ad libitum« – nach Belieben – gewählt sein könne. Schließlich hat 1 Gramm Fett 9 Kilokalorien, aber 1 Gramm Kohlenhydrate nur 4. Die Überlegung war rechnerisch richtig, aber biologisch naiv, denn die gleiche Menge Kalorien aus Fett, Kohlenhydraten und Protein wird jeweils im Körper ganz unterschiedlich verstoffwechselt und ruft ganz unterschiedliche hormonelle Reaktionen und Regulationen hervor. Was nützt eine fettarme, kalorienarme Speise, wenn ich umso schneller wieder Hunger bekomme? In kontrollierten Studien lag die durchschnittlich maximale Gewichtsreduktion bei einer Low-Fat-Ernährung bei 3 bis 4 Kilo und nach zwei oder drei Jahren war davon fast nichts mehr übrig.

Hinweis

Es gibt eine Meta-Analyse von Kurzzeitstudien, die gerne von Low-Carb-Gegnern zitiert wird, bei der Low Fat ein paar Gramm mehr Gewichtsreduktion als Low Carb erbracht hatte. Aber: Das waren Studien zu »bilanzierten« Diäten (mit festgelegter geminderter Kaloriengrenze) und sie liefen unter kontrollierten Bedingungen und nur über sehr kurze Zeit. So sagt dieses Ergebnis nichts über die längerfristige Wirkung unter »Alltagsbedingungen« aus!

Intervallfasten

Beim zeitbeschränkten Fasten, was man auch als Intervallfasten oder intermittierendes Fasten (IF) bezeichnet, verzichtet man nicht gänzlich, sondern während definierter Zeitspannen auf die Nahrungszufuhr. In der englischen Literatur ist auch der Begriff »Time Restricted Eating« (TRE) eingeführt. Dabei gibt es unterschiedliche Ansätze:

- **Das ADF** (Alternate-day-fasting) heißt jeden zweiten Tag fasten. Dabei gibt es zwei Varianten: das ADF ohne konkrete Kalorienbeschränkung und das modifizierte ADF, bei dem man jeden zweiten Tag nicht mehr als 600 Kilokalorien zu sich nehmen soll.
- **Das 5:2-Intervallfasten:** An fünf Tagen darf normal gegessen werden und an zwei Tagen pro Woche wird gefastet, wobei nicht mehr als 600 Kalorien zugeführt werden sollen.
- **Das 16:8-Intervallfasten**: Das 16:8- oder das 18:6-Intervallfasten sind wahrscheinlich die beliebtesten und am weitesten verbreiteten Formen. Hierbei werden tägliche Esspausen von 16 bzw. 18 Stunden eingehalten und ausschließlich innerhalb der verbleibenden acht bzw. sechs Stunden gegessen. Wahrscheinlich ist es im Allgemeinen physiologisch am sinnvollsten, ab dem späteren Nachmittag nichts mehr zu verzehren. Doch sind Menschen unterschiedlich und für viele ist es viel einfacher, auf das Frühstück zu verzichten und erst ab Mittag zu essen. Das Abendessen ist für viele ein so wichtiger sozialer Fixpunkt, bei dem man sich mit Partner und Familie zum gemeinsamen Essen versammelt und sich entspannt austauschen kann. Ich selbst lasse das Abendessen auch sehr ungern ausfallen, kann aber dafür leicht auf das Frühstück verzichten und bekomme dann erst relativ spät zu Mittag oder am Nachmittag Appetit und Hunger.

Die wissenschaftlichen Untersuchungen zum Intervallfasten belegen: Man kann damit abnehmen – nämlich genau so viel, wie insgesamt an Kalorien eingespart wurde. IF ist also prinzipiell anderen Diäten zum reinen Abnehmen nicht überlegen.

Merke:

Beim zeitbeschränkten Essen ohne Kalorienvorgaben kommen viele Menschen trotzdem in die negative Energiebilanz, weil sie es in einem Zeitfenster von sechs bis acht Stunden nicht schaffen, ihre sonst üblichen Mengen aus den traditionellen drei bis fünf Mahlzeiten zu verzehren.

Aber: Diese langen Essenspausen bieten viele Vorteile für den Stoffwechsel, den Erhalt der Zellfunktionen und das Immunsystem. Mit Essenspausen von mindestens 16 oder mehr Stunden wird die Autophagie, das Zell-Recycling-Systems des Körpers, aktiviert. Somit sind lange Essenspausen aus gesundheitlicher Sicht höchst interessant (siehe Kasten). Diese Wirkungen des IF sind sogar so überzeugend, dass wir es (mit 16:8) in der neuen LOGI-Methode empfehlen!

Autophagie als Zell-Recycling

Dafür gab es einen Nobelpreis! Autophagie ist ein neues umschwärmtes Stichwort in der Forschung. Es bezeichnet eine Art Recycling-Anlage der menschlichen Zellen. Damit baut der Körper nicht benötigte, gestörte und krankhafte Zellbestandteile ab und verwertet sie zum Aufbau neuer Zellen bzw. Zellorganellen (Mitochondrien) oder zur Energiegewinnung. Vielleicht haben die früheren Fasten-Verfechter mit ihrer »Entschlackungstheorie« doch recht gehabt, wobei sie nie wussten, was Schlacken sind und ob sie bzw. auf welche Weise sie entfernt werden.

Die Autophagie wird immer in Gang gesetzt, wenn ein Stressreiz erfolgt, beispielsweise über viele Stunden des Fastens die Versorgung mit Nährstoffen aussetzt. Eine ähnliche Situation kann man auch durch sehr intensiven Sport schaffen, bei dem der Bedarf an Nährstoffen besonders hoch ist. In solchen Mangelsituationen greift die Zelle auf die eigenen Ressourcen zurück. Sie baut dann sinnvollerweise all das ab, was nicht benötigt wird, und gewinnt auf diese Weise neue Nährstoffe und Energielieferanten. Es ist eine Art Selbstverdauung, bei der der Körper fehlstrukturierte Proteine, krankhafte oder potenziell krankmachende Strukturen, abgestorbene Zellbestandteile oder sogar ganze Zellorganellen, wie zum Beispiel ältere Mitochondrien, aber auch eingedrungene Bakterien und Viren abbaut bzw. entsorgt. Diese Art Selbstreinigung hat sich im Laufe der Evolution entwickelt, um mit dem Abbau defekter Strukturen die Überlebenschancen zu erhöhen und gleichzeitig Energie und Nährstoffe zu sparen. Vor diesem Hintergrund ist es leicht verständlich, dass bei einer Störung der Autophagie Krankheiten gefördert werden. Heute wird unter anderem das Entstehen von Krebs, Diabetes, Alzheimer und Parkinson mit mangelhafter Autophagie in Verbindung gebracht.

Merke: Autophagie wird durch lange Essenspausen aktiviert und sorgt tagtäglich für eine Zellerneuerung. Die im herkömmlichen Zellzyklus ausgelöste »normale« Neubildung von Zellen kann dagegen Wochen, Monate oder Jahre dauern.

Ein passendes Diät-Prinzip wählen

In der Diätetik gibt es zum Abspecken zwei prinzipiell unterschiedliche Vorgehensweisen: erstens die konkrete Kalorienbeschränkung. Dabei reduziert man die Kalorien beispielsweise auf 1200 oder 1500 pro Tag oder man legt ein bestimmtes Kaloriendefizit pro Tag fest, beispielsweise ein Minus von 500 oder 700 Kilokalorien. Dafür benötigt man entweder konkrete Ernährungspläne oder man berechnet ständig seine Nahrungsaufnahme. Das nennt man bilanzierte Diät. Sie kann man als Low-Fat-, Mischkost- oder Low-Carb-Diät durchführen.

Die alternative Vorgehensweise sind sogenannte ad-libitum-Diäten. Hierbei verzichtet man auf fixe Pläne oder fest vorgegebene Nahrungsmengen und zählt auch keine Kalorien. In diesem Fall wird nur eine Nährstoffgruppe beschränkt und zu diesem Zweck auch berechnet. Früher waren es meist fettarme Diäten. Da hat man nur die Fettzufuhr bestimmt und auf beispielsweise 60 oder 90 Gramm pro Tag begrenzt. Alles andere konnte ohne Einschränkung bis zur Sättigung gegessen werden.

Heute werden Low-Carb-Diäten meist als ad-libitum-Diäten angeboten. Dabei limitiert man die Kohlenhydratzufuhr beispielsweise auf maximal 130 Gramm pro Tag. Immer beliebter wird zurzeit die Very-Low-Carb-Diät, bei der die Zufuhr auf 50 Gramm Kohlenhydrate pro Tag gedrosselt wird. Das ist, sofern der Fettanteil sehr hoch und der Proteinanteil eher niedrig bleibt, die klassische ketogene Diät. Es gibt auch stärker proteinbetonte Low-Carb-Diäten, die nicht ketogen sind, denn aus Proteinen kann der Körper so viel Glukose aufbauen, dass man nicht in die Glukoseknappheit und damit nicht in die Ketose (siehe S. 45) kommt. Bei beiden Varianten gibt es typischerweise keine Kalorienbeschränkung. Vielmehr geht man davon aus, dass aufgrund der guten Sättigung und lang anhaltenden Sattheit das Kaloriendefizit automatisch erreicht wird.

Für den ad-libitum-Ansatz ist es besonders wichtig, zu lernen, wie man sich »clever sättigt«. Diese Art der Ernährungsumstellung war ein wesentliches Prinzip bei der »alten« LOGI-Methode und bleibt auch in der überarbeiteten Variante zentral positioniert.

Abspecken beginnt im Kopf

Der Wunsch, das Traumgewicht zu erreichen, ist verständlich und weit verbreitet. Unrealistische Ziele sollte man dabei allerdings tunlichst vermeiden. Denn die Folgen sind Frust und Enttäuschungen – und das behindert das Durchhaltevermögen. Glauben Sie nicht den Versprechungen von Wunderdiäten in der Klatschpresse und im Internet!

Folgende Zahlen sollen Ihnen helfen, eine realistische Einschätzung zu bekommen: Das ist die durchschnittliche maximale Abspeckgröße, die in wissenschaftlichen Untersuchungen bei übergewichtigen Teilnehmern zu einem unbestimmten Zeitpunkt dokumentiert wurde:

- reine Formula-Diät: –18 kg
- Mahlzeiten-Ersatzkonzepte: –12 kg
- Low Carb: –8 kg
- Weight Watchers: –5 kg
- FdH mit gesunder Mischkost: –5 kg
- Low Fat: –4 kg

Die häufig erträumten 30, 40 oder 50 Kilo minus sind in Einzelfällen auch mit Diäten erreicht worden – als Durchschnittswert aber nur nach Magen-OPs. Allerdings gilt immer: Das Ausmaß des Gewichtsverlustes ist auch vom Ausgangsgewicht abhängig. Je fettleibiger jemand ist bzw. je mehr Kilo vorher auf der Waage sind, desto größer ist die Zahl der abgenommenen Kilo nach der Diät. Insofern ist es in der Wissenschaft auch üblich, nicht nur die absoluten Gewichtsverluste, sondern die prozentualen Gewichtsverluste anzugeben.

Fazit:

Wer fünf, sechs, sieben oder acht Kilo abspeckt, und das annähernd dauerhaft halten kann, ist überdurchschnittlich erfolgreich!

Wann gilt eine Diät als erfolgreich?

In medizinischen Leitlinien wird dies folgendermaßen definiert: Erfolgreich nennen darf sich ein ambulantes Adipositas-Therapie-Programm, sofern ein Jahr nach Beginn bei mindestens 50 Prozent der Teilnehmer eine Gewichtsabnahme von wenigstens 5 Prozent des Ausgangsgewichts erreicht wird – und bei mindestens 20 Prozent der Teilnehmer eine Gewichtsabnahme von wenigstens 10 Prozent. Beispiel: Wenn von 100 Menschen mit anfänglich 100 Kilogramm mindestens 50 Teilnehmer in einem Jahr 5 Kilo und gleichzeitig 20 Teilnehmer wenigstens 10 Kilo abgenommen haben. Zusätzlich soll das Therapieprogramm eine Verbesserung bei den Risikofaktoren Bluthochdruck, Blutfette und Blutzucker erzielen. Schließlich sollen Patienten auch eine wesentliche Verbesserung ihres körperlichen Zustands und ihrer Lebensqualität spüren. Fakt ist: Die von Krankenkassen und Fachgesellschaften bislang favorisierte Diät (die fettarme!) erfüllte in Studien noch nie die genannten Kriterien. Von den bislang als »Außenseiter-Diäten« diskreditierten Low-Carb- und Formula-Diäten bzw. Mahlzeiten-Ersatz-Konzepten wurden diese Erfolgskriterien allerdings locker erreicht.

Abspeck-Mythen begraben

Bevor Sie sich für eine Diät-Methode entscheiden, sollten Sie sich zunächst von einigen Vorurteilen trennen. Einige Mythen wollen, obwohl sie längst als Unsinn erkannt sind, einfach nicht aussterben:

- **Schnell abnehmen macht dick**
  Wer mit krasser Kalorienreduktion (Crash-Diät) abnimmt, lernt nicht, was und wie er zukünftig besser essen soll. Der ausgehungerte Körper wird folglich schnell wieder umso mehr zuschlagen, sodass man am Ende dicker ist als zuvor. So die langjährige Überzeugung. Doch das Gegenteil ist mittlerweile wissenschaftlich belegt: Diät-Studien mit Crash-Diäten im Bereich von 600 bis 1000 Kilokalorien pro Tag zeigten nicht nur die größten anfänglichen Abspeckerfolge im Vergleich mit allen anderen Diäten, sondern belegten, dass man anschließend nicht einen Deut schneller zunimmt als nach angeblich »gesundem«, langsamem Abspecken. Auch nach ein, zwei und drei Jahren fällt die verbliebene Gewichtsreduktion immer noch merklich größer aus als beim langsamen Abspecken. Diese Erkenntnis haben wir auch in die neue LOGI-Methode einfließen lassen, mehr dazu auf S. 101.

- **FdH ist immer noch das Beste**
  Zum effektiven Abspecken gibt es wohl nichts Dümmeres als »Friss die Hälfte«, also einfach von allem nur noch die Hälfte zu essen. Der Magen, lediglich halb gefüllt, wird nie genügend gedehnt, um die wichtigen Sättigungshormone auszuschütten. Die geringere Nahrungsmenge enthält freilich auch weniger Sättigung und Sattheit auslösende Nährstoffe. Die Folgen: der Magen brüllt ständig Hunger! Wer soll das durchhalten?
  Überdies fehlt beim Prinzip »Friss die Hälfte« auch die Hälfte der essenziellen Nährstoffe. Solch ein Nährstoffdefizit lenkt den Körper aber unbewusst zur Nahrungssuche. Mensch und Tier neigen dazu, so lange nach Essen zu verlangen bzw. zu suchen, bis genügend Protein aufgenommen wurde. Bei proteinarmer Ernährung wird also eine viel größere Nahrungsmenge verzehrt, nämlich so viel mehr, bis damit der Proteinbedarf erreicht wird. Für andere Nährstoffe vermutet man ähnliche Effekte. Darüber hinaus werden die Muskeln bei proteinarmer Kost besonders stark abgebaut, was den Grundumsatz bzw. den Kalorienverbrauch deutlich mindert.

- **Kalorien zählen ist entscheidend**
  Ohne Kaloriendefizit wird man nicht abspecken – keine Frage! Ist es demnach sinnvoll, bei der Nahrungsmittelauswahl auf die Kalorientabelle zu achten und die kalorienarmen den kalorienreichen vorziehen?
  Nein, es ist nicht sinnvoll – und nein, das ist auch kein Widerspruch! Entscheidend ist doch immer der Sättigungs- und Sattheitseffekt der Kalorien. Was nützt ein kalorienarmes Nahrungsmittel, wenn man schnell wieder Hunger bekommt und die nächste Nahrungsaufnahme erfolgt?
  Bekanntes Beispiel: Die modernen fettarmen oder fettfreien Nahrungsmittel. Zwar hat ein Null-Fett-Joghurt eindeutig weniger Kalorien als ein Naturjoghurt. Aber er schmeckt nicht – und er sättigt nicht. Nach dem Verspeisen solche eines »gewichtsfreundlichen« Produkts tigert man frustriert durch die Wohnung auf der Suche nach etwas Essbarem. Das Gleiche tritt bei Light-Käse, Light-Würsten und ähnlichen Produkten ein. Viele werden meine Darstellung nachvollziehen können. Wenn nicht – machen Sie einen Selbstversuch.
  Damit der Verbraucher trotz solcher offensichtlicher Mankos Light-Produkte kauft, wird häufig Zucker, Aroma und Farbstoff eingerührt. Damit hat der Joghurt immer noch etwas weniger Kalorien als die gleiche Portion Naturjoghurt mit natürlich hohem Fettgehalt. Aber der zuckerreiche, fettfreie Industriemix sättigt nicht nur nicht besser, sondern macht sogar schnell wieder Hunger und ist vor allem bei Insulinresistenz ein klares Gesundheitsrisiko!

Verbündete suchen

Kurzfristig Gewicht zu reduzieren ist für viele Menschen nicht das große Problem. Vielmehr sind langfristige Erfolge die große Herausforderung. Wie kann man die Erfolgsaussichten hier erhöhen? Die Chancen stehen umso besser, je kompetenter und dauerhafter Sie sich professionell betreuen lassen. Das gilt nicht nur für die Abspeckphase, sondern ist umso wichtiger für den anschließenden Gewichtserhalt. Gute kommerzielle Adipositas-Programme, wie das Bodymed-Konzept (www.bodymed.com), bieten zur Nachbetreuung über Monate und manche sogar über

Jahre Kurse oder zumindest Treffen im Sinne einer therapeutischen Begleitung an und werden entsprechend auch in den aktuellen Leitlinien der Deutschen Adipositas-Gesellschaft empfohlen.

Die größte Abspeck-Lüge

Dass die Versprechungen von Diät-Ratgebern kaum mit den eigenen Erfahrungen übereinstimmen, haben viele bereits leidvoll am eigenen Leib erfahren. Die beliebteste Abspecklüge lautet: »Lieber Einfaltspinsel, wenn du meine neue Wunderdiät einhältst, verlierst du garantiert XY Kilos pro Woche. Und bei dieser Diät gibt es wirklich keinen Jojo-Effekt ...« Versprochen wird damit eine von Woche zu Woche kontinuierlich verlaufende Gewichtsabnahme. 3 Kilo pro Woche oder 5 Kilo pro Woche – hochgerechnet also 30 beziehungsweise 50 Kilo in zehn Wochen! Das klingt verführerisch – wird aber nicht annähernd gelingen.

Übergewichtige neigen schnell dazu, die Diät-Misserfolge ihrem eigenen Fehlverhalten zuzuschreiben. Partner und Freunde vermuten gerne mangelnde Willenskraft und einen schwachen Charakter. Am besten verstanden werden die Betroffenen von jenen, die den gleichen Misserfolg erlitten haben.

Warum aber ist eine solche gleichmäßige, von Woche zu Woche lineare Abnahme unrealistisch? Ganz einfach: Nach einer bestimmten Gewichtsreduktion verbraucht der Körper am Ende einer Woche entsprechend weniger Kalorien. Um in der folgenden Woche erneut das gleiche Energiedefizit zu erreichen wie in der Woche zuvor, müsste man die Kalorienzufuhr entsprechend weiter drosseln. Einfach ausgedrückt: Je mehr Sie abnehmen, desto weniger dürfen Sie essen, um eine gleichbleibend fortschreitende Gewichtsabnahme zu erzielen! Bei einem normalen Alltagsleben ist das nicht durchzuhalten.

Gefangen im 2-Fronten-Krieg

Bei allen diätetischen Abspeckmethoden wird normalerweise immer nach etwa sechs Monaten der maximale Gewichtsverlust erreicht. Danach geht es wieder bergauf. Warum aber ist das so und was löst den Jojo-Effekt aus?

Gemeinerweise schaltet der Körper während des Kampfes um schrumpfende Pfunde ein »Sparprogramm« ein: Beim Abspecken reduziert der Körper seinen Energiebedarf stärker, als es sich über die verminderte Körpermasse erklären lässt. Um wie viel – das ist individuell unterschiedlich. Dieses Programm wird in der Fachsprache als adaptive Thermogenese bezeichnet. Im Grunde soll dieser Trick des Körpers uns am Leben erhalten. Diät signalisiert dem Körper nämlich Nahrungsknappheit. Das zentrale Nervensystem weiß ja nicht, dass das freiwillig geschieht. Um dem Hungertod zu entgehen, versucht der Körper gleich über verschiedene Strategien, das Überleben zu ermöglichen. Zum einen lässt er mehr Hunger- und weniger Sättigungshormone ausschütten. Zum anderen schaltet er zusätzlich sein Sparprogramm ein. Damit laufen alle Körperfunktionen auf einmal mit geringerem Energieverbrauch ab. Das kann durchaus ein zusätzliches Minus von 200 oder 300 Kilokalorien oder mehr pro Tag erreichen.

Durch das Abspecken sinkt somit auch der Kalorienverbrauch bei Bewegungen des täglichen Lebens, die zu Hause, am Arbeitsplatz, in der Freizeit und unterwegs stattfinden, die aber nicht als Sport gerechnet werden. Dieser Energieverbrauch wird in der Fachsprache NEAT (Non Exercise Activity Thermogenesis) genannt.

Ein Mehrverbrauch im Vergleich zum Grundumsatz in der Ruheposition entsteht beispielsweise durch Stehen, (Spazieren)Gehen, Einkaufen, Singen, Lachen, Haus- und Gartenarbeit, Treppensteigen sowie unbewusste spontane kleine Bewegungen wie das Gestikulieren mit Händen und Füßen beim Sprechen, das Tippen mit den Fingern auf der Tischplatte, das Wippen mit den Beinen, das Zappeln mit den Füßen, ja sogar das Kaugummikauen. Dieser Kalorienverbrauch wurde bislang in der Adipositastherapie doch sehr unterschätzt. Nun zeigen immer mehr Studien, dass die Steigerung von NEAT eine vielversprechende Methode ist, den Energieverbrauch signifikant zu erhöhen, was das Abnehmen beschleunigt und das Gewichthalten erleichtert.

Beim Abspecken sinkt aber auch der NEAT! Das richtet der Körper so ein, um Energie zu konservieren. Gleichzeitig erhöht sich die Effizienz der Muskelarbeit – das heißt die Muskeln verbrennen für die gleichen Bewegungsabläufe deutlich weniger Energie als vor der Diät.

Die Reduktion des Energieverbrauchs und damit des Kalorienbedarfs beim Abnehmen ist die eine »Kriegsfront«, an der allein bereits die meisten scheitern. Doch der Körper stellt noch eine zweite Front auf. Er wehrt sich gegen das Abnehmen mit »Chemie-Waffen«. Die wirken im Kopf. Manche nennen den Effekt auch den »inneren Schweinehund«. Tatsächlich kann man dieses Phänomen in seiner Durchschlagskraft genau bestimmen, denn es spiegelt sich im Blut als Hormonausschüttung wider. Diese Gewebshormone, die einen während einer Diät immer wieder zum Essen treiben, kann man heute objektiv messen: beispielsweise das Ghrelin aus Zellen der Magenwand, das GIP (Glukoseabhängiges insulinotropes Peptid) und das Neuropeptid Y aus Darmwandzellen oder das AGRP (Agouti-Related Peptide Hormone) aus gewissen Hirnzellen. Sie alle regen unbewusst Appetit und Hunger an. Gleichzeitig wird die Ausschüttung verschiedener Hormone, die als Sättigungssignale wirken, reduziert, so etwa das Amylin aus der Bauchspeicheldrüse sowie PYY (Peptid YY) und CCK (Cholecystokinin) aus der Darmwand. Ergreift man keine cleveren Gegenmaßnahmen, hört der ganze Spuk erst wieder auf, wenn man, genügend oft verführt, die ursprüngliche Körpermasse wieder erreicht hat.

Fazit:

Nach einigen Kilo weniger auf der Waage benötigt man nicht nur weniger Kalorien, weil weniger Körpermasse erhalten werden muss, sondern der Kalorienverbrauch sinkt überproportional ab. Das ist aber kein Grund zu verzweifeln, denn die neue LOGI-Methode zeigt Mittel und Wege auf, wie man sich erfolgreich dagegen wehren kann, um sein Gewicht auf Dauer erfolgreich zu kontrollieren.

Realistisch bleiben

Ich gehöre selbst zu denen, die dauerhaft erfolgreich abgespeckt haben, den »successful losers«. Zwar bin ich nicht superschlank, und mit eitlem Maß betrachtet wären mir noch ein paar Kilo weniger am Bauch lieber. Doch habe ich die Erfahrung gemacht, dass ich für diese Kilo so viel opfern müsste, dass ich es mit meinen Vorlieben auf Dauer nicht durchhalten könnte. So kann ich aus eigener Erfahrung berichten: Zum erfolgreichen Abnehmen und zum dauerhaften Erhalt des erreichten Gewichts ist es hilfreich, sich realistische Ziele zu setzen. Dazu gehört auch eine Umstellung zu wählen, die für einen machbar ist. Die Prinzipien kann jeder erlernen. Mit diesem Wissen ausgestattet, ist Abnehmen dann keine Illusion mehr. Vielen würden 5 oder 10 Kilo auf Dauer schon genügen. Das ist relativ einfach zu erreichen, wenn man weiß, wie es geht – aber auch 15 Kilo sind kein utopisches Ziel. Mit mir kooperierende Ärzte berichten sogar von Patienten, die 50 Kilo mit LOGI abnahmen und dies zu einem erheblichen Anteil auf Dauer beibehalten konnten.

Ein Patentrezept für alle gibt es allerdings nicht. Im Grunde müsste jeder für sich seinen idealen Weg finden. Andererseits sind zu viele vergebliche Versuche nicht nur frustrierend, sondern auch kontraproduktiv.

Meine Kolleginnen und ich zeigen Ihnen daher mit diesem Buch, wie Ihr Weg zu einer dauerhaft schlankeren Figur am ehesten erfolgreich sein wird und beziehen uns dabei nur auf jene Diät-Konzepte, für die wissenschaftliche Untersuchungen in den letzten 20 Jahren die besten Effekte bewiesen haben. Wenn Sie wissen, worauf es ankommt und wie Sie diese Kenntnisse umsetzen, wird Ihnen das Abspecken gelingen.

Kapitel 7

Die besten Abspeck-Strategien einsetzen

Die primäre Zielgruppe für LOGI war, ist und bleibt: Menschen mit Übergewicht bzw. Fettleibigkeit und solchen Stoffwechselstörungen, die auf Insulinresistenz beruhen, also etwa Fettleber, metabolisches Syndrom, Prä-Diabetes, Diabetes, PCO-Syndrom etc.

LOGI hilft auch Menschen, die (noch) insulinsensitiv sind, beim Abnehmen. Wahrscheinlich nicht so schnell und nicht so effektiv wie bei Insulinresistenten, aber sicherlich mindestens so gut wie andere Mischkost-Diäten. Andererseits können auch Schlanke bzw. Normalgewichtige, die bereits eine Insulinresistenz und deren Folgestörungen aufweisen, mit einer Umstellung à la LOGI wieder gesunde Stoffwechselwerte erreichen.

LOGI – ein Plus nicht nur bei Insulinresistenz

Falls Sie immer noch zweifeln, ob eine kohlenhydratreduzierte Kost das Wahre ist, lassen Sie es sich nochmals gesagt sein: Insulinresistenz ist eine Kohlenhydrat-Stoffwechselstörung! Wenn eine Insulinresistenz vorliegt, wäre es fahrlässig, nicht auf eine verminderte Kohlenhydratzufuhr und eine gezielte Auswahl günstiger Kohlenhydratquellen zu achten. Überprüfen Sie, ob Sie insulinresistent sind! Wenn das bestätigt ist, dann sollten Sie diese Ernährungsumstellung umso stringenter durchführen, je ausgeprägter Ihre Insulinresistenz ist.

Warum LOGI?

Das Besondere an LOGI ist, dass bei dieser Zielgruppe diese Ernährungsumstellung alle Risikofaktoren mindert oder beseitig, selbst wenn man es nicht schafft, kalorienreduziert zu leben und abzuspecken! Trotzdem gilt: LOGI plus Abspecken – und die Effekte sind noch positiver.

Die LOGI-Methode ist aber nicht einfach nur kohlenhydratreduziert. Sie ist keine »old school« Speck-und-Eier-Diät. Sie ist eine weitgehend mediterran ausgerichtete, gesundheitsorientierte Ernährungsweise, die auf neuesten wissenschaftlichen Erkenntnissen beruht. Dabei bezieht sie auch Lebensmittel aus der asiatischen Küche mit ein, die ebenso wie die mediterrane viele gesundheitlich positive Wirkungen hat. LOGI ermöglicht in optimaler Weise:

- gute Sättigung,
- lang anhaltende Sattheit,
- niedrige Energiedichte (Kalorien pro magenfüllende Mahlzeit),
- hohe Nährstoffdichte (Vitamine, Mineralstoffe, sekundäre Pflanzenstoffe pro 100 Kilokalorien),
- stabile Blutzuckerspiegel,
- Genuss und Befriedigung.

Die LOGI-Diät verbindet die wirksamsten Maßnahmen zu einem optimalen Schlankheits- und Gesundheitspaket. Sie soll am besten ad libitum durchgeführt werden – also ohne Kalorienzählen und ohne konkrete Nährstoffvorgaben oder Nähstoffrelationen. Ausdrücklich beschränkt werden vor allem zucker- und stärkereiche Kohlenhydratquellen, insbesondere die raffinierten, industriell stark verarbeiteten. Großer Wert wird dagegen auf den Konsum von naturbelassenen oder weitgehend naturbelassenen Lebensmitteln gelegt.

Das war bei LOGI schon immer so. Aber es gibt auch Neues!

Nach 20 Jahren Erfahrung mit diesem Konzept und unzähligen Rückmeldungen von Ärzten, Anwendern, Laien, aber auch Ernährungstherapeuten wollen wir mit der neuen LOGI-Methode noch einen Bedarf abdecken, der bislang nicht berücksichtigt war. Nicht alle Verbraucher kommen ohne konkrete Vorgaben zurecht. Nicht allen geht es schnell genug. Um die häufigen Nachfragen diesbezüglich zu befriedigen und den unterschiedlichen Vorlieben von Interessierten besser Rechnung zu tragen, stellen wir zusätzlich zum klassischen Ansatz noch zwei Varianten vor.

- **LOGI klassisch – die ad-libitum-Variante (ohne Kalorienzählen)**
- **Turbo-LOGI – die kalorienbilanzierte Variante als Startphase**
- **Formula plus LOGI**

Die klassische ad-libitum-Variante

Grundsätzlich empfehlen wir dauerhaft eine mediterran und/oder asiatisch ausgerichtete Low-Carb-Kost, die ohne konkrete Kalorien- oder Nährstoff-Vorgaben auskommt. Sie kann als 3-Mahlzeiten-Prinzip durchgeführt werden oder auch zur Stoffwechseloptimierung als Intervallfasten.

Die Erfahrung hat gezeigt, dass die meisten, wenn Sie LOGI klassisch ad libitum (siehe Kapitel 11) umsetzen, in einem Bereich von 1400 bis 1800 Kilokalorien pro Tag landen. Wir stellen für Interessierte, die sich nicht richtig vorstellen können, was diese Kalorienmenge à la LOGI in Lebensmittelkonsum bedeutet, oder für jene, die doch gerne einer Anleitung folgen, einen Beispiel-Wochenplan vor (siehe S. 195). Da sieht man auf einen Blick, was man alles Leckeres nach LOGI essen und genießen darf. Weiterhin bieten wir auf S. 92 als Anschauungsmaterial für eine sinnvolle Mahlzeitenkomposition unser Tellermodell an. Anhand dessen können sich viele vielleicht einfacher orientieren.

Wir empfehlen auch allen, die es gerne versuchen möchten, LOGI in Form von Intervallfasten (siehe S. 47) durchzuführen. Ich selbst lebe seit Jahren nach dem 16:8-Prinzip, nicht weil das »in« war oder ich diese Diätform bewusst eingesetzt hätte, sondern weil mein Körper mir diesen Rhythmus vorgegeben hat. In der Früh verspüre ich normalerweise keinen Hunger oder Appetit. Wenn ich aber frühstücke, bekomme ich garantiert schnell wieder Appetit. Ohne Frühstück fällt mir oft erst am Nachmittag auf, dass ich noch gar nichts gegessen habe. Gleichzeitig habe ich bemerkt, dass ich mit einer ersten Mahlzeit zur Mittagszeit bis zum Abend keinen Hunger habe und auf den Tag gesehen insgesamt weniger esse, als wenn ich morgens gefrühstückt hätte. Vor allem habe ich an meinem Körperumfang festgestellt, dass ich auf diese Weise meine Figur viel einfacher halten kann.

Dieses angeblich so ungünstige Verhalten, auf das Frühstück zu verzichten, wurde zwischenzeitlich längst als sinnvolle Möglichkeit zur Gewichtskontrolle wissenschaftlich bestätigt: Mit dem Verzicht auf Frühstück werden tatsächlich Kalorien gespart, die mittags nicht durch nennenswerten Mehrkonsum kompensiert werden. Allerdings gibt es auch einen anderen Typ. Etliche Menschen kommen vielleicht besser zurecht, wenn sie frühstücken und sich dafür das Abendessen sparen – was theoretisch sogar physiologisch günstiger ist, vor allem für Insulinresistente, Prädiabetiker und Diabetiker. Aber man muss es, wie bereits erwähnt, problemlos durchführen können und an seine Vorlieben anpassen: Mir zum Beispiel fällt es besonders schwer, auf das Abendessen zu verzichten. Dennoch kann man generell empfehlen, zwei bis drei Stunden vor dem Schlafengehen nichts mehr zu verzehren, sofern man das schafft, um die Produktion des Schlafhormons Melatonin nicht zu behindern.

Turbo-LOGI

Für alle, die lieber mit konkreten Plänen und Vorgaben schnell abspecken und rasche Erfolge sehen wollen, bieten wir die Turbo-LOGI-Variante an. Das ist ein 14-tägiges Startprogramm mit Rezepten, Tagesplänen und Einkaufsliste (siehe Kapitel 12). Wissenschaftlich belegt ist inzwischen, dass der Langzeiterfolg umso größer ist, je schneller und deutlicher am Anfang abgespeckt wird. Rasche Erfolge auf der Waage haben sich auch als großer Motivationsschub für das dauerhafte Durchhalten erwiesen. Wir haben deshalb einen konkreten Wochenplan mit 1000 Kalorien pro Tag vorbereitet, den Sie in der zweiten Woche wiederholen. Wir hoffen, dass während dieser Zeit der Lerneffekt so groß ist, dass sich anschließend möglichst viele Leser zutrauen, sich auf Dauer entsprechend der klassischen LOGI-Variante zu ernähren. Jedoch kann man auch auf die Pläne zurückgreifen, wenn der Schlendrian wieder eingekehrt ist und die Waage unnötige Pfunde signalisiert.

Formula plus LOGI

Die Nachweise sind überzeugend: Am schnellsten und auch dauerhaft effektiver als alle Diäten mit natürlichen Nahrungsmitteln funktionieren Formula-Diäten, das heißt industriell vorgefertigte Shakes als Mahlzeiten-Ersatz. Nicht zufällig sind sie auch in den medizinischen Leitlinien für Adipositas-Therapie für eine beschränkte

Zeit von bis zu zwölf Wochen empfohlen. Wir stellen deshalb auch die LOGI-plus-Formula-Variante vor und empfehlen sie insbesondere allen, die Schwierigkeiten mit der Umsetzung unserer Abspeckempfehlungen und Tagespläne etc. im täglichen Alltag haben. Hilfreich ist sie auch, wenn die Pfunde nicht fix genug schmelzen. »Mischen is possible« ist dabei unser Motto!

Allerdings sollte es schon ein hochwertiger Formula-Mahlzeitenersatz sein. Wie man den erkennt, beschreiben wir auf S. 105. Mit drei Shakes erreicht man etwa 700 bis 800 Kilokalorien pro Tag. Zusätzlich empfehlen wir Gemüse-Mahlzeiten (ca. 200 Kilokalorien pro Tag) in Form von Salat, Suppe oder Ähnlichem, siehe S. 111.

Nach den ersten zwei Wochen reiner Formula-Diät (plus Gemüsemahlzeit) werden Shakes als Mahlzeitenersatz flexibel verwendet – das bedeutet, dass nur eine oder zwei Mahlzeiten pro Tag ersetzt werden. Oder man nimmt Shakes nur gelegentlich bei Bedarf in unregelmäßigen Abständen zu sich. Für »normale« Mahlzeiten sollte dann natürlich immer unsere grundsätzlich empfohlene mediterrane Low-Carb- bzw. LOGI-Kost gewählt werden.

Eine Formula-Diät ist keine sinnvolle Dauerernährung! Unter den hier beschriebenen Umständen ist es jedoch für uns kein Widerspruch, diese industriell vorgefertigten Shakes zu empfehlen. Schließlich handelt es sich um eine zeitlich beschränkte therapeutische Maßnahme. Ein Mahlzeitenersatz-Konzept sieht immer vor, dass peu à peu »gesunde« Mahlzeiten auf Basis von natürlichen Nahrungsmitteln eingeführt werden. Am besten funktioniert das, wenn man es unter Anleitung in einer Langzeitbetreuung durchführt, wie es beispielweise das Bodymed-Programm (www.bodymed.com) seit Jahren anbietet.

Unbestreitbare Vorteile von Formula

Mit einem sinnvoll gestalteten, krassen und plötzlich einsetzenden Kalorienminus, wie er im Rahmen der Kombination LOGI plus Formula-Diät stattfindet (beispielsweise pro Tag nur 750 bis 1000 Kilokalorien), können Sie in zwei oder drei Wochen ähnliche Verbesserungen im Stoffwechsel erreichen wie mit einer moderat kalorienreduzierten Diät (mit zum Beispiel 500 Kilokalorien weniger am Tag) in elf oder zwölf Wochen! Vielleicht können Sie sich beim Lesen dieser Zeilen nur schwer vorstellen, dass Sie mit einer mit Gemüseportionen ergänzten bilanzierten Formula-Diät mit nur 750 bis 1000 Kilokalorien pro Tag ausreichend gesättigt sind. Es ist aber eine inzwischen tausendfach belegte Tatsache. Probieren Sie es einfach aus, Sie werden es erleben.

Rein mit natürlichen Nahrungsmitteln ist dieses Vorhaben auch möglich. Aber es ist nicht einfach und erfordert mehr Abwechslung und Kreativität bei der Gestaltung der Mahlzeiten – und das gerade mit dem Ziel, einerseits nur ganz wenige Kalorien zuzuführen und sich andererseits ausreichend mit allen Nährstoffen zu versorgen. Deswegen empfehlen wir, in den Phasen mit sehr niedriger Energiezufuhr insbesondere auf einen hohen Anteil an hochwertigem Protein zu achten und ein Multi-Vitamin-Mineralstoff-Präparat einzusetzen.

Eine sehr niedrigkalorische Diät auf Basis natürlicher Nahrungsmittel hat den FdH-Effekt und setzt besonders viel Disziplin, Willenskraft und einen langen Atem voraus, wodurch solch eine Diät leider häufig – so zeigt es die Erfahrung – mit einer zu hohen Abbruchquote einhergeht. Wir stellen dennoch mit der LOGI-Turbo-Variante einen Wochenplan mit einer für 1000 Kilokalorien bilanzierten Reduktionskost vor (der in der zweiten Woche wiederholt werden sollte), weil es den Bedarf bei einem Teil der Leserschaft gibt – allerdings mit dem Bestreben, Ihnen auf diese Weise näherzubringen, wie man nach den LOGI-Prinzipien niedrigkalorisch leben kann, um später auf eine ad-libitum-Ernährung umzusteigen.

Entscheiden Sie sich für die Abspeckstrategie, die am besten zu Ihnen, Ihren Bedürfnissen und Ihrem Alltag passt. Doch ob mit Formula oder mit natürlichen Lebensmitteln – beide Wege können Sie mit mehr oder weniger Einsatz zum Ziel führen.

Wiegen und messen – das Verlaufsprotokoll

Bevor Sie mit dem Abspecken starten, sollten Sie den aktuellen Ist-Zustand in einem Verlaufsprotokoll festhalten, damit Sie zukünftige Veränderungen protokollieren können. Dazu sollten Sie zunächst Ihren Taillenumfang messen. Das tun Sie am besten morgens nüchtern nach dem Aufstehen. Stellen Sie sich vor einen Spiegel, am besten so, dass Sie sich auch von hinten sehen können. Legen Sie das Maßband in die Mitte zwischen den untersten Rippenbogen und die Oberkante des Beckenknochens. Atmen Sie tief ein und dann aus – das entspannt Ihre Bauchmuskeln. Ziehen Sie das Maßband nicht zu fest an. Kontrollieren Sie im Spiegel, dass es nicht nach oben oder unten verrutscht ist, dann lesen Sie den Wert ab. Als nächsten Wert halten Sie Ihr Gewicht fest.

Notieren Sie in Zukunft wöchentlich Ihr Gewicht und Ihren Bauch- bzw. Taillenumfang. In die Zeile »Veränderung« schreiben Sie die Veränderung der Parameter (zum Beispiel in der Spalte Gewicht: –3,5 Kilo).

Zur genaueren Bestimmung können Sie auch eine bioelektrische Impedanzanalyse (BIA) durchführen lassen, mit der Sie nicht nur Ihr Gewicht, sondern auch Ihren Körperfettgehalt messen können. So haben Sie nach wiederholtem Messen in allen Phasen die Kontrolle, ob Sie tatsächlich Fett abspecken und nicht etwa Muskelmasse abbauen. Eine solche Messung machen Sie bei einem Experten, der über ein entsprechendes Gerät verfügt.

Verlaufsprotokoll – Gewicht und Taillenumfang

Für welche Abspeckstrategie haben Sie sich entschieden?

O mit Formula

O mit natürlichen Nahrungsmitteln

Start	Gewicht (kg)	Taillenumfang (cm)	Körperfett (kg)	Körperfett (%)	Muskelmasse (kg)
Woche 1 Datum:					
Woche 2 Datum:					
Veränderung					
Woche 3 Datum:					
Woche 4 Datum:					
Woche 5 Datum:					
Woche 6 Datum:					
Veränderung					
Woche 7 Datum:					
Woche 8 Datum:					
Woche 9 Datum:					
Woche 10 Datum:					
Woche 11 Datum:					
Woche 12 Datum:					
Veränderung					

Bevor Sie starten

Egal, mit welcher Abspeckmethode Sie vorgehen möchten, bevor Sie loslegen, sollten Sie ein paar Dinge wissen:

Vorsicht bei Stoffwechselstörungen

Wenn Sie unter Diabetes, Bluthochdruck, Gicht und anderen Stoffwechselerkrankungen leiden und vor allem wenn Sie Medikamente nehmen oder Insulin spritzen, sollten Sie diese Abspeckstrategie nicht im Alleingang durchführen. Lassen Sie sich in jedem Fall von einem Arzt betreuen! Durch die krasse Kalorienreduktion kommt es bereits innerhalb von zwei Wochen parallel zu der bemerkenswerten Entfettung des Körpers zu einer Verbesserung vieler Gesundheitsparameter wie der Senkung des Blutzuckers oder des Blutdrucks. Eine fehlende Anpassung der Medikation kann dann schwerwiegende Folgen haben.

Der richtige Zeitpunkt

Mit LOGI klassisch (ad libitum) können Sie sofort loslegen. Turbo-LOGI erfordert viel Disziplin. Deswegen ist es wichtig, alles zu umgehen oder auszuschalten, was Sie schwächen könnte. Der richtige Zeitpunkt ist entscheidend für Ihren Erfolg. Liegen noch wichtige Termine vor Ihnen oder irgendwelche Feierlichkeiten, die Ihr Vorhaben gefährden können? Dann warten Sie lieber und wählen einen anderen, günstigeren Zeitpunkt für Ihren Start aus!

Denken Sie positiv

Stellen Sie sich täglich vor, mit welchen tollen Erfolgen Ihr Durchhaltevermögen bereits nach zwei Wochen belohnt wird. Sie werden sich fitter fühlen, voller Energie und Tatendrang sein und möglicherweise können Sie Ihren Gürtel etwas enger schnallen. Darüber hinaus sind schon nach ein bis zwei Wochen Gesundheitseffekte zu erwarten. Das ist natürlich für diejenigen besonders bedeutsam, die einen zu hohen Blutdruck, zu hohe Blutzuckerwerte oder eine Fettleber haben.

▶

Ihr Körper zeigt erste Reaktionen?

Wenn Sie Ihrem Körper die Energiezufuhr so drastisch entziehen, dann bleibt das nicht ohne Gegenreaktionen. Neben der sehr erfreulichen Veränderung – weniger Gewicht – kann es auch zu ein paar weniger angenehmen Nebenwirkungen kommen:

- Ihnen ist häufiger kalt.
- Ihr Körpergeruch hat sich verändert.
- Sie fühlen sich müde und träge.
- Ihre Zunge ist belegt.
- Ihnen ist schwindelig.
- Sie haben vermehrt Blähungen.
- Ihre Haut ist unrein.

Keine Sorge, das sind alles typische Reaktionen einer krassen Kalorienreduktion, aber auch der Hinweis darauf, dass Ihr Körper arbeitet. Unserer Erfahrung nach verschwinden solche Effekte schon nach ein paar Tagen.

Muskeln und Bewegungsapparat fordern – aber nicht überfordern

Muskelaktivität in Form von Ausdauer- oder Krafttraining ist in jeder Abspeckphase förderlich. In den ersten 14 Tagen sollten Sie es allerdings nicht übertreiben, weil sonst zu viel Cortisol ausgeschüttet wird. Ein moderates Kräftigungstraining reicht vollkommen aus.

Kapitel 8

Clever sättigen

Es gibt im Grunde nur eine Möglichkeit, mit einer freiwilligen Umstellung der Ernährung dauerhaft abzunehmen. Es ist die goldene Regel des Abspeckens:

Finde eine Ernährungsweise, mit der du dich ebenso sättigen und befriedigen kannst wie mit deinem Essen vor dem Abspecken – obwohl sie viel weniger Kalorien liefert!

Eine wichtige LOGI-Grundlage ist folglich eine clevere Sättigung. Wie man das erreicht, kann man lernen. Dies sind die wesentlichen vier Säulen:

- viele lebensnotwendige Nährstoffe,
- viele energiearme, wasserreiche Sattmacher,
- wenig Hungermacher,
- viele Energiebooster.

Was darunter genau zu verstehen ist, wird in den folgenden Abschnitten erklärt.

Die wichtigen Nährstoffe

Wer weniger von seiner Normalkost isst, nimmt nicht nur weniger Kalorien, sondern auch weniger Nährstoffe auf – leider auch die lebenswichtigen, die essenziellen Nährstoffe. Deswegen signalisiert eine solche Ernährungsweise unserem Körper immer eine relative Notsituation. Den damit ausgelösten Nahrungssuchtrieb sollte man tunlichst vermeiden. Stattdessen ist es sinnvoll, in der Ernährung eine hohe Nährstoffdichte anzustreben. Das heißt, Nahrungsmittel auszuwählen, die möglichst viele essenzielle Nährstoffe bei gleichzeitig möglichst wenig Kalorien liefern. Das ist für erfolgreiches Abspecken besonders wichtig.

Kalorienarme Sattmacher

Wie kann es gelingen, mit einigen Hundert Kalorien weniger am Tag vergleichbar gut gesättigt und befriedigt zu sein wie mit der »Normalkost« vor dem Abspecken? Die Antwort ist vielfältig, aber dennoch einfach. Das erste wesentliche Sättigungssignal entsteht im Magen. Er kann keine Kalorien zählen und deshalb sorgt nicht eine bestimmte Kalorienmenge für das Sättigungsgefühl. Vielmehr entsteht es durch ein hormonelles Signal, das durch die Dehnung der Magenwand ausgelöst wird. Sobald diese ausreichend gedehnt ist, wird von dort weniger vom Hungerhormon Ghrelin zum Gehirn geschickt und im Hunger- und Sättigungszentrum nach etwa 20 Minuten die Empfindung »Sättigung« ausgelöst, völlig unabhängig davon, wie viele Kalorien sich in Ihrem Magen befinden. Eine starke Magendehnung erreichen Sie am effektivsten mit voluminösen und schweren Speisen. Wenn der Speisebrei Ihren Magen verlässt, gelangt er in den Dünndarm. Von dort werden durch Kohlenhydrate und Protein weitere hormonelle Ausschüttungen angeregt. Durch langsam verdauliche Kohlenhydratquellen und proteinreiche Lebensmittel entsteht Sattheit. Umgekehrt lösen leicht bzw. schnell verdauliche Kohlenhydrate schnell wieder Hunger aus.

Wasser ist schwer und hat Volumen. Clever sättigen bedeutet deshalb, als Grundlage jeder Mahlzeit wasserreiche Lebensmittel wie Gemüse, Salate, Pilze, Beeren bzw. zuckerärmere Früchte zu wählen. Frisches Gemüse enthält 90 bis 95 Prozent Wasser und deshalb durchschnittlich nur zehn bis 15 Kilokalorien pro 100 Gramm, bei Pilzen verhält es sich ähnlich.

Viele Beerensorten weisen etwa 80 Prozent Wasser auf, etwas mehr Kohlenhydrate, aber auch viele sehr wertvolle Ballaststoffe, und liefern etwa 40 Kilokalorien pro 100 Gramm. Obstsorten beinhalten auch überwiegend Wasser, aber noch etwas mehr Kohlenhydrate bzw. Zucker und liegen bei 50 bis 60 Kilokalorien pro 100 Gramm. Mageres Fleisch, Fisch oder Geflügel bestehen zu 70 bis 80 Prozent aus Wasser und liefern deshalb auch nur 100 bis 120 Kilokalorien pro 100 Gramm. Wie wenig das ist, verdeutlicht ein Vergleich mit unserem Brot: Der Teig verliert beim Backen den größten Teil des Wassers im Ofen. Anschließend enthält beispielsweise pures Weißbrot nur noch 45 Prozent Wasser und schlägt entsprechend mit mächtigen 270 Kilokalorien pro 100 Gramm zu Buche.

Bis Ihre Magenwand ausreichend gedehnt ist, passen etwa 500 Gramm Nahrung hinein. Sie können sich leicht ausrechnen, wie wenige Kalorien eine sättigende Mahlzeit besitzen kann, wenn diese wasserreichen Nahrungsmittel den Großteil Ihres Tellers ausfüllen und damit Ihre Sättigungsgrundlage bilden.

Wenn Sie Ihren Magen auf diese Weise mit nur 100, 200 oder 300 Kilokalorien komplett füllen können, dürfen Sie sich auch ein wenig gute Fette dazu leisten – ein leckeres Salatdressing mit Olivenöl, einen Stich Butter zum Gemüse oder einen Schuss Sahne im Obstsalat. Denn auf diese Fette wollen und sollen Sie nicht verzichten. Fettreichere Speisen bewirken nicht nur eine längere Magenverweildauer, sondern liefern auch Geschmacks- und Aromastoffe. Es schmeckt besser, es sättigt länger und es befriedigt mehr, ganz wichtig beim Kaloriensparen – von dem Mehr an fettlöslichen Vitaminen und den lebensnotwendigen Fettsäuren ganz zu schweigen.

Proteinreich essen ist in diesem Zusammenhang Pflicht. Bekanntlich sättigt ein Berg Salat zwar schnell, hält aber nicht lange vor. Sie müssen aber, wenn Sie Erfolg haben wollen, auch eine lang anhaltende Sattheit erzielen. Hier kommt Eiweiß bzw. Protein ins Spiel. (Wir verwenden immer den Begriff Protein.) Wenn der Nahrungsbrei aus dem Magen in Ihren Dünndarm gelangt, lösen Proteine in Zellen der Darmwand die Ausschüttung von weiteren Sattheitssignalen aus (PYY und CKK; siehe S. 53). Deshalb ist es extrem wichtig, dass Sie jede Mahlzeit mit einem proteinreichen Nahrungsmittel kombinieren, seien es Fisch oder Meeresfrüchte, Fleisch oder Geflügel, Milchprodukte oder Eier, Nüsse oder Hülsenfrüchte. Wählen Sie immer eine Portionsgröße, die mindestens 20 bis 30 Gramm Protein enthält.

Die Tabelle zeigt Ihnen, wie viel Sie von einem Lebensmittel essen müssen, um damit pro Mahlzeit etwa 25 g hochwertiges Protein aufzunehmen.

Lebensmittel	25 g Protein stecken in
Eier	3–4 Stück
Mageres Fleisch z. B. Steak, Filet, Schnitzel, Roastbeef, Kotelett	125 g
Geflügel z. B. Hähnchen, Ente, Gans, Pute	125 g
Aufschnitt z. B. Schinken ohne Fettrand, Bresaola, Prosciutto, Chorizo, Parmaschinken	75–125 g
Fisch z. B. Lachs, Thunfisch, Sardine, Seezunge, Dorade	130 g
Meeresfrüchte z. B. Krabben, Garnelen, Krebse	135 g
Käse, Milch und Milchprodukte	
Provolone, Gruyere, Gorgonzola, Manchego	90–125 g
Comte, Parmesan	80–90 g
Mozzarella, Feta	150 g
Milch, Joghurt, Dickmilch, Kefir	640–750 ml
Quark und Hüttenkäse	185–200 g
Nüsse, Kerne, Samen	
Mandeln, Pistazien, Haselnüsse, Paranüsse	105–145 g
Kürbiskerne, Leinsamen, Sonnenblumenkerne	70–115 g
Cashewkerne, Erdnüsse	85–120 g
Hülsenfrüchte (gekocht, Glas, Dose) z. B. Erbsen, weiße Bohnen, Kichererbsen, Linsen	310–500 g

Überdies bewirkt eine proteinreiche Mahlzeit eine vermehrte Wärmebildung im Körper, denn der Körper verbraucht für die Verdauung und Verstoffwechselung des Proteins mehr Energie als für andere Nährstoffe. Dabei fällt mehr Wärme an, die über die Haut an die Umwelt abgegeben wird, quasi verpufft. Bei proteinreicher Nahrung kann auf diese Weise leicht ein Mehrverbrauch von 150 bis 200 Kilokalorien pro Tag erzielt werden.

Hinzu kommt, dass ein hoher Proteinanteil bei negativer Energiebilanz den Abbau von Muskelmasse hemmt bzw. in Kombination mit intensivem Krafttraining sogar verhindert.

Vergessen Sie auch die Ballaststoffe nicht! Wenn Nahrungsbestandteile von unseren Verdauungsenzymen nicht gespalten werden können, werden sie nicht aufgenommen, sondern bleiben im Darm zurück. Früher dachte man, so etwas sei überflüssiger Ballast – heute weiß man, dass diese Nahrungsbestandteile viele wichtige Wirkungen entfalten.

Man unterscheidet zwischen sogenannten »löslichen« und »nicht löslichen« Ballaststoffen. Besonders günstig für viele Stoffwechselfunktionen sind die löslichen, die reichlich in Gemüse, Salat, Früchten und Vollkornprodukten vorkommen. Mit einer abwechslungsreichen Ernährung, die eine Auswahl verschiedener löslicher Ballaststoffe in größerer Menge beinhaltet, schaffen Sie die beste Voraussetzung dafür, genügend günstige Darmbakterien (Mikrobiota) anzuzüchten und umgekehrt möglichst wenige von den ungünstigen oder gar schädlichen in Ihrem Darm hausen zu lassen. Vor allem die löslichen Ballaststoffe dienen den in tieferen Darmabschnitten ansässigen Darmbakterien als willkommenes Futter. Weil sie indirekt für eine positive Veränderung der Darmbewohner sorgen, werden diese Ballaststoffe auch Prebiotika genannt

Ballaststoffe helfen Ihnen auch beim Abspecken, und zwar gleich aus mehreren Gründen:

- Mit der Aufnahme von Ballaststoffen nimmt das Volumen des Speisebreis zu und erhöht dadurch den Druck auf Ihre Magen- und später auf die Darmwand. Wie Sie schon erfahren haben, wird dadurch die Sättigungswirkung im Magen ausgelöst.

- Ballaststoffe verlangsamen den Durchgang des Nahrungsbreis in den Darm. Dadurch werden die verdaulichen Nährstoffe langsamer und aus tieferen Darmabschnitten in Ihr Blut aufgenommen, was eine günstige Stoffwechselsituation und bessere Sättigung fördert (siehe unten »Hungermacher meiden«).

- Manche Ballaststoffe hemmen sogar die enzymatische Aufspaltung und Aufnahme von Fetten, Proteinen und Kohlenhydraten im oberen Dünndarm und helfen Ihnen damit beim Kaloriensparen.

- In Kombination mit Ballaststoffen treten entsprechend die berüchtigten Hungermacher, also raffinierte Kohlenhydrate (Stärke und Zucker), aus der verzehrten Mahlzeit langsamer ins Blut über. Dadurch steigt Ihr Blutzucker schwächer an und der Insulinbedarf bzw. die Insulinkonzentration im Blut bleiben niedriger. Sie helfen damit starke Schwankungen der Blutzuckerkonzentration zu vermeiden und und beugen Hungerattacken vor.

- Ballaststoffe können die Ausschüttung von speziellen Hormonen Ihres Darmtrakts verstärken, die als Sättigungssignal fungieren.

- Lösliche Ballaststoffe werden von Bakterien des Dickdarms fermentiert. Dabei entstehen kurzkettige Fettsäuren, die zwar zum Teil von Ihrer Darmschleimhaut aufgenommen und in der Leber als Energiequelle verwerten werden, die aber auch über Ihr Blut ins Zentralnervensystem gelangen, dort Sättigungssignale auslösen und Ihnen so effektiv helfen, die Kalorienzufuhr niedrig zu halten.

Wasserlösliche Ballaststoffe

Lebensmittel	Menge in g/100 g	Menge in g/Portion
Haferflocken	4,95	1,49
Hülsenfrüchte, gekocht		
Linsen (Konserve)	1,86	2,79
Bohnen, weiß (Konserve)	1,64	2,46
Kichererbsen (Konserve)	1,46	2,19
Kerne, Samen, Nüsse		
Sesam	3,22	0,64
Kürbiskerne	1,73	0,35
Pinienkerne	1,44	0,29
Gemüse und Salat		
Aubergine	1,41	2,82
Blattspinat	1,36	2,72
Radieschen	0,84	1,26
Spitzkohl	0,75	1,50
Rucola	0,72	1,08
Fenchel	0,50	1,00
Chicorée	0,37	0,56
Zwiebel	0,29	0,58
Gurke	0,14	0,21
Pilze		
Austernpilz	1,12	2,24
Steinpilz	1,14	2,28
Champignon	0,36	0,72
Obst		
Himbeere	0,98	1,47
Nektarine	0,94	1,41
Birne	0,61	0,92
Orange, Mandarine	0,60	0,90
Kiwi	0,59	0,89
Apfel	0,48	0,72

Fazit:
Eine ballaststoffreiche Ernährung auf Basis von Gemüse, Salaten, Früchten, Beeren, Pilzen und Hülsenfrüchten hilft Ihnen, mit weniger Kalorien sowie weniger Blutzucker und Insulinausschüttung gut gesättigt und gesund durch den Tag zu kommen.

Hungermacher meiden

Hungermacher gibt es fürwahr. Dazu zählen vor allem die industriell verarbeiteten Kohlenhydratquellen, die an jeder Ecke auf Käufer warten: Pizza, Baguette, Sandwiches, Brezeln, Kekse, Riegel etc. Je mehr man davon isst und je raffinierter und zuckerreicher die Produkte sind, desto rascher steigt der Zuckerspiegel im Blut. Das setzt einen tückischen Kreislauf in Gang. Im Darm und in der Bauchspeicheldrüse werden starke Hormonsignale ausgelöst (GIP-Sekretion). Ein damit angestoßener schneller starker Insulinausstoß bewirkt einen schnellen Abtransport des Zuckers aus dem Blut in Muskel-, Leber- und Fettzellen. Dann ist diese Energiequelle flugs weggesperrt und das Zentrale Nervensystem signalisiert bald wieder Energiebedarf – was man als Appetit und Hunger empfindet. Solange viel Insulin im Blut kreist, wird immer die Fettspeicherung gefördert. Je insulinresistenter man ist, desto höher ist die Insulinkonzentration im Blut. Bei Menschen mit einer Fettleber verstärkt sich dieses Problem noch mehr, da diese das kreisende Insulin nicht mehr effektiv abbauen kann. So fördert eine Fettleber zusätzlich noch den fettspeichernden Effekt dieser hungermachenden Nahrung.

Energiebooster nutzen

Energiebooster könnte man als »Energieverbrauchsankurbler« übersetzen. Einige Nahrungskomponenten helfen den Energieumsatz ganz ohne Einsatz von Muskelaktivität anzuheben. Das erklärt sich einerseits durch einen höheren Energiebedarf für die eigene Verdauung und Verstoffwechslung. Darüber hinaus können einige die Wärmeproduktion und Wärmeabgabe über die Haut anregen. So verbraucht man zusätzlich Kalorien, ohne weniger essen oder sich mehr bewegen zu müssen.

Stark verarbeitete Lebensmittel

Stark verarbeitete zucker- und stärkereiche Lebensmittel machen hungrig, weil:

- ihnen wertvolle Ballaststoffe entnommen wurden,
- weil sie weniger Protein enthalten,
- weil sie wenig Volumen liefern,
- weil sie extra auf schmackhaft getrimmt sind, damit wir mehr davon essen,
- weil sie möglicherweise über eine Veränderung der Mikrobiota das Sättigungssignal herabsetzen.

Protein ist der bekannteste Energiebooster. Etwa 20 bis 30 Prozent des Energiegehalts, der über Protein aufgenommen wird, werden gleich wieder in Verdauung und Stoffwechsel investiert. Langkettige, tierische Omega-3-Fettsäuren sind erst kürzlich als Energiebooster erkannt worden. Sie aktivieren Gene im Körper, die die Fettverbrennung ankurbeln. Auch Calcium erhöht den Energieverbrauch, denn eine hohe Calciumzufuhr aktiviert verschiedene Gene, die die Ausschüttung von Hormonen stimulieren, die wiederum die Einlagerung von Fett in die Fettzellen bremsen und Fettverbrennung fördern. Am bekanntesten ist vielleicht der Cayennepfeffer. Er enthält Capsaicin, das die Energieproduktion und Wärmeabgabe deutlich anregt. Schließlich gibt es noch das altbekannte Koffein aus Kaffee und Tee, das den Stoffwechsel und damit den Energieverbrauch über viele Stunden erhöht.

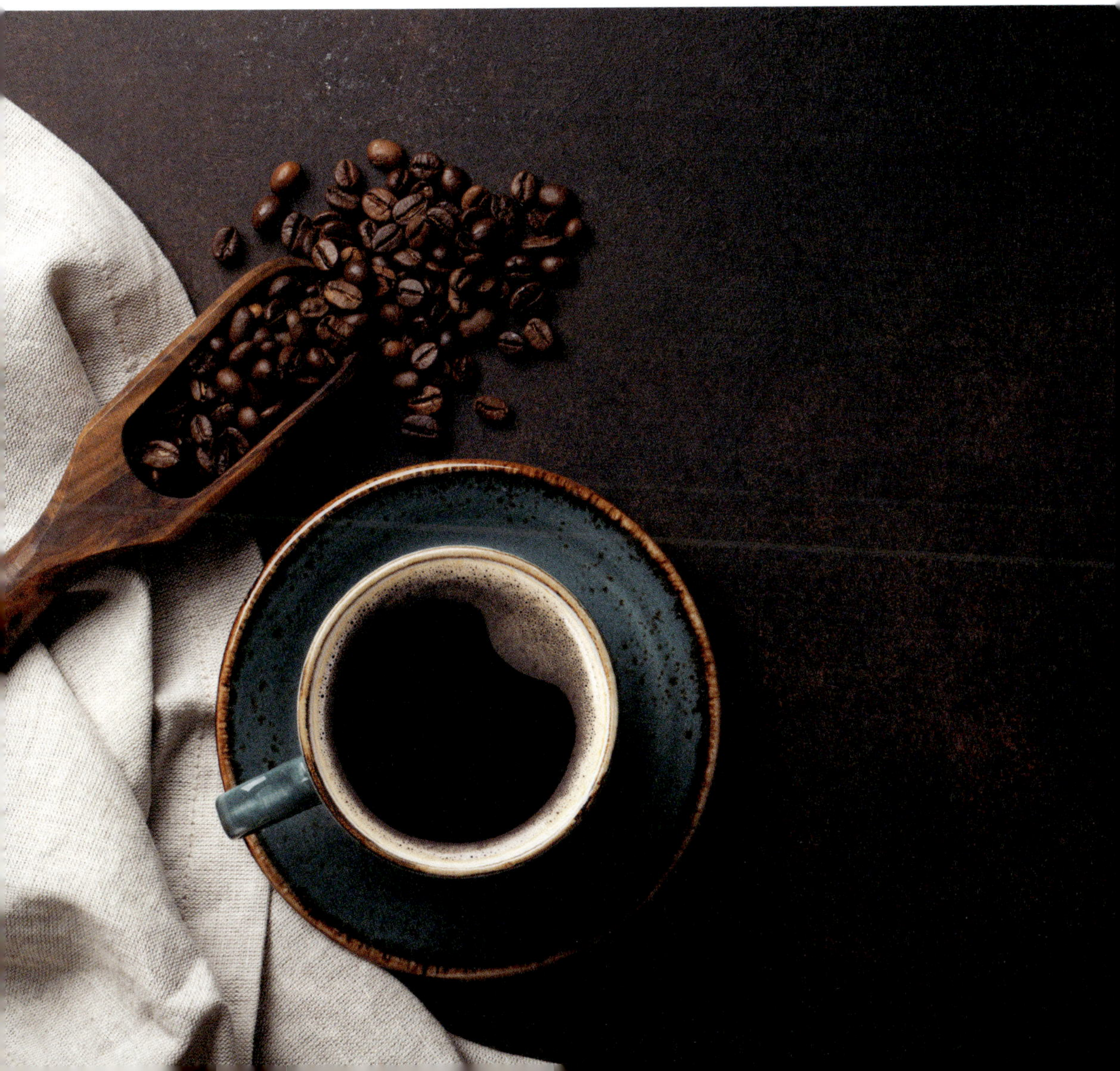

Kapitel 9

LOGIsche Nahrungsmittelauswahl

Die vegane Ernährung ist ein relativ neuer Hype in der Ernährungsszene und auf dem Buchmarkt. Behauptet wird von Befürwortern gerne, dass der Verzicht auf alles Tierische besonders gesund sei. Das allerdings muss man aus wissenschaftlicher Sicht zurückweisen. Richtig ist, dass in großen Bevölkerungsstudien die heutigen Wohlstandsvegetarier und -veganer im Vergleich zum fetten und bewegungsfaulen Durchschnittsbürger tatsächlich gut abschneiden. Doch ist dies nicht verwunderlich, da diese im Durchschnitt einer höheren Bildungs- und Sozialschicht angehören und mit ihrem größeren Gesundheitsbewusstsein insgesamt gesünder leben. Ein Blick auf Veganer in nicht industrialisierten Ländern liefert ein anderes Bild: Da ist vegan eher ein gesundheitliches Risiko.

Die weltweit größte Ernährungsuntersuchung, die von Prof. Andrew Mente aus der McMaster University in Hamilton (Kanada) an 218 000 Menschen aus 50 Ländern durchgeführt wurde, hat zum Einfluss auf Herz-Kreislauf-Erkrankungen und Gesamtsterblichkeit ein klares Ergebnis erbracht, das hervorragend zu den Empfehlungen der LOGI-Methode passt: Global betrachtet (inklusive nicht oder weniger industrialisierten Ländern) sind Fleisch, Fisch, Milchprodukte, Gemüse, Früchte und Hülsenfrüchte gesundheitsförderlich. Gesundheitsschädlich sind raffinierte stärke- und zuckerreiche Kohlenhydratquellen und auch hochverarbeitete Pflanzenöle stehen im Verdacht.

Wissenschaftlich betrachtet darf die traditionelle mediterrane Ernährung als die gesündeste bezeichnet werden. Dabei erweist sich in der heutigen Zeit bei dem bewegungsarmen Lebensstil allerdings auch dort die traditionell hohe Zufuhr an Weißmehlprodukten, Reis und Kartoffeln als Gesundheitsrisiko. Einen modernen Lebensstil mit traditioneller Ernährung zu koppeln klappt also auch dort nicht. Und so ist inzwischen am Mittelmeer ebenfalls die Mehrheit der Bürger fettleibig und es zeigt sich ein entsprechend hoher Prozentsatz von Insulinresistenzen. Es gilt daher wieder der einfache und bereits erwähnte Grundsatz:

Wer traditionell essen will, muss auch traditionell leben!

Will man dem modernen bewegungsarmen Lebensstil huldigen, sollte man Pane, Pasta, Patate und Pizza nicht mehr als Sättigungsgrundlage, sondern nur noch als Luxusbeilagen betrachten. So sollte bei einem modernen Lebensstil eine »angepasste« mediterrane Ernährung, bei der die Sättigungsgrundlagen primär aus Gemüse, Salaten, Pilzen, Beeren, Früchten, Hülsenfrüchten, Fisch, Milchprodukten, Oliven und Nüssen bestehen, als viel sinnvoller angenommen werden. Damit bleiben dennoch die ernährungsphysiologisch wesentlichen Eckpfeiler der mediterranen Ernährung bestehen und ihre vielen nachweislichen Vorzüge können umso besser ihre präventive Wirkung entfalten.

MediterrAsian – noch mehr leckere und gesunde Auswahl

Die Ernährungsforschung hat für asiatische Ernährungsformen wie die japanische, vietnamesische oder thailändische ebenfalls sehr positive Gesundheitseffekte ausgewiesen. Wie die mediterrane Kost ist die asiatische reich an Gemüse und Früchten, die bei wenigen Kalorien viele essenzielle Nährstoffe und reichlich bioaktive Substanzen aus dem Bereich der sekundären Pflanzenstoffe (Phenole, Polyphenole, Xanthone, Stilbene, Terpene, Steroide und ihre Glykoside etc.) mit gesundheitsförderlicher Wirkung liefern. Gleichzeitig werden damit viele fermentierbare, lösliche Ballaststoffe aufgenommen, die unsere Darmbakterien fit halten. Zudem ist vor allem in der japanischen Küche die Omega-3-Versorgung exzellent und der grüne Tee oder die weitgehend naturbelassenen, fermentierten Sojaprodukte wie Tofu und Tempeh mit ihren bioaktiven Inhaltstoffen sind ebenfalls günstig zu bewerten.

Die asiatische Küche erfreut sich bei uns immer größerer Beliebtheit und auch uns Autoren mundet sie ungemein. Wir empfehlen sie deshalb gerne – unter einer Bedingung: Zum Abspecken müssen der weiße wie auch der braune Reis oder die Reisnudeln auf dem Teller liegen bleiben bzw. man bereitet sie am besten gar nicht zu, bestellt im Restaurant ohne oder überlässt sie dauerschlanken Tischnachbarn. Alternativ können Sie »Nudeln« und »Reis« aus Konjakwurzeln verwenden. Die sind quasi frei von verdaulichen Kohlenhydraten.

Wir haben unsere Rezeptauswahl folglich für Asiatisches geöffnet und hoffen, dass wir damit den Anwendern noch mehr Freude machen.

Gemüse ist das A und O

Gemüse können bzw. sollten Sie sogar in rauen Mengen essen. Dass es gesund ist, weiß jedes Kind. Aber richtig zubereiten müssen Sie es, damit es auch super schmeckt! Allseits bekannt ist sein hoher Gehalt an Vitaminen, Mineralstoffen und Spurenelementen.

Je bunter die Auswahl, desto besser, denn die farbgebenden sekundären Pflanzenstoffe wie Flavonoide oder Carotinoide halten Sie mit ihren Wirkungen gesund. Sie schützen Ihre Zellen und hemmen Entzündungen. Nicht zuletzt wirken sich wie bereits erwähnt die löslichen Ballaststoffe positiv auf Ihre Mikrobiota und damit auf Ihre Darmgesundheit aus (siehe auch S. 67).

Abspeckplus: Gemüse sollte so häufig wie möglich auf Ihrem Teller landen. Das gilt sowohl für gegartes Gemüse als auch für Salat. Mit ihrem hohen Wassergehalt füllen Tomaten, Gurken, Pilze, Zucchini, Auberginen, Paprika & Co ihren Magen mit extrem wenigen Kalorien. Die asiatischen Verwandten wie Pak Choi, Okras, Palmherzen, Sprossen (u. a. Soja, Bambus), Wasserspinat und viele mehr und die verschiedenen Pilze erfüllen natürlich die gleichen Kriterien. Zudem bauen Darmbakterien die verschiedenen löslichen Ballaststoffe im Gemüse zu kurzkettigen Fettsäuren ab, die Sättigungssignale auslösen.

Damit die Sättigung nicht nur möglichst schnell einsetzt, sondern auch lange anhält, ist es wichtig, dass Sie diese Sättigungsgrundlagen immer mit einer ordentlichen Portion eines proteinreichen Lebensmittels kombinieren und mit gutem Fett ergänzen.

Obst in Maßen

Für Früchte gilt Ähnliches wie für Gemüse und Salate – mit dem kleinen Nachteil, dass sie viel mehr Zucker enthalten. Empfehlenswerte Obstsorten haben maximal 12 Gramm Kohlenhydrate pro 100 Gramm. Wie Sie der Tabelle entnehmen können, gehören Beeren und viele Steinobstsorten sowie Zitrusfrüchte dazu, aber auch exotischere Früchte wie Kiwis und Papayas. Trauben, Kakis und Bananen mit ihren mehr als 15 Gramm Kohlenhydraten pro 100 Gramm sollten Sie während der Abspeckphase komplett meiden. Insbesondere die Banane kann bezüglich ihres Kohlenhydratgehalts ja schon eher zu den Nudeln als zu Obst gezählt werden! Bevorzugen Sie Beeren, denn diese aromatischen Früchtchen sind besonders ballaststoffreich, lassen sich gut »dosieren« und sind auch aus der Tiefkühltruhe ein feiner Genuss. Sie müssen nicht befürchten, dass Sie zu wenige Vitamine abbekommen, wenn Sie weniger Früchte essen. Viele Gemüsesorten sind noch bessere Vitaminquellen als Früchte. So enthalten 100 Gramm Paprika beispielsweise dreimal so viel Vitamin C wie 100 Gramm Orange.

Abspeckplus: Das Abspeckplus von Obst fällt deutlich geringer aus als das von Gemüse. Obst liefert zwar auch wertvolle lösliche Ballaststoffe und besteht ebenfalls überwiegend aus Wasser, doch ist der Zuckergehalt bei einigen Sorten nicht zu unterschätzen. Dabei handelt es sich auch noch um relativ viel Fruktose, also Fruchtzucker, die in größeren Mengen zur Verfettung in Leber und Bauchhöhle beiträgt. Folglich sollten Sie in der Startphase nur wenig Früchte essen und nur zuckerarme Sorten wählen, von denen Sie täglich nicht mehr als eine bis zwei Handvoll genießen. Fruchtsäfte sollten gänzlich gemieden werden.

Zuckerarme Obstsorten (bis 12 g Kohlenhydrate auf 100 g)

Obstsorte	Kohlenhydratgehalt in g/100 g
Beeren	ca. 6
Papayas	ca. 7
Wassermelonen	ca. 8
Aprikosen	ca. 9
Zwetschgen	ca. 9
Pfirsiche	ca. 9
Grapefruits, Clementinen, Orangen, Pampelmusen, Mandarinen	ca. 10
Kiwis	ca. 9
Äpfel	ca. 11
Honigmelonen, Mangos, Birnen, Ananas	ca. 12

Zuckerreiche Obstsorten (über 12 g Kohlenhydrate auf 100 g)

Obstsorte	Kohlenhydratgehalt in g/100 g
Feigen	ca. 13
Kirschen	ca. 13
Mirabellen	ca. 14
Weintrauben	ca. 15
Kakis	ca. 16
Granatäpfel	ca. 16
Bananen	ca. 20

Genügend hochwertiges Protein

»Wir essen eh schon zu viel Protein«, hört und liest man immer wieder. Dieses Vorurteil ist längst widerlegt. Inzwischen weiß man, dass eine proteinbetonte Ernährung viele gesundheitliche Vorteile hat: Mit seinem herausragenden Sättigungseffekt hilft Protein, die Kalorienzufuhr zu drosseln und schlank zu bleiben oder zu werden. Zudem senkt es – im kalorischen Austausch gegen Zucker und Stärke – erhöhten Blutdruck und Blutfette.

Übrigens: Eine gesunde Niere bekommt keine Probleme mit einer höheren Proteinmenge in der Nahrung! Mit diesem »Training« passt sie sich einfach an, das heißt, sie wächst und vergrößert bzw. vermehrt ihre Funktionseinheiten.

Tierische und pflanzliche Proteine unterscheiden sich nicht grundsätzlich, denn sie bestehen aus den gleichen Aminosäuren. Nur die Verteilung der einzelnen Aminosäuren ist verschieden. Unzweifelhaft ist, dass tierische Proteine (aus Milch, Eier, Fisch, Geflügel und Fleisch) in ihrer Zusammensetzung dem menschlichen Protein sehr ähnlich und für den Menschen damit »komplett« sind. Sie gelten daher als besonders hochwertig.

Abspeckplus: Ein Teil der Kalorien in den Proteinen wird gleich wieder für den aufwendigen Stoffwechselprozess eingesetzt (und damit vergeudet). Nach einer proteinreichen Mahlzeit fährt der Körper seine Wärmebildung hoch und gibt damit Kalorien an die Umwelt ab – Kalorien, die nicht auf den Rippen landen!

Die besten Proteinquellen

Eier mit gutem Gewissen essen

Zwar werden Eier in den Mittelmeerländern nicht wie hierzulande als gekochtes Ei oder Rührei zum Frühstück verspeist, doch in Spanien und Italien landen sie zum Beispiel als Frittata oder Tortilla häufig auf dem Teller. In unserer mediterranen Low-Carb-Ernährung haben sie ihren festen Platz auf der ersten Stufe der Ernährungspyramide. Das hat gute Gründe, denn kein anderes Lebensmittel ist so vollständig mit wichtigen Nährstoffen ausgestattet: Eier liefern mit gerade mal 100 Kilokalorien reichlich hochwertiges Protein, vielerlei Fettsäuren sowie fast alle Vitamine und Mineralstoffe.

Abspeckplus: Eier sind ideal zum Abnehmen. Es gibt wohl kein anderes Nahrungsmittel, das gleichzeitig so gut sättigt und satt hält, so viele Nährstoffe bietet und dabei auch noch so kostengünstig ist.

Merke:
Eierkonsum stellt im Gegensatz zu dem lange verbreiteten Vorurteil kein Risiko für Herz-Kreislauf-Erkrankungen dar! Verzichten Sie nicht aus Angst vor dem »bösen« Cholesterin auf Eier, denn diese Theorie ist längst widerlegt.

Fisch und Meeresfrüchte

Der Konsum von Fisch und Meeresfrüchten bietet viele gesundheitliche Vorteile. Wegen der wertvollen Omega-3-Fettsäuren sollten Sie fettreichere Fischsorten wie Lachs, Thunfisch, Sardinen, Sardellen oder Schwertfisch bevorzugen (siehe S. 78). Mit ihrem Verzehr gelingt eine hohe Aufnahme von Nährstoffen wie zum Beispiel hochwertigem Protein, Vitamin D, Kalium und Jod. Meeresfrüchte wie Calamares, Gambas oder Muscheln sind zwar nicht fettreich und entsprechend arm an Omega-3-Fettsäuren, aber dennoch ebenfalls empfehlenswert.

Abspeckplus: Um abzuspecken, ist eine gute Schilddrüsenfunktion Voraussetzung, denn eine Unterfunktion führt zur Gewichtszunahme. Ihre Schilddrüse benötigt das Spurenelement Jod, um alle Stoffwechselprozesse in Ihrem Körper zu regulieren. Fisch und Meeresfrüchte enthalten viel dieses Spurenelements. Essen Sie dreimal pro Woche Fisch, wobei Sie, wie bereits erwähnt, fetten Fisch bevorzugt sollten, um den Bedarf an wertvollen und herzgesunden Omega-3-Fettsäuren zu decken. Wenn Sie keinen Fisch mögen, sollten Sie hochwertige Fischölpräparate konsumieren. Aber: Leider ist die Aufnahme und Verwertung von diesen Fettsäuren von vielerlei Einflüssen abhängig und individuell sehr verschieden. Wie gut Ihre Versorgung mit Omega-3-Fettsäuren tatsächlich ist, lässt sich nur mit einer speziellen Blutanalyse feststellen, dem HS-Omega-3-Index (siehe unter www.omegametrix.eu).

Fleisch in Maßen und aus artgerechter Haltung

Schonend zubereitetes Fleisch gehört in die traditionelle mediterrane Küche. Vegetarier ernten im mediterranen Kulturkreis reichlich Unverständnis und finden wenig Beachtung, denn in den dortigen Küchen wird traditionell nichts Essbares ausgeschlossen. Fleisch kann auch in der zeitgemäßen mediterranen Low-Carb-Ernährung ein wichtiger Baustein sein. Sie müssen natürlich kein Fleisch essen, aber ein konsequenter Verzicht bringt per se auch keine gesundheitlichen Vorteile. In moderaten Mengen und in schöner Abwechslung ist rotes Fleisch von Rind, Lamm, Kalb und Schwein erlaubt, wenn die Sättigungsgrundlage aus Gemüse und Salaten besteht. Alle Fleischsorten bieten hochwertiges Protein, alle B-Vitamine und sind eine herausragende Quelle für viele Spurenelemente wie Zink und Eisen. Empfehlenswert ist auch Geflügelfleisch, obwohl es im Schnitt eine etwas niedrigere Nährstoffdichte aufweist.

Garen Sie Fleisch möglichst schonend, vermeiden Sie also eine allzu starke Bräunung durch scharfes Anbraten oder Grillen. Am günstigsten ist Niedrigtemperaturgaren und das Garen im Saft von Gemüse – so wie es am Mittelmeer für viele Speisen üblich ist.

Abspeckplus: Rotes und weißes Fleisch liefert hochwertige Proteine, die die gute Sättigung und Sattheitswirkung auslösen und somit dazu beitragen, mit weniger Kalorien durch den Tag zu kommen.

Hülsenfrüchte bedingt

Hülsenfrüchte wie Bohnen, Erbsen und Linsen liefern ebenfalls relativ viel Protein, das allerdings für den Menschen nicht so hochwertig ist wie das aus Fleisch, Geflügel und Fisch. Dafür weisen Hülsenfrüchte reichlich vorteilhafte Ballaststoffe auf und damit ist ihre Blutzuckerwirkung trotz des nennenswerten Kohlenhydratanteils recht günstig.

Abspeckplus: Der hohe Protein- und Ballaststoffgehalt ist günstig, allerdings besitzen Hülsenfrüchte auch relativ viele Kalorien, deshalb sollten Sie sie während einer Abspeckphase nur in kleineren Mengen verzehren.

Wasserreich und naturbelassen bevorzugen

Viele natürliche Nahrungsmittel haben einen hohen Wasser – und damit automatisch einen niedrigen Kaloriengehalt. Wie bereits erwähnt, füllen deshalb Gemüse, Obst und magere Fleisch- und Fischsorten den Magen bei vergleichsweise wenigen Kalorien. Und mittlerweile wissen Sie auch, wie wichtig viel Volumen und Gewicht der Nahrung bei wenigen Kalorien für erfolgreiches Abspecken sind.

Bevorzugen Sie generell weitgehend naturbelassene Nahrungsmittel. Da sind die Inhaltsstoffe komplex gebunden und in eine Matrix eingepackt. Damit werden sie im Darm nicht so schnell freigesetzt und resorbiert. Damit gelangen die Nährstoffe in tiefere Darmabschnitte, was zu einer günstigen hormonellen Regulation führt (fördert die GLP-1 Sekretion), die den Hunger bremst und die Fettverbrennung und die Insulinsensitivität fördert.

Abspeckplus: Viel Volumen und Gewicht sowie wenige Kalorien ist ein wesentliches Merkmal für erfolgreiches Abspecken. Der Schlüssel hierzu ist der hohe Wassergehalt der Nahrung. Achten Sie darauf!

Ausreichend richtiges Fett

Die mediterrane Ernährung ist relativ fettreich. Das widerspricht der weit verbreiteten Vorstellung, Essen müsse fettarm sein, um die Gesundheit und die schlanke Linie zu fördern. Drei Fettquellen spielen in der mediterranen Ernährung eine größere Rolle:

- Olivenöl
- Milchfett
- Fischfett

Gesundheitsplus Olivenöl

Olivenölkonsum schützt vor Herz- und Hirninfarkt sowie vor manchen Krebsarten. Dieser Schutzeffekt ist zu einem Teil auf die berühmte Olsäure im Olivenöl zurückzuführen. Die Hauptwirkung geht aber offenbar eher von anderen enthaltenen Substanzen aus. Zu den wahren Wunderwirkstoffen im nativen Öl der ersten Pressung zählen Vitamine,

Olivenöl erhitzen?

Immer wieder hört man, dass Olivenöl nicht zum Braten, Backen und Kochen geeignet sei. Sie können es aber problemlos bis auf 220 °C erhitzen, es also durchaus zum Braten einsetzen. Doch ab 180 °C werden viele der wertvollen Inhaltsstoffe zerstört. Deshalb sollten Sie zum Hocherhitzen nicht das gehaltvolle native Olivenöl verwenden, sondern lieber raffiniertes. Das native Olivenöl hebt man besser zum schonenden Dünsten, zum Beträufeln von Rohkost oder einem fertigen Gericht auf.

Mineralien und zahlreiche sekundäre Pflanzenstoffe wie Terpene, Sterole und Polyphenole. Vor allem das Hydroxytyrosol hat es in den Fokus der Wissenschaft geschafft. Seine Fähigkeit zum Abfangen von Sauerstoffradikalen ist zehnmal höher als die von grünem Tee. Es schützt Zellen und Gefäße und trägt so dazu bei, Thrombosen und Arteriosklerose vorzubeugen. Mit ein paar Esslöffeln Olivenöl am Tag nehmen Sie so viel an Hydroxytyrosol auf, dass es zum Schutz Ihres Herzens beiträgt.

Abspeckplus: Gesundheitlich problematisch ist vor allem das Fett, das sich in unserer Leber ansammelt. Eine Reihe von kontrollierten Studien hat bewiesen, dass die Leber innerhalb weniger Wochen mit einem reichlichen Konsum von nativem Olivenöl – kalorisch 1 : 1 ausgetauscht gegen Stärke und Zucker – dramatisch entfetten kann. Und das ganz ohne Kalorien- oder Gewichtsreduktion!

Gesundheitsplus Milchfett

Butter spielt in der mediterranen Ernährung keine wichtige Rolle, aber über die vielen Milchprodukte von Joghurt, Kefir über Ricotta bis zum gereiften Käse wird doch relativ viel Milchfett konsumiert.

Das Fett der Milch hat ein einzigartiges Fettsäuremuster, das unter allen Konsumfetten unvergleichlich ist. Seine mehr als 400 verschiedenen Fettsäuren machen es zum komplexesten Nahrungsfett. Ebenso komplex sind seine positiven Wirkungen auf die Gesundheit: Seine vielen kurzkettigen Fettsäuren sind besonders leicht verdaulich und beeinflussen den Cholesterinspiegel nicht. Experimentell konnte auch eine krebshemmende Wirkung dieser Fettsäuren nachgewiesen werden. Sie verfügen über antibakterielle und antivirale Wirkungen und für einige von ihnen konnten gefäßschützende bzw. Arteriosklerose-hemmende Eigenschaften nachgewiesen werden. Selbst die natürlich vorkommenden Transfettsäuren im Milchfett haben offenbar gesundheitsfördernde Wirkungen. Die Mehrheit der zahlreichen Langzeitbeobachtungsstudien zeigt, dass ein erhöhter Konsum von Milch und Milchprodukten, selbst den vollfetten sowie Sahne und Butter, keineswegs eine Erhöhung des Risikos für Diabetes und

Herz-Kreislauf-Erkrankungen, Brust- und Darmkrebs auslöst. Eher im Gegenteil – wobei fast immer die fermentierten Milchprodukte besonders günstig abschneiden. Ausnahmen sind ein möglicherweise leicht erhöhtes Risiko für Prostatakrebs und Akne, doch würde dies durch die verminderten Risiken in den anderen Bereichen bei Weitem wettgemacht.

Da die Gesundheitseffekte auch bei vollfetten Milchprodukten eintreten, wird klar, dass die weit verbreitete Empfehlung unsinnig ist, Milch und Milchprodukte möglichst nur als fettarme Variante zu verzehren. Für dauerhaftes Abspecken sind die vollfetten Produkte ebenfalls geeignet – und sie schmecken besser! Die naive Vorstellung, bei fettarmen Produkten spare man Kalorien und beuge damit Übergewicht vor oder könne es gar abbauen, hat sich nicht bewahrheitet. Wer hat nicht schon mal festgestellt, dass fettarme Produkte weniger schmecken, sättigen und auch befriedigen? Dies führt letztlich nur zu einem Mehrkonsum von alternativen Nahrungsmitteln. 50 Jahre »Light-Produkte« haben, wie bereits erwähnt, ihre Spuren hinterlassen: Je »lighter« die Menschen aßen, desto fetter wurden sie!

Abspeckplus: Milch hilft auch mit anderen Inhaltsstoffen beim Abspecken. Mit ihrem hochwertigen Protein kann sie sehr gut sättigen und lange satt halten. Milchprotein ist auch perfekt, um die Muskulatur während des Abspeckens zu bewahren. Und das viele Kalzium in der Milch verbindet sich mit einem Teil des Nahrungsfetts im Darm so fest, dass es nicht resorbiert und damit auch nicht als Kalorien genutzt werden kann, sondern mit dem Stuhl ausgeschieden wird. Wieder ein paar Kalorien ohne Genussverzicht gespart ...

Gesundheitsplus Fischfett

Zahlreiche Langzeitbeobachtungsstudien belegen ein vermindertes Risiko für Herz-Kreislauf-Sterblichkeit und neurologische Erkrankungen, wenn Menschen vermehrt fetten Fisch konsumieren. Auch in Bezug auf einige Krebsarten scheinen sie einen gewissen Schutz zu bieten. Die größte Risikosenkung beobachtet man mit drei Fischmahlzeiten pro Woche. Am meisten profitieren offenbar diejenigen, die zuvor kaum Fisch gegessen und dann auf etwa drei Fischmahlzeiten pro Woche umgestellt haben.

Was hat Fisch zu bieten? Neben den Spurenelementen Jod und Fluor steht das wertvolle Fischprotein hoch im Rang. Am bekanntesten sind die günstigen Wirkungen der langkettigen Omega-3-Fettsäuren: Sie wirken antientzündlich, fördern die Insulinsensitivität, senken die Blutfette, den Blutdruck, die Gerinnungsneigung des Blutes und stabilisieren den Herzrhythmus, um nur einige Vorteile zu nennen. Die besten Quellen für diese Fettsäuren sind fette Kaltwasserfische wie Hering, Makrele, Lachs, Sardine oder Sardelle.

Ein beachtenswerter Nebenaspekt: In mediterranen Ländern wird Fisch überwiegend in Olivenöl gebraten. Das erhöht den Nährwert, denn der Fisch nimmt in der Pfanne erhebliche Mengen an Polyphenolen und Vitamin E aus dem Öl auf.

Die wichtigen Omega-3-Fettsäuren

Wenn Sie Fisch essen, wählen Sie am besten Fisch aus Wildfang, denn in der Fischzucht wird mit steigendem Preisdruck häufig Getreide als Futter eingesetzt. Das führt bei den Tieren zu einer Anreicherung an Omega-6- und umgekehrt zu einer Minderung von Omega-3-Fettsäuren.

Abspeckplus: Was haben Omega-3-Fettsäuren mit der Vorbeugung gegen Fettleibigkeit zu tun? Tatsächlich helfen sie dem Körper – und vor allem der Leber – gleich auf mehreren Ebenen zu entfetten und den Stoffwechsel wieder in Gang zu bringen:

- Sie hemmen Gene bzw. Enzyme, die aus Kohlenhydraten neues Fett aufbauen.
- Sie aktivieren Gene bzw. Enzyme zur verstärkten Verbrennung von Fett in der Leber.
- Sie sorgen für gesunde und gut funktionierende Fettzellen. Diese sind wichtig, damit überschüssiges Fett nicht in andere dafür nicht vorgesehene Fettdepots wandert, wie zum Beispiel in der Leber.

Omega-3-Fettsäuren sind nicht gleich Omega-3-Fettsäuren

Wichtig sind vor allem die langkettigen tierischen Omega-3-Fettsäuren, da der Körper sie sofort nutzen kann. Und alles, was der Körper für sinnvolle »Körperfunktionen« brauchen kann, landet nicht auf den Hüften.

Omega-3-Fettsäuren aus pflanzlichen Quellen wie Leinsamen und Leinöl, Walnüssen, Walnussöl und Rapsöl können nur sehr schlecht vom Körper verwertet werden – am besten noch, wenn die gleichzeitige Zufuhr von pflanzlichen Omega-6-Fettsäuren sehr niedrig ist. Denn Omega-6-Fettsäuren wirken im Körper als Gegenspieler von Omega-3-Fettsäuren. Deshalb meine Empfehlung: Konsumieren Sie weniger Sonnenblumen-, Distel-, Maiskeim-, Weizenkeim- und Sojaöl oder verzichten Sie gänzlich darauf. Setzen Sie Olivenöl als Basisöl ein, das weder Omega-6- noch Omega-3-Fettsäuren in nennenswerter Menge enthält. So vermeiden Sie die wichtigsten Quellen für Omega-6-Fettsäuren und können damit auf alle Fälle auch die pflanzlichen Omega-3-Fettsäuren in der übrigen Nahrung besser nutzen. Für Vegetarier bieten sich zur ausreichenden Omega-3-Fettsäure-Zufuhr Algenpräparate an, die viel effektiver wirken als natürliche pflanzliche Omega-3-Fettsäuren.

Tipps für Fischverschmäher

Wenn Sie keinen Fisch mögen oder es nicht schaffen, regelmäßig welchen zu essen, sollten Sie unbedingt auf gute Fischölpräparate zurückgreifen. Ich selbst nehme seit vielen Jahren täglich hochgereinigte

Fischölpräparate ein, wenn ich nicht ausreichend Fisch gegessen habe. Mein neuestes Lieblingspräparat ist eine Kombination aus bestem nativen Olivenöl mit hochgereinigten konzentrierten Fischfettsäuren, die zusammen mit ein wenig Zitronensaft in einer Flasche zum Träufeln auf fertige Speisen angeboten wird (»Norsan«). Sie müssen also keine Kapseln schlucken, sondern können das Öl wie ein Lebensmittel genießen. Das ist natürlich auch die perfekte Kombination gegen die Fettleber. Das Olivenöl ist dabei so reich an Antioxidantien, dass das Fischöl nicht oxidieren kann und in dieser stabilen Form weder nach Fisch schmeckt noch danach riecht. Ich verwende es zu Hause immer als köstlich mundende Basis meiner Dressings für die tägliche Salatbereitung.

Kokosöl

Kokosnüsse sind zwar kein Bestandteil der mediterranen Kost, aufgrund der positiven Eigenschaften ihres klaren, reinen Öls mit dem mild-aromatischen Geschmack finden Sie dennoch ihren Platz in unseren Ernährungsempfehlungen. Das Öl wird in tropischen Ländern seit Generationen für die Ernährung und die Körperpflege verwendet. In der Volksmedizin dort gilt Kokosöl als natürlicher Helfer gegen verschiedene Krankheitserreger und Parasiten.

Hauptbestandteil des Kokosöls ist eine sogenannte mittelkettige gesättigte Fettsäure mit zwölf C-Atomen, die Laurinsäure. Sie wirkt antibakteriell und antiviral, das heißt, sie kann Bakterien und Viren bekämpfen. Eine weitere Fettsäure im Kokosfett, die Caprinsäure, wirkt gegen Pilzbefall. Beide Fettsäuren unterstützen damit das Immunsystem des Körpers. Die vielen mittelkettigen Fettsäuren im Kokosfett werden nach der Verdauung im Darm direkt zur Leber geleitet. Dort werden sie entweder zur Energiegewinnung verbrannt oder die Leber baut daraus mit Präferenz die bereits besprochenen Ketone, und das selbst wenn Kohlenhydrate verzehrt werden. Wegen dieses Effekts wird Kokosöl für die Förderung der Ketonbildung innerhalb der ketogenen Ernährung (siehe S. 45) gerne empfohlen! Weil Kokosöl bei Raumtemperatur fest ist wird es auch »Kokosfett« genannte. Es ist aufgrund seines hohen Gehaltes an gesättigten Fettsäuren auch das hitzestabilste Fett. Weil es so wenige Doppelbindungen aufweist, ist es gegenüber Licht und Luft besonders stabil und bleibt Jahre haltbar. Während andere Pflanzenöle durch Hocherhitzung sehr leicht geschädigt werden und zur Bildung gesundheitsschädlicher freier Radikale neigen, bleibt Kokosfett auch bei hohen Temperaturen weitgehend stabil. Damit ist es ideal zum Hocherhitzen (Braten, Backen und Frittieren).

Allerdings hat Kokosfett andererseits wegen seiner vielen gesättigten Fettsäuren auch zu Unrecht einen schlechten Ruf – zumindest bei einigen »Experten«. Begründet wird das damit, dass es den LDL-Cholesterinspiegel leicht anhebt. Das soll ein erhöhtes Herzinfarkt-Risiko auslösen. Ignoriert wird dabei, dass die gleichen Fettsäuren im Kokosöl aber auch das HDL-Cholesterin erhöhen und im Austausch gegen Zucker und Stärke den Triglyceridspiegel im Blut senken – was wiederum theoretisch eine Minderung des Herzinfarkt-Risikos bedeuten würde. Die gesättigte Fettsäure, die das »gute« HDL-Cholesterin am stärksten anhebt, heißt

Laurinsäure. Sie ist mit einem Anteil von 50 Prozent der wichtigste Bestandteil von Kokosfett. Nicht beachtet wird weiterhin von den genannten »Experten«, dass in Dutzenden Langzeitbeobachtungsstudien eine hohe Zufuhr von gesättigten Fettsäuren keinesfalls das Herzinfarkt-Risiko oder die Sterblichkeit erhöhte, während man sogar ein leicht gemindertes Risiko für Hirninfarkt feststellen konnte.

Finden Sie das richtige Fettmaß

Die richtigen Fette sind wichtig für die Gesundheit und auch fürs Abspecken. Aber was ist mit der Menge? Macht zu viel Fett nicht fett? Schließlich liefert der Aroma- und Geschmacksträger mit knapp 9 Kilokalorien pro Gramm mit Abstand die meiste Energie unter den Nährstoffen. Werden die Chancen zum Abspecken nicht durch fettbetonte Nahrung erschwert?

Keinesfalls – wenn Sie es richtig machen! Effektiv abspecken ist bekanntlich nur realistisch, wenn entsprechend lange Zeit eine negative Energiebilanz möglichst ohne größeren Hunger oder Appetit und Verzicht erreicht wird. Das gefürchtete Fett kann auf verschiedene Weisen dabei helfen:

- Fettreichere Speisen bewirken eine längere Magenverweildauer. So bleiben Sie länger satt.
- Fett ist ein Träger von Geschmacks- und Aromastoffen, die jeder Speise ihre besondere Note verleihen. Diese wertvollen Kalorien dürfen Sie gerne in Kauf nehmen, denn wenn's schmeckt, halten Sie Ihr Abspeckvorhaben auch länger durch.
- Wenn Sie die richtige Kombination mit wasserreichen Nahrungsmitteln wählen, erreichen Sie auch mit einer fettbetonten Ernährung eine niedrige Energiedichte und bleiben problemlos in der negativen Energiebilanz.

Nüsse als Wohltat

Nüsse werden am Mittelmeer reichlich verzehrt: pur als Zwischenmahlzeit, zum Aperitif oder als Beilage in Salaten. Nüsse gehören auf der Liste der zu bevorzugenden Lebensmittel ganz weit nach oben. In zahlreichen Langzeitbeobachtungsstudien zeigte sich, dass regelmäßiges Nüsseknabbern das Risiko für Herzinfarkt und Hirninfarkt senkt und das Leben verlängert: Je mehr Nüsse, umso höher die Lebenserwartung.

Abspeckplus: Kontrollierte Diätexperimente belegen, dass Nüsse sogar beim Abnehmen helfen bzw. der Übergewichtsentstehung vorbeugen. Dabei ist es egal, welche Nusssorte Sie bevorzugen, ob Walnüsse, Mandeln, Haselnüsse, Pistazien, Macadamia- oder Erdnüsse (selbst wenn die Erdnuss keine Nuss ist, sondern zu den Hülsenfrüchten gehört). Denn obwohl Nüsse zu 50 bis 70 Prozent aus Fett bestehen, liefern sie auch 10 bis 20 Prozent Protein und enthalten eine ganze Menge löslicher und unlöslicher Ballaststoffe und Phytosterole (Pflanzenhormone) wie auch weitere biologisch aktive Inhaltsstoffe. Vor allem das Protein und die Ballaststoffe scheinen einen guten Sättigungseffekt zu bewirken, sodass Nüsse Ihnen insgesamt helfen, mit weniger Kalorien durch den Tag zu kommen. Übrigens wird ein Teil der Kalorien nicht genutzt, sondern über den Stuhl ausgeschieden. Das liegt daran, dass Sie durchs Kauen nicht alle Zellstrukturen aufschließen können und Ihre Verdauungsenzyme dort nicht einwirken können – ein weiteres Abspeckplus für die Nüsse.

Vorsicht bei Kohlenhydraten

Diese Aussage ist Ihnen vielleicht neu: Die berühmten Kohlenhydrate, die Carbs, müssen Sie zu keinem Zeitpunkt Ihres Lebens essen. Sie gehören nicht zu den essenziellen Nährstoffen, da der Körper sie bei Bedarf selbst herstellen kann. Der Großteil der Kohlenhydrate in unserer Ernährung stammt aus Stärke und Zucker.

Warum lauten die etablierten Ernährungsempfehlungen aber immer noch, wir sollen besonders viel davon essen? Schließlich wird niemand gesünder, wenn er mehr Stärke oder Zucker verzehrt! Gesundheitlich interessant sind nur die Begleitstoffe aus den verschiedenen Kohlenhydratlieferanten: die Ballaststoffe aus den Randschichten des Getreides, die vielen löslichen Ballaststoffe in Gemüse, Früchten etc. und die in deren Matrix befindlichen zahlreichen Mikronährstoffe. Um diese zu erhalten, müssen Sie aber weitgehend naturbelassene Produkte konsumieren. Stark vorbearbeitete, »raffinierte« Nahrungsmittel sind oft von den als unangenehm empfundenen faserigen Randschichten oder vom Fruchtfleisch befreit. Damit verlieren sie aber auch ihren Gesundheitswert.

Kohlenhydrate (vor allem Stärke und Zucker) sind für Menschen mit Fettleibigkeit, geringer Muskelaktivität und Insulinresistenz (und oft auch bereits bestehender Fettleber) sehr problematisch, weil sie nach dem Verzehr den Blutzucker- und vor allem den Insulinspiegel im Blut am stärksten ansteigen lassen.

Falls Sie auf Pane, Pasta, Patate und Pizza nicht verzichten wollen, müssen sie sich diese durch vorherige intensive Muskelarbeit »verdienen«! Tun Sie das nicht, dann fördern Sie Übergewicht auf zwei Wegen: Erstens aktiveren die hohen Blutzucker- und Insulinspiegel diejenigen Gene, die eine Fettneubildung aus Kohlenhydraten bewirken. Zweitens folgt auf stärke- und zuckerreiche Speisen über die hohe Insulinausschüttung auch nach etwa zwei Stunden ein rascher und oft übermäßiger Abfall des Blutzuckers – wodurch die nächste Hungerattacke ausgelöst wird.

Achtung – raffinierte Kohlenhydrate

Die problematischsten Kohlenhydratquellen sind raffinierte Weißmehlprodukte, viele Kartoffel- und Reissorten sowie Fruchtzucker. Raffiniert heißt, dass beim Mahlen die Randschichten des Getreides mit den wertvollen Ballaststoffen entfernt werden und das Mehl besonders fein ausgemahlen wird. In dieser Form enthält weißes Mehl überwiegend Stärke, die von unseren Verdauungssäften schnellstens zu Glukose aufgespalten und dann ins Blut aufgenommen wird. Wenn stärkereiche Nahrungsmittel in Wasser aufquellen oder im Backofen hoch erhitzt werden, ist die Blutzucker- und Insulinwirkung besonders stark. Doch auch manche Kartoffel- und Reissorten und die meisten der beliebten Frühstückcerealien auf Mais-, Reis- oder Weizenbasis sind nichts anderes als Zuckerbomben.

Die sechs goldenen LOGIschen Abspeckregeln

Die angepasste zeitgemäße mediterrane Ernährungsweise schlägt gleich zwei Fliegen mit einer Klappe: Sie ist gesund und hilft auch noch beim Abspecken. Wenn Sie sich an den folgenden Regeln orientieren, sind wesentliche Voraussetzungen für den Abnehmerfolg erfüllt:

Gemüse ist das A und O
Obst in Maßen
Genügend hochwertiges Protein
Wasserreich und naturbelassen bevorzugen
Ausreichend richtiges Fett
Vorsicht bei Kohlenhydraten

Bei einer Low-Carb-Diät, die vor allem für Menschen mit Insulinresistenz sinnvoll ist, begrenzen Sie primär die Kohlenhydratmenge. Weiterhin sollten Sie bei den Kohlenhydratquellen, die Sie verzehren, auf Wasser- und Ballaststoffreichtum achten. So vermeiden Sie eher Heißhungerattacken und hemmen eine Fettneubildung. Wählen Sie hauptsächlich Kohlenhydratquellen, die bei einer normalen Portion eine niedrige glykämische Last (GL) liefern. Die GL spiegelt die Blutzuckerwirkung besser wieder als der glykämische Index, da sie immer auch die individuelle Verzehrmenge einbezieht. Nahrungsmittel mit einer niedrigen GL – das sind praktisch alle Gemüse- und Salatsorten, Beeren und Pilze. Wer sich an der GL der Nahrungsmittel orientieren will, kann diese Angaben in unserem *LOGI-Guide* finden.

Die »neue« LOGI-Pyramide

Werfen Sie doch jetzt einmal einen Blick auf unsere »neue« LOGI-Pyramide. Mit meinen Kolleginnen Heike Lemberger und Franca Mangiameli habe ich die mediterrane Low-Carb-Pyramide entwickelt. Sie setzt unsere Lebensmittelempfehlungen grafisch um. Daran kann man sich orientieren, ohne auf Kalorien achten oder Nährstoffe zählen zu müssen. Die Lebensmittel werden hier nach vier objektiv messbaren, gleichgewichtigen Kriterien eingeordnet: Energiedichte (siehe Kasten), Kohlenhydratmenge/glykämische Last, Nährstoffdichte und Verarbeitungsgrad. Sie ist in der vorderen Buchklappe abgebildet.

Die »alte« LOGI-Pyramide, die ich ursprünglich von Prof. Ludwig aus Harvard übernommen und leicht modifiziert hatte, besitzt keine klare Definition hinsichtlich ihres Stufenaufbaus. Sie war ursprünglich als Low-Glycemic-Index-Pyramide gedacht – was aber nur einen Teil der Nahrungsmittel betrifft. Bekanntlich ist aber inzwischen der glykämische Index nicht mehr für die individuelle Beratung als relevante Größe zu werten.

Die »alte« LOGI-Pyramide hat nicht mehr ganz zu den neuen Erkenntnissen und Inhalten dieses Buches gepasst. Deshalb verwenden wir von nun an im LOGI-Konzept unsere mediterrane Low-Carb-Pyramide für die Abspeckphasen.

Ein Blick auf die neue Pyramide zeigt: Es wird mediterran und lecker, wobei auch asiatische Einflüsse dazukommen dürfen! Mehr zur Umsetzung der mediterranen Low-Carb-Pyramide erfahren Sie im Anwendungsteil ab S. 92.

Energiedichte

Beim mediterranen Low Carb konzentrieren Sie sich nicht auf den Fett- oder den Kaloriengehalt eines Lebensmittels, sondern auf die Energiedichte einer Mahlzeit. Sie wird definiert als Kalorienmenge pro 100 Gramm gemischter Nahrung. Liegen 100 Gramm der gemischten Kost unter 125 Kilokalorien, spricht man von einer niedrigen Energiedichte. Das ist erwünscht. Bei einem Wert zwischen 125 und 249 Kilokalorien pro 100 Gramm liegt die Energiedichte im mittleren und ab 250 Kilokalorien pro 100 Gramm im hohen Bereich. Für eine niedrige Energiedichte ist der Wasseranteil entscheidender als der Fettanteil. Hier ein paar Beispiele:

Brotzeit

120 g Vollkornbrötchen mit 10 g Butter oder andere Streichfette und 30 g Kochschinken, dazu 100 g Hüttenkäse, 200 g Tomaten, 50 g Blattsalat und 1 Banane (140 g)
Gesamtgewicht: 650 g
Energie: 649 kcal
Fettanteil: 22 % der Kalorien
Energiedichte: 100 kcal/100 g

Fleischsalat

150 g Roastbeef, 40 g Avocado, 200 g Tomaten, 200 g grüne Bohnen, 30 g Kidneybohnen, 2 EL Olivenöl (24 g)

Gesamtgewicht: 644 g
Energie: 659 kcal
Fettanteil: 54 % der Kalorien
Energiedichte: 102 kcal/100 g

Salat Niçoise

50 g Thunfisch, 25 g Sardellen, hart gekochtes Ei (30 g), 200 g Salatgurke, 200 g Tomaten, 30 g Oliven, 100 g grüne Bohnen, 100 g Blattsalat, 60 g Zwiebeln, 2 EL Olivenöl (24 g)
Gesamtgewicht: 819 g
Energie: 552 kcal
Fettanteil: 69 % der Kalorien
Energiedichte: 67 kcal/100 g

Steak mit Ratatouille

200 g Rindersteak, 150 g Paprikaschote, 150 g Zucchini, 150 g Aubergine, 100 g Zwiebel, 2 EL Öl (24 g) zum Braten

Gesamtgewicht: 775 g
Energie: 518 kcal
Fettanteil: 40 % der Kalorien
Energiedichte: 67 kcal/100 g

Die Pyramidenstufen von unten nach oben

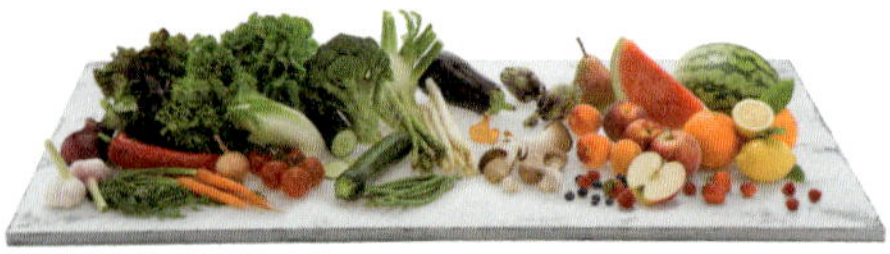

Die Basis: Wasser- und ballaststoffreiche natürliche Lebensmittel mit vielen Nährstoffen wie Gemüse, Salat, Pilze und zuckerarmes Obst gehören zu jeder Mahlzeit.
Beispiele: Auberginen, Brokkoli, Tomaten, Champignons, Salate wie Lollo rosso, Beeren, Äpfel, Zitrusfrüchte und Wassermelonen.

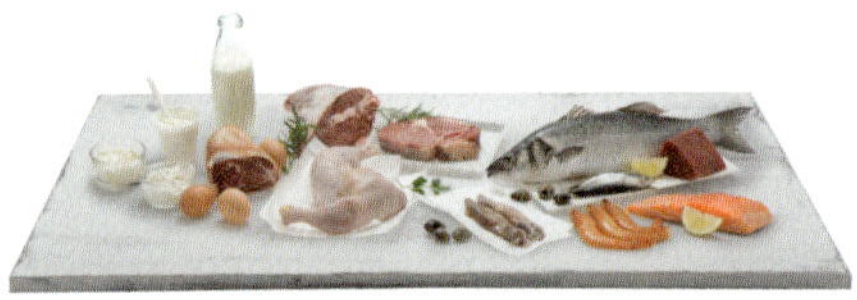

Stufe 1: Drei Portionen naturbelassene Milchprodukte pro Tag sowie dreimal pro Woche Fisch sind empfehlenswert. Eier und unterschiedliche, möglichst wenig verarbeitete Fleischsorten sind ebenso wertvolle Eiweißlieferanten.
Beispiele: Milch, Joghurt, Quark, Eier, fette und magere Fische, Meeresfrüchte, rotes Fleisch und Geflügel.

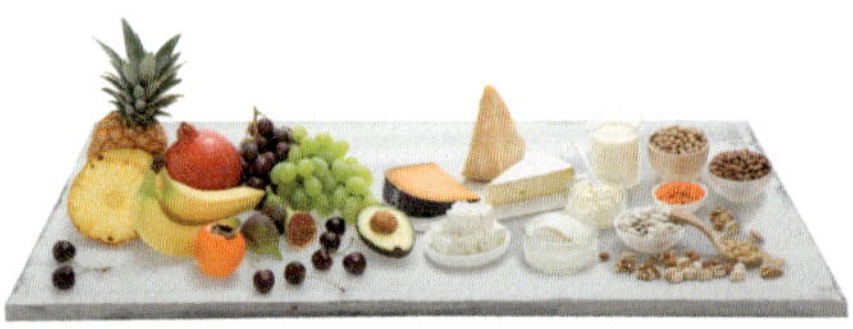

Stufe 2: Zusätzliches Eiweiß und gute Fettsäuren stecken in fettreichen Milchprodukten, Nüssen, Avocados und Oliven. Auch Hülsenfrüchte und zuckerreicheres Obst haben hier ihren Platz.
Beispiele: Camembert, Feta, Mozzarella, Parmesan, Walnüsse, Linsen, Kichererbsen, Avocados, Bananen und Trauben.

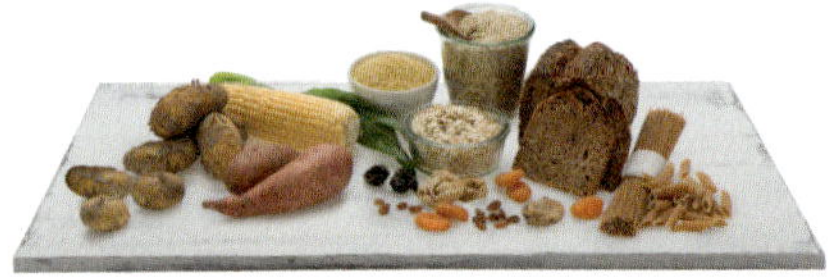

Stufe 3: Diese kohlenhydrathaltigen Lebensmittel mit hohem Ballaststoffgehalt sollten in der ersten Abspeckphase seltener auf den Teller kommen.
Beispiele: Kartoffeln, Süßkartoffeln, Mais, Haferflocken, Trockenfrüchte, Vollkornprodukte.

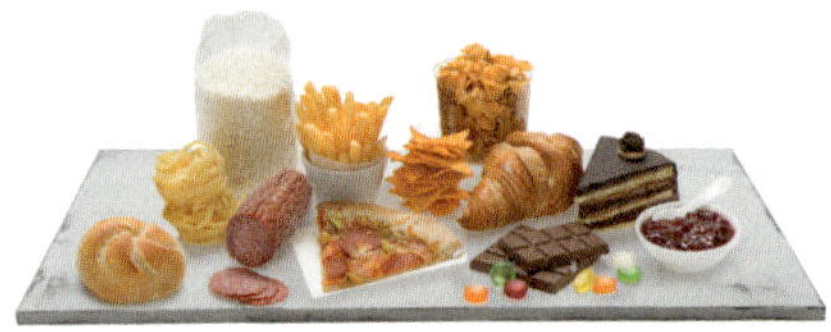

Stufe 4: Diese stark verarbeiteten Lebensmittel sollten noch seltener verzehrt werden, da sie sehr kalorienreich sind und kaum Nährstoffe liefern.
Beispiele: Pizza, Pommes frites, Weißbrot, Nudeln aus Weißmehl, weißer Reis, Schokolade, Kuchen.

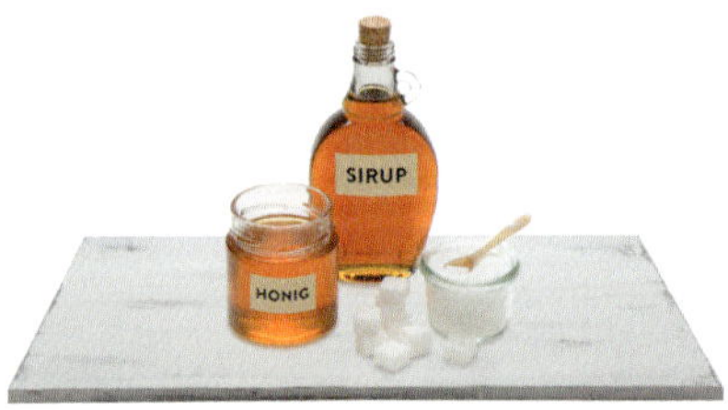

Pyramidenspitze: Zucker und andere Süßungsmittel sollten Sie nur sehr sparsam und gezielt verwenden.
Beispiele: Brauner und weißer Zucker, Sirup, Honig.

Kapitel 10

LOGIsche Getränkeauswahl

Der Mensch besteht zu 70 Prozent aus Wasser. Täglich verlieren wir etwa 2,5 Liter Wasser über Urin, Schweiß, Lunge, Haut und Stuhl. Da unsere Stoffwechselprozesse im wässrigen Milieu ablaufen, müssen unsere Wassertanks also täglich nachgefüllt werden. Unser Körper meldet sich bereits bei einem Wassermangel von 1 bis 2 Prozent mit Durst. Abnehmende Konzentrations- und Leistungsfähigkeit sind dann erste Alarmsignale. Ausreichend und das Richtige zu trinken ist somit allgemein, aber auch bei jeder Abspeckstrategie und in jeder Phase besonders wichtig.

Trinken Sie kalorienfrei

Wasser ist das beste Getränk zum Abspecken, denn es liefert null Kalorien und belastet somit nicht Ihre Kalorienbilanz. Es löscht nicht nur den Durst, sondern kann zusätzlich Ihren Energieverbrauch geringfügig erhöhen, wenn Sie es gekühlt konsumieren.

Trinken Sie ausreichend

1,5 bis 2 Liter Wasser oder Tee sollten es über den Tag verteilt grundsätzlich sein. Wenn Sie durch heiße Temperaturen oder Sport ins Schwitzen geraten, müssen Sie Ihre Wassertanks mit entsprechend größeren Mengen nachfüllen. Während des Abspeckens nach den LOGI-Prinzipien haben Sie immer eine erhöhte Proteinzufuhr. Damit ist die Wahrscheinlichkeit eines stärkeren Muskelabbaus deutlich herabgesetzt. Sofern Sie zusätzlich Krafttraining betreiben, bleibt der Muskel noch eher erhalten. Falls Ihr Bemühen nicht ausreicht und es trotzdem zum Abbau von Muskelzellen kommt, werden Purine aus den Zellkernen der Muskelzelle abgebaut und ausgeschieden. Dadurch kommt es zum Anstieg der Harnsäure. Damit dies nicht zu einem Gichtanfall führt, sollten Sie die Purinausscheidung über den Harn fördern. Das funktioniert am besten, wenn Sie viel Wasser trinken. Vor allem in der Startphase ist das Risiko am höchsten, deswegen empfehlen wir in diesen 14 Tagen sogar 2 bis 3 Liter zu trinken.

Wasser aufpeppen – so geht's

Aromawasser, und zwar garantiert ohne Zucker und Kalorien, können Sie ganz einfach selbst herstellen: Füllen Sie dafür das Wasser in eine Karaffe und geben Sie gefrorene Beeren, Obst- oder Gurkenscheiben dazu. Für den »Frischekick« packen Sie noch ein paar Eiswürfel und etwas frische Minze dazu. Einen Moment ziehen lassen und fertig ist ein lecker aufgepepptes Wasser.

Basisches Wasser bevorzugen

Durchaus empfehlenswert ist für alle, die viel Protein konsumieren wegen des Säurenüberhangs und für alle, die viel Sport betreiben wegen der Säureproduktion, sich ein Mineralwasser auszusuchen, das viel Magnesium (> 50 mg/l), Kalium (> 20 mg/l) und Bicarbonat (> 1300 mg/l) enthält, weil mit diesen Inhaltstoffen die Säuren abgepuffert werden.

Kaffee und Tee sind erlaubt – aber ohne Zucker

Viele Jahre wurde Kaffee als Flüssigkeitsräuber gebrandmarkt, weshalb er nicht zu den Getränken gezählt wurde. Dasselbe galt für andere koffeinhaltige Getränke wie schwarzen und grünen Tee. Mittlerweile weiß man, dass das nicht stimmt. Sie dürfen also getrost Kaffee und koffeinhaltige Tees in Ihre Flüssigkeitsbilanz einbeziehen. Der Genuss dieser Getränke kann Ihnen sogar helfen, ein paar Kalorien mehr zu verbrauchen. Kaffee verbessert zudem die Insulinwirkung, wodurch Kohlenhydrate besser verstoffwechselt werden können und fördert Autophagie und Ketonkörperbildung. Das hilft auch, über den Tag weniger zu essen. Wer Intervallfasten macht, für den ist es notwendig, den Kaffee oder Tee morgens ohne Milch und Zucker oder nur mit Spuren davon zu trinken.

Je süßer Sie trinken, desto mehr werden Sie essen

Es ist inzwischen erwiesen, dass gezuckerte Getränke wie Softdrinks den Körper verfetten. Flüssige Kalorien scheint der Körper nicht durch eine geringere Nahrungsaufnahme bei einer späteren Mahlzeit auszugleichen. Ge-

Wasser und Kaffee halten Hüftspeck fern

Wer mehr Wasser und Kaffee trinkt, kann einer Gewichtszunahme entgegenwirken. Dieses Ergebnis erbrachten drei separate große US-Langzeitstudien mit einer Beobachtungszeit von 16 bis 20 Jahren. In einem 4-Jahres-Rhythmus wurden hierfür über 120 000 Männer und Frauen, die zu Studienbeginn normalgewichtig und gesund waren, gewogen und zu ihrem Trinkverhalten befragt. Mit jedem Glas Limonade, Cola oder Fruchtsaft steigerte sich innerhalb von vier Jahren die Gewichtszunahme. Wer dagegen täglich einmal mehr zu Wasser oder Kaffee griff, reduzierte die Wahrscheinlichkeit, Hüftspeck aufzubauen.

tränke haben aber im Vergleich zu fester Nahrung keine sättigende Wirkung. Zwei Gläser Wasser vor einer Mahlzeit können zwar helfen, anschließend weniger zu essen. Dies gilt aber nicht für gesüßte Getränke. Sie regen den Appetit eher an, weil sie starke Blutzuckerschwankungen verursachen. Dadurch haben sie das Potenzial, die Kalorienzufuhr in darauffolgenden Mahlzeiten zu erhöhen.

Fruchtsäfte und Smoothies – schlechter als ihr Ruf

Fruchtsäfte und Smoothies genießen nach Wasser den besten Ruf. Was soll an der ausgepressten Frucht auch ungesund sein? Sicherlich enthalten die Säfte Vitamine, Mineral- und Faserstoffe, aber eben auch viele Kalorien und reichlich Fruchtzucker. Der wirkt nicht nur appetitanregend, sondern hat in der Leber und in anderen Organen sogar eine stärker fettbildende Wirkung als Haushalts- oder Traubenzucker. Gemüsesäfte weisen weniger Kalorien und Zucker auf als Fruchtsäfte und sind damit als deutlich sinnvoller zu bewerten Generell sollten Sie aber Gemüse bzw. Obst lieber essen.

Eine Übersicht über den Kohlenhydrat-(Zucker-)Gehalt verschiedener Getränke finden Sie in der folgenden Liste.

Zucker- und Kaloriengehalt von Getränken

Getränk	Portion (ml)	kcal/Portion	Zuckergehalt (g/Portion)	Würfelzucker
Alkoholfreies Bier	330	85	18	6
Eistee	300	30–90	9–27	3–9
Fruchtsäfte (ohne Zuckerzusatz)	250	112	22	7
Fruchtsaftgetränke	250	118	28	9
Fruchtnektar	250	158	36	12
Joghurtdrinks (gezuckert)	250	110–200	16–33	5–11
Kaffee mit Zucker	150	20	5	2
Kaffeegetränk (aus dem Kühlregal)	200	130	20	7
Kaffeegetränk aus Pulver (Cappuccino)	200	60	9	3
Limonade, Cola	300	153	31	10
Limonade, fermentiert (z. B. Bionade)	300	63	14	5
Malzbier	330	182	36	12
Milchkaffee mit Zucker	200	23	5	2
Saftschorlen	300	75	17	6
Smoothie (Obst)	250	125–188	28–40	9–13
Smoothies, grün	250	130–150	29–32	10–11
Sportgetränke	500	130	30–35	10–12
Teegetränke aus Pulver	200	60–80	14–18	5–6
Wellnesswasser	1000	100–180	20–50	7–16

Light-Getränke sind keine gute Alternative

Light-Getränke haben zwar vordergründig den Vorteil, dass sie süß schmecken, aber trotzdem kalorien- und zuckerfrei sind. Ob der Konsum von mit Süßstoff gesüßten Getränken beim Abspecken hilft, ist allerdings wissenschaftlich umstritten. Auf alle Fälle ist der Abspeckeffekt nicht in allen Studien nachweisbar und eher so gering, dass man nicht allzu viel erwarten sollte. Im Allgemeinen zeigte sich, dass die mit Süßstoff eingesparten Kalorien durch Mehrkonsum von anderen Nahrungsmitteln kompensiert werden. Hinzu kommt, dass Light-Getränke möglicherweise die Mikrobiota im Darm (Darmflora) ungünstig beeinflussen. Zumindest zeigen das einige Studien, und das nicht nur bei Mäusen, sondern auch bei gesunden Menschen. In einigen Experimenten führte der Genuss zu einer Zunahme von Bakterien, die im Darm vermehrt Kohlenhydrate verarbeiten. Diese könnten wiederum als Traubenzucker im Blut landen und somit als Kalorien verwertet werden. Sie erhöhen damit möglicherweise auch den Blutzuckerspiegel, was gänzlich unerwünscht wäre. Langfristig könnte das ein Risiko zur Entwicklung eines Diabetes bedeuten. Allerdings widersprechen andere Studien diesen Ergebnissen. Umstritten ist auch die These, dass Süßstoffe die Rezeptoren für Süßgeschmack anregen und so das Verlangen nach Süßem steigern.

Fazit:

Wir favorisieren grundsätzlich »real food«, also möglichst naturbelassene Nahrung und empfehlen deshalb, die künstlich erzeugten Süßstoffe und damit gesüßte Produkte zu reduzieren oder abzusetzen.

Nur Leistungssportler profitieren von zuckerreichen Energy-Drinks

Sie treiben inzwischen Sport? Vielleicht sogar drei- bis viermal pro Woche? Das ist prima, denn Sport bringt Sie zusammen mit einer kalorienreduzierten Ernährung schneller zu Ihrem Wunschgewicht und vor allem ist der Gewichtserhalt damit eher garantiert. Damit Sie auch ungehindert das Ziel erreichen, sollten Sie selbst an Tagen, an denen Sie durch intensive Muskelaktivität ins Schwitzen kommen, ausschließlich Wasser trinken! Mit dem Genuss von beispielsweise 1 Liter Apfelsaftschorle geben Sie dem Körper nicht nur die Energie zurück, die er mühevoll verbrannt hat. Im schlimmsten Fall packen Sie sogar noch ein paar Kalorien drauf.

Alkohol nur in Maßen

Die Franzosen, Italiener und Spanier schwören vor allem auf Rotwein – im Sommer darf es auch mal Rosé oder Weißwein sein – und trinken am liebsten zu jedem Essen ein Gläschen. Alkohol hat generell tatsächlich viele positive Effekte auf die Herz-Kreislauf-Gesundheit – allerdings nur in niedriger Dosis. Dennoch, wer abspecken möchte, sollte erst mal die Finger von Rotwein & Co. lassen. Das gilt vor allem für alle, die Turbo-LOGI zum Einstieg wählen. Alkohol ist mit 7 Kilokalorien pro Gramm nicht nur kalorienreich, er wirkt auch appetitanregend. Wenn Sie Ihr Abspeckziel erreicht haben, dürfen Sie sich zum Essen wieder ein Gläschen erlauben, am besten an »sportlichen Tagen«! Damit Ihre Energiebilanz nicht in die falsche Richtung abwandert, sollten Sie bei Alkoholgenuss auf einen Snack zwischendurch verzichten und auch nur bei einem Gläschen Alkohol bleiben (ein Gläschen entspricht etwa 100 kcal, siehe Kasten). Vermeiden Sie zudem gezuckerte alkoholische Getränke wie Alcopops sowie Hochprozentiges.

Merke:
Alkoholika sind nicht als Wasserersatz bei Durst zu werten, sondern als Genussmittel, das nur in geringen bis moderaten Mengen der Gesundheit nicht schadet und überdies zum Abspecken nicht sinnvoll ist.

Kalorienmenge pro Glas Alkohol

1 Glas (125 ml) Wein = 97 kcal
1 Glas (250 ml) Bier = 105 kcal
1 Glas (250 ml) Weizenbier = 95 kcal
1 Glas (100 ml) Sekt = 85 kcal

Trinken Sie ausreichend? Machen sie den Trink-Check!

Kopieren Sie diesen Trink-Check mehrfach und füllen Sie ihn an drei aufeinanderfolgenden Tagen aus. Kreuzen Sie an, wie viel Sie von welchen Getränken zu sich genommen haben.

Kalorienfreie Getränke wie Wasser, ungesüßter Kaffee und Tee (ein Kästchen steht für ein 200-ml-Glas)

□□□□□□□□□□□□□ **Gesamtmenge________Liter**

Kalorienhaltige Getränke wie Säfte, Softgetränke, Wellnesswasser, Saftschorlen, Smoothies sowie alkoholfreies Bier (ein Kästchen steht für ein 200-ml-Glas)

□□□□□□□□□□□□□ **Gesamtmenge________Liter**

Alkoholische Getränke (ein Kästchen steht für ein 200-ml-Glas bzw. bei Schnaps für 20 ml)

□□□□□□□□□□□□□ **Gesamtmenge________Liter**

Idealerweise sollten Sie täglich 2 bis 3 Liter aus der ersten Gruppe trinken.

Abspecken mit den neun goldenen Trinkregeln

1. Trinken Sie über den Tag verteilt 1,5 bis 2 Liter kalorien- und zuckerfreie Getränke. Greifen Sie am besten zu basischem Mineralwasser, zu Leitungswasser und Früchte- oder Kräutertees.

2. Trinken Sie gleichmäßig verteilt über den Tag.

3. Nehmen Sie am besten direkt nach dem Aufstehen ein großes Glas Wasser (Zimmertemperatur) zu sich. Das bringt Ihren Kreislauf und Ihre Verdauung in Schwung.

4. Trinken Sie vor jeder Mahlzeit ein bis zwei Gläser Wasser. Das kann Ihr Hungergefühl durch Dehnung der Magenwand dämpfen.

5. Genießen Sie ohne schlechtes Gewissen drei bis vier Tassen Kaffee pro Tag. Natürlich ohne Zucker und ohne Süßstoff. Bei Bedarf dürfen Sie einen Schuss Milch in den Kaffee geben. Nachdem Sie genügend abgespeckt haben, darf es auch mal ein Milchkaffee sein, den Sie zur Zwischenmahlzeit rechnen.

6. Verzichten Sie auf gezuckerte sowie auf Light-Getränke.

7. Zu Säften und Smoothies verarbeitete Früchte und Gemüse sollten Sie vermeiden. Essen Sie lieber Gemüse und Obst.

8. Beim Sport und an heißen Tagen sollten Sie mehr trinken, um den Schweißverlust auszugleichen. Pro Stunde Sport 1 Liter wäre schon erstrebenswert, aber bleiben Sie bei Wasser und lassen Sie die Fruchtschorle stehen.

9. Alkohol ist in der Startphase verboten. Wenn Sie genügend abgespeckt haben, darf es ab und zu mal ein Gläschen Wein oder Bier zum Essen sein. Verzichten Sie aber auf Hochprozentiges, Alcopops sowie auf Aperitif und Digestif.

Kapitel 11

LOGI klassisch: »ad libitum« abspecken!

Viele Wege führen nach Rom und auch zu einem Abspeckerfolg – aber wir empfehlen Ihnen, vor allem wenn Sie insulinresistent sind, es mit der LOGI-Methode zu versuchen. Zusammen mit gezielter Bewegung einer positiven Einstellung und am besten gemeinsam in einer betreuten Gruppe erreichen und halten Sie mit hoher Wahrscheinlichkeit Ihr Wunschgewicht. In den folgenden Kapiteln geben wir Ihnen tiefer führende Informationen zu den von uns ausgearbeiteten und in Kapitel 7 bereits angerissenen Diät-Varianten, die Sie entsprechend Ihren Vorlieben und Ihrer Zielsetzung auswählen können. Zunächst möchten wir Ihnen LOGI klassisch vorstellen, darunter verstehen wir eine gesunde Ernährungsform entsprechend den LOGI-Prinzipien. Sie eignet sich als Dauerernährung, um sich grundsätzlich gesund zu ernähren und auch Gewicht zu reduzieren und das neue Gewicht zu halten. Wenn Sie größere Abspeckziele im Sinn haben, können Sie – wie in den folgenden Kapiteln dargelegt – die klassische Variante zeitweise mit dem Turbo-Programm und dem Formula-Konzept kombinieren.

Auf Dauer schlägt ad libitum kalorienbilanziert

Beim direkten Vergleich zeigt sich bei einer Low-Carb-Diät auf der Basis natürlicher Nahrungsmittel immer dann ein klarer Gewichtsvorteil, wenn sie ohne feste Kalorienvorgaben durchgeführt wurde – also »ad libitum«. Es ist eine in Studien belegte Tatsache: Ohne Kalorienzählen nehmen die meisten auf Dauer durchaus mehr ab als mit Kalorienberechnung. Wir haben während der letzten 20 Jahre immer wieder Ernährungspläne von Menschen ausgewertet, die mit der LOGI-klassisch-Methode erfolgreich abgespeckt haben. Es hat sich gezeigt, dass sie normalerweise mit ihren Mahlzeiten in einem Bereich von 1400 bis 1800 Kilokalorien pro Tag lagen und damit offensichtlich genügend gesättigt und befriedigt waren, um bei der Stange zu bleiben.

Um zu demonstrieren, was für leckere Gerichte Sie nach LOGI-Prinzipien verspeisen können, haben wir ab S. 136 einige für Sie zusammengestellt. Unsere Rezepte sind sehr einfach und schnell nachzukochen. Besondere Kochkenntnisse sind dabei nicht erforderlich. Die Zutaten bekommen Sie in jedem gut sortierten Supermarkt, exotische Lebensmittel kommen nicht zum Einsatz. Auf S. 197 finden Sie zur Unterstützung einen Wochenplan und dahinter die Einkaufsliste dazu. Alle Rezepte sind Low Carb und mediterran/asiatisch ausgerichtet. Leckeres Gemüse und Salat gehören zu den Hauptzutaten, dazu gibt es viel sattmachendes Protein aus Fisch, Fleisch, Eiern oder Milchprodukten. Fettreduzierte Produkte sollten Sie bei LOGI klassisch vermeiden. Zur geschmacklichen Abrundung verwenden wir ausschließlich hochwertiges

Olivenöl, Sesam- und Walnussöl und Butter, Butterschmalz und Kokosfett als feste Fette.

Das LOGIsche Tellermodell

In der Abbildung sehen Sie, welche Anteile die verschiedenen Lebensmittelbausteine auf Ihrem Teller einnehmen sollten. Dabei steht Grün für Gemüse, Salate, Pilze und zuckerarmes Obst, Petrol für eiweißreiche Lebensmittel und Orange für Getreide, Kartoffeln und andere kohlenhydratreiche Lebensmittel. Damit Ihr Gericht auch schmeckt, darf Fett nicht fehlen. Da sich dies meist in der gesamten Mahlzeit verteilt, wird es hier nicht als Extra-Tellerbaustein abgebildet. Mit diesem Modell haben Sie eine einfache Orientierung, um Ihre Mahlzeiten unseren Prinzipien gemäß zu gestalten.

Das Tellermodell mit groben Mengenangaben

- 40–50 % Gemüse, Salat, Pilze
- 40–50 % eiweißhaltige Lebensmittel wie Fisch, Fleisch, Milchprodukte, Käse
- 10–20 % kohlenhydratreiche Beilagen (Hirse, Couscous, Bulgur, Reis, Nudeln, Kartoffeln, Brot, Haferflocken …)

plus 2–3 EL Olivenöl oder 20–30 g Butter

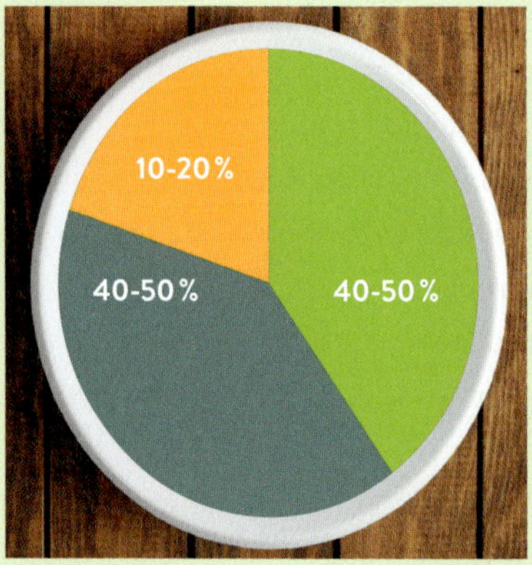

Tipps für die LOGI-Ernährung

Wie bereits gesagt haben wir einige Rezepte für Sie zusammengestellt, an denen Sie sich für Ihre Ernährung orientieren können. Mithilfe des Tellermodels und der mediterranen Low-Carb-Pyramide können Sie ergänzend dazu immer mehr ein eigenes Gefühl dafür entwickeln, wie Ihre LOGI-Ernährung aussehen sollte. Um diese auch problemlos umsetzen zu können, möchten wir Ihnen einige grundsätzliche Orientierungshilfen an die Hand geben.

Schnell und gesund kochen mit Convenience-Produkten

Mit dem Begriff Convenience-Food verbinden viele ausschließlich ungesunde Fertiggerichte wie Pizza oder Nudeln, die Sie ganz bequem nur noch in den Ofen schieben oder im Topf erwärmen müssen. Doch Convenience-Produkte gibt es in unterschiedlichen Verarbeitungsgraden. Manche Lebensmittel sind nur küchenfertig, das heißt, sie sind so weit vorbereitet, dass Sie sich das Waschen, Säubern und Schnippeln ersparen können. Ansonsten ist das Produkt naturbelassen. Dazu zählen zum Beispiel Tiefkühlprodukte wie ungewürztes Gemüse, ungezuckertes Obst und naturbelassener Fisch. Lebensmittel dieser Verarbeitungsstufe sind somit empfehlenswert. Tiefkühlobst und -gemüse ist sogar oft die bessere Alternative zu vermeintlich frischer Ware.

Kochen Sie vor

Wer vorkocht, hat weniger oft Koch- bzw. Zubereitungsstress und dazu auch an Tagen etwas Leckeres zu essen, an denen vielleicht wenig Zeit zum Kochen bleibt. Wenn Ihnen ein Gericht besonders gut schmeckt, dann bereiten Sie beim nächsten Mal doch einfach mehr davon zu. Gemüsesuppen, Currys, Gemüseaufläufe, Hackbällchen, gebratene Putenbrust – viele Gerichte lassen sich wunderbar noch am nächsten Tag kalt oder aufgewärmt genießen. Oder Sie frieren sie portionsweise ein und haben dann zu einem späteren Zeitpunkt schnell eine gesunde Mahlzeit zur Verfügung.

Schluss mit Kalorienzählen

Vergessen Sie alles, was Sie jemals über Kalorien gehört haben. Eine Kalorie ist nur im Physiklabor eine Kalorie. Im Körper gibt es deutlich unterschiedliche Wirkungen – je nachdem, ob die Kalorien aus Fett, Protein oder aus Kohlenhydraten stammen. Je weniger Kohlenhydrate und je mehr Protein, desto weniger effizient wird die Energieverwertung und umso weniger werden sich Hunger und Appetit melden! Kalorienzählen ist nicht nur mühsam, sondern auch unsinnig, und hilft den wenigsten dabei, dauerhaft abzunehmen.

Halten Sie sich stattdessen an die Lebensmittelempfehlungen der mediterranen Low-Carb-Pyramide. Diese spiegelt wider, von welchen Produkten Sie nur möglichst wenig essen sollten. Hintergrund der Empfehlungen ist nicht der jeweilige Energiegehalt der Lebensmittel, sondern ihr Einfluss auf Stoffwechsel und Wohlbefinden. Sie können aus der Pyramide direkt ablesen, wovon Sie reichlich essen sollten.

Bei Hunger die Menge an Protein verdoppeln

Wenn weniger Kohlenhydrate verzehrt werden, dann wird diese Einschränkung durch Zufuhr eines anderen Energieträgers zumindest zum Teil kompensiert werden. Gegen Appetit und Hunger wirkt am besten: Protein! Es hält am längsten satt. In der Praxis gelingt es recht einfach, den Proteinanteil in Ihren Mahlzeiten deutlich anzuheben. Was die Küchenpraxis angeht, also welche Proteinquellen von uns empfohlen werden, dazu finden Sie mehr auf S. 73.

Bei Hunger essen?

Diese Regel war in der »alten« LOGI-Methode enthalten. Im Prinzip gilt das immer noch, denn mit unstillbaren Hungerqualen werden Sie das Konzept nicht lange umsetzen! Doch inzwischen empfehlen wir wegen der Vorteile im Stoffwechselbereich das zeitbeschränkte Essen. 16 Stunden oder gar 18 nichts zu essen, hat viele nachgewiesene Vorteile! Umso wichtiger ist es, dass man sich bei den verbleibenden zwei Hauptmahlzeiten während der acht bzw. sechs Stunden ausreichend sättigt und dafür sorgt, lange satt zu bleiben!

Falls Sie dennoch Zwischenmahlzeiten benötigen, sollten sie natürlich LOGI-konform sein. Meiden Sie Fake Food, also industriell hergestelltes Knister- und Knabberzeug. Die vielen Snacks der Süßwarenindustrie mit viel Zucker, Stärke, Fett, Farb- und Aromastoffen locken an jeder Straßenecke. Traditionell kommen einem gerade am Nachmittag auch noch Gebäck, Kuchen oder Torten in den Sinn. Dummerweise ist die glykämische Last der meisten dieser Snacks besonders hoch. Dass das direkte Konsequenzen für Ihren Blutzucker und Ihre Insulinausschüttung hat, ist Ihnen ja inzwischen hinreichend bekannt.

Tipps für Zwischenmahlzeiten

Was sollte man zwischendurch essen, wenn der Hunger unverhofft angreift? Das dürfte eine der am häufigsten gestellten Fragen sein. Denken Sie immer daran: Eiweiß sättigt am besten. Weitere Tipps zu Snacks finden Sie auf S. 192.

Zu Hause: Für die Zwischenmahlzeiten zu Hause kennt die Fantasie keine Grenzen. Ein klarer Favorit sind hart gekochte Eier. Die können Sie immer vorbereitet im Kühlschrank haben. Dazu ein wenig gute Mayonnaise, Fischpaste oder Ähnliches – einfach köstlich, sehr sättigend und befriedigend. Natürlich bieten sich auch immer Obst- und Gemüsestücke an, gerne auch mit Frischkäse oder Ähnlichem. Für unsere Breitengrade eher ungewöhnlich, aber überaus köstlich auch als Dip zu Gemüsesticks zu verwenden: Erdnussbutter. Klassiker sind zudem saure Gurken oder andere eingelegte Gemüse und Oliven. Einfach, aber ein wenig aufwendiger: Reste von kaltem Fleisch, Geflügel oder Fisch kann man bis zu zwei Tagen im Kühlschrank aufbewahren. Bei Hunger klein portioniert in Salat- oder Krautblätter einwickeln und genießen.

Des Autors Lieblingssnack ist neben gemischten Nüssen vor allem luftgetrocknete italienische Salami, die er Scheibchen für Scheibchen je nach Hunger abschneidet und pur in aller Ruhe auskostet. Dazu ein oder zwei kleine Gürkchen oder Datteltomaten oder eine Orange, sehr gerne zusätzlich auch ein Glas Bio-Trink-Kefir – und das Leben ist schnell wieder in Ordnung!

Unterwegs: Die Favoriten für den Hunger zwischendurch und unterwegs sind die diversen Nusssorten. Vergessen Sie den Kaloriengehalt der Nüsse! Wer sie als eigenständige Mahlzeit beziehungsweise als Zwischenmahlzeit isst, kann sich damit bestens sättigen und befriedigen, ohne das Risiko einzugehen, zu viel Energie aufzunehmen. Aber auch Bio-Wurstdauerwaren oder spezielle Eiweißriegel (in Sportfachgeschäften) – unbedingt auf den Kohlenhydratanteil achten! – kann man zur Abwechslung einbeziehen. Diese Nahrungsmittel sind eiweißreich, verbraucherfreundlich verpackt, leicht portionierbar und darüber hinaus fast überall verfügbar.

Süßhunger-Attacken: Wenn einen der Süßhunger zwischendurch packt oder auch zum Kaffee am Nachmittag ein wenig Süße den Appetit auf das Stück Kuchen vergessen machen soll, heißt der Favorit schwarze Schokolade, edelbitter. Diese ist zuckerarm und eiweiß- und fettreich. Sie sollte aber mindestens 70 Prozent Kakaobohnen-Anteil haben. Meist genügt ein kleines Stück davon, um die Süßhunger-Attacke abzuwürgen.

Ist »Sündigen« problematisch?

Sündigen ist verzeihlich. Manche werden es sofort problemlos schaffen, auf ihre geliebten Brötchen weitgehend zu verzichten und nur ganz wenig Salzkartoffeln, Reis oder Nudeln zu verzehren, anderen wird das schwerer fallen. Aber muss man wirklich konsequent der Portion Spaghetti oder dem Teller Bratkartoffeln entsagen, falls einen der unwiderstehliche Appetit auf einen dieser Dickmacher überkommt? Wissenschaftlich betrachtet, sind diejenigen, die ganz streng bei Ihrem Programm bleiben, natürlich am erfolgreichsten! Aber das passt nicht für jeden Typus. Im Endeffekt ist entscheidend, wie gut man auf längere Sicht ein Ernährungskonzept durchhalten kann.

Einmalige Ausrutscher, wenn die Kartoffeln gerade unwiderstehlich gut sind (beispielsweise kleine Ofenkartoffeln in Olivenöl und Rosmarin ausgebacken für den Autor!) und das frische Brot allzu köstlich schmeckt, sind durchaus tolerabel. Allerdings gilt der Grundsatz: Einmal sündigen ist okay, wenn Sie ständig sündigen, schneiden Sie sich ins eigene Fleisch.

Es gibt auch Menschen, für die zum Beispiel Spaghetti oder Bratkartoffeln auf einmal zur wichtigsten Sache der Welt werden, falls sie sich diese Gelüste allzeit verkneifen müssen. Sie steigern sich dann förmlich in eine Gier hinein. Genau solche Essstörungen müssen aber unbedingt vermieden werden. Dann genehmigen Sie sich lieber die Pasta oder die Kartoffeln – aber versuchen Sie zunächst einmal mit weniger davon auszukommen. Nachnehmen können Sie immer noch.

Jahrelange Erfahrung hat auch gezeigt: Nach kurzer brot- und kartoffelarmer Zeit merken Sie, dass das Verlangen deutlich nachlässt und das Einhalten der LOGI-Prinzipien viel einfacher funktioniert als vermutet. Der Kohlenhydrathunger nimmt mit der Zeit immer stärker ab. Das liegt daran, dass unter LOGI die Insulinausschüttung über den Tag hinweg recht niedrig ist. Vor allem wenn sich die ersten Erfolge einstellen – weniger Speck am/im Bauch –, werden Sie ein helles Brötchen mit süßer Marmelade nicht mehr vermissen. Und wenn Sie doch mal wieder eines essen, empfinden Sie es wahrscheinlich als unerträglich süß und pappig und vielen wird nach einer »sündigen« Portion Pasta oder Pizza übel. Probieren Sie es ruhig aus – Sie werden diese Erfahrung bald bestätigen können! Auch wenn Sie es zunächst nicht glauben wollen, dass ein Leben ohne Brot möglich ist.

Wichtig auch, wenn Sie mal ein paar Tage essenstechnisch geschludert und »gesündigt« haben oder das Abspecken einmal zum Stagnieren kommt: Werfen Sie die Flinte nicht gleich ins Korn. Steigen Sie einfach wieder ein und machen Sie mit LOGI weiter, als wäre nichts gewesen. Der Körper wird es schnell verzeihen!

Genießen lernen

Eine wichtige Säule bei LOGI heißt, die Nahrung so auszuwählen, dass sie Befriedigung hinterlässt und sättigt, ohne dass man sich dafür überessen müsste. Dies lässt sich am besten bei einer konsequenten Rückbesinnung auf natürliches Essverhalten umsetzen. Im folgenden Kasten haben wir dazu eine Übung für Sie beschrieben.

Übung zum Essverhalten

Stellen Sie sich für diese tägliche Übung immer eine Hunger-Sättigungs-Skala von 1 bis 10 vor. Eine 1 vergeben Sie, wenn Sie »tierisch hungrig« sind, halb bewusstlos sozusagen. Eine 2, wenn Sie »überaus hungrig« sind und eine 3, wenn Sie »ziemlich hungrig« sind. Eine 4 deutet darauf hin, dass Sie ein klein wenig Hunger verspüren, während Sie bei 5 gerade gesättigt sind. Vergeben Sie eine 6, wenn Sie spüren, dass Sie den Sättigungspunkt schon überschritten haben. So geht es weiter bis 10: Die 10 sollten Sie nur sehr selten vergeben müssen. Sie steht dafür, dass Sie »bis zur Halskrause abgefüllt« sind, sich nicht mehr rühren können und sich nur noch gequält fragen, warum Sie sich auf eine solche Völlerei eingelassen haben.

Essen Sie jede Mahlzeit langsam und mit Genuss. Spüren Sie zwischendurch immer mal wieder in sich hinein, bei welchem Punkt der Skala Sie gerade angelangt sind. Legen Sie das Besteck nach jedem Bissen am Tellerrand ab und lassen Sie sich vom Aroma der Speisen betören. Damit bringen Sie Ihre »Essmaschine« zum Stillstand! Essgestörte befördern – Schaufelbaggern gleich – ohne Unterlass Happen um Happen in den Mund. Sie mampfen in sich hinein, ohne den Geschmack überhaupt auszukosten und ohne die Atmosphäre um sich herum aufzunehmen.

Bei 5, wenn Sie also spürbar gesättigt sind, sollten Sie aufhören zu essen. Legen Sie Messer und Gabel aus der Hand, unabhängig davon, ob der Teller leer ist. Wenn man beim Essen Stadien über 5 erreicht, deutet dies auf übermäßiges Essen hin. Warum aber weiter essen, wenn Sie satt sind? Sie können jederzeit wieder Essen zu sich nehmen, sobald Sie hungrig sind. Heben Sie die restlichen Köstlichkeiten auf oder freuen Sie sich auf die nächste Mahlzeit. Und seien Sie sich immer bewusst, dass Sie nicht verhungern werden, denn Essen gibt es in unseren Breiten mehr als reichlich.

Wenn Sie aber nicht sicher sind, ob Sie schon bei der kritischen Fünfergrenze angekommen sind, so tasten Sie sich mit der Dreierregel heran: Genehmigen Sie sich ab diesem Zeitpunkt nur noch genau drei Happen, und zwar jene, die Ihnen am meisten zusagen. Wenn Sie gar kein Sättigungssignal wahrnehmen, besteht der begründete Verdacht, dass es gerade von anderen Reizen übertönt wird oder wurde. Lernen Sie also, in sich hineinzuhorchen: Wie bekommt Ihnen das Essen? Welche Gefühle löst es aus und wie viel möchte der Körper davon haben?

Am Anfang ist das Ganze vielleicht nicht ganz einfach, aber es wird funktionieren, wenn Sie lernen, wieder ganz bewusst zu genießen. Auch hier übernehmen viele natürlich Schlanke wieder eine Vorbildfunktion: Denn sie testen mit Zunge und Gaumen und kauen bedächtig jeden Bissen, führen erst mit leerem Mund das Gespräch mit dem Tischpartner fort. Natürlich Schlanke hören mit dem Essen auf, sobald sie gesättigt sind, gleichgültig, wie viel noch auf dem Teller liegt. Dagegen sind Übergewichtige häufig »essgestört« und spüren das Sättigungssignal erst spät, oft auch gar nicht. Ihr größter Fehler ist, dass sie sich während der Mahlzeit auf alles Mögliche konzentrieren, nur nicht auf den Geschmack und das Aroma des Essens. Übungen zum Essverhalten können hilfreich sein, das Wahrnehmen des Sättigungssignals wieder zu erlernen.

Nicht zu unterschätzen ist auch das regulierende Element der Geselligkeit und Unterhaltung beim Essen. Im Kreis von und im Gespräch mit anderen wird man im Allgemeinen vor allzu großer Maßlosigkeit geschützt. Und über das gemeinsame Mahl werden unsere sozialisierten Bedürfnisse nach Zuwendung und Akzeptanz befriedigt. Essen Sie so häufig wie möglich in Gesellschaft. Aber schalten Sie das Fernsehgerät beim Essen aus. Dieser »Kasten« verbannt die gesellige Unterhaltung beim Essen, und anstelle genießerisch zu schwelgen, verschlingt man Bilder und Informationen. Wer beim Essen fernsieht, hemmt die Wahrnehmung von Sättigungssignalen gewaltig.

Essen zelebrieren

Ein Genussmensch ist in seinen Essensvorlieben emotional und ganz spontan. Er stellt den sinnlichen Genuss in den Vordergrund seiner Verzehrgewohnheiten. Als Feinschmecker legt er Wert auf gute und frische Zutaten, exzellente Kochkunst und ästhetisches Ambiente. Genießen heißt, die Nahrung in ihrer Fülle von Aromen und Geschmacksnoten wahrzunehmen. Das kann nur, wer sich dem Genuss gänzlich hingibt. Es erfordert Schweigen, denn Reden schließt Schmecken praktisch aus. Für den kulinarischen Banausen ist das Sprechen mit vollem Mund entgegen den Regeln des Anstands eher die Regel. Der wahre Genießer aber weiß, dass ein vollendetes Auskosten der Sinnesfreude seine schweigsame Konzentration erfordert.

Täglich mit höchstem Genuss zu essen und zu trinken, stillt den Hunger auf äußerst befriedigende Weise. Darüber hinaus deckt es auch die Wünsche nach sinnlichen Erlebnissen und ist ein Teil des Gemeinschaftslebens. Genussorientiertes, bewusstes Essen und Trinken zählt zu den schönsten Lebensfreuden und gehört damit auch zu den Seiten unserer Existenz, die der Gesundheit am zuträglichsten sind. Kein Wunder, dass Essen und Trinken eine so wichtige Rolle für unser Wohlbefinden spielen.

Nährstoffreiche Lebensmittel statt Fake Food

Gesunde Ernährung bedeutet vor allem Bedarfsdeckung mit essenziellen Nährstoffen. Das setzen Sie bei der LOGI-Methode ganz automatisch um, wenn Sie unsere Ernährungsregeln umsetzen – und möglichst naturbelassene Nahrungsmittel bevorzugen. Wenn Sie von allen Produkten, welche die mediterrane Low-Carb-Pyramide in den unteren drei Stufen anbietet, in Maßen und von nichts zu viel verzehren, ist die Wahrscheinlichkeit sehr hoch, dass Sie alle gesundheitsfördernden Nährstoffe in ausreichender Menge bekommen. Und zugleich ist das Risiko, sich von möglicherweise kontaminierten Lebensmitteln oder von individuell unverträglichen Inhaltsstoffen zu viel zuzuführen, umso geringer, je abwechslungsreicher der Speiseplan ist. Mäßig essen heißt aber andererseits nicht wenig essen! Denn Mengenbeschränkungen beim Essen bedeuten immer auch, weniger Nähr- und Wirkstoffe aufzunehmen. Und das würde sofort unsere Überlebensinstinkte auf den Plan rufen und damit eine umtriebige Nahrungssuche ankurbeln.

Noch ein ganz wichtiges Gesundheits- und Schlankheitsrezept: Das Essen muss qualitativ immer hervorragend sein. Und am besten weitgehend naturbelassen. Meiden Sie industriell stark verarbeitete Produkte. Akzeptieren Sie entsprechend teurere Lebensmittel. Wählen Sie stets nur das Beste aus, das Sie sich gerade noch leisten können. Der Geldbeutel darf bei Ihren Essenseinkäufen regelrecht bluten. Wer tief in den Geldbeutel greifen muss, wird sich dreimal überlegen, ob er sich ständig und weit über die Sättigung hinaus vollfressen will. Wer kräftig hinblättert, wird zögern zu essen, wenn er gar nicht hungrig ist. Das Motto »Klasse statt Masse« ist eine weise Regel und gilt bei der LOGI-Methode natürlich in gleicher Weise wie sonst. Das richtige Schlankheitsmotto für die Zukunft lautet deshalb: Nur das Beste ist gerade gut genug! Damit unterstützen Sie vor allem Ihre schlanke Linie, Ihre Gesundheit, aber auch die Landwirte. Lebensmittelproduzenten und Gastronomen könnten zeigen, zu welcher Qualität sie im Grunde genommen fähig sind, wenn diese endlich wieder honoriert würde.

Wiegen oder Waage entsorgen?

Im ersten roten LOGI-Buch hatte ich noch empfohlen, die Körperwaage zu entsorgen, um das Abnehmen zu erleichtern. Doch zwischenzeitlich gab es viel Forschung zu dieser Frage und als Ergebnis zeigt sich, dass es wohl zweierlei Typen gibt: erstens die »streng Kontrollierten« und zweitens die »Waage-Geschädigten«. In Studien schneiden jene im Allgemeinen am besten ab, die sich ständig wiegen – vielleicht sogar zweimal täglich! Sie passen aber besser zu den »bilanzierten Diäten«, weil sie ja gerne alles berechnen und sofort bei jedem falschen Zeigerausschlag gegensteuern.

Das Problem bei Körperwaagen ist, dass sie bisweilen bedrohliche Schwankungen anzeigen, die allerdings nichts über die eigentliche Zu- oder Abnahme von Körperfett aussagen. Der akute Wassergehalt im Gewebe schwankt täglich und spiegelt sich sofort auf der Waage wider. Ein sofortiges kalorisches Gegensteuern mag da aber oft gar nicht sinnvoll sein.

Dann gibt es die Kategorie der Selbstbestimmten, die ein morgendliches Wiegen eher als überflüssigen Stress erleben. Sie empfinden es als ausreichend, wenn Sie die Erfolge am Sitz Ihrer Kleidung und beim Blick in den Spiegel erkennen.

Wenn Sie LOGI klassisch ad libitum machen und sich clever sättigen, werden Sie sicherlich ein paar Hundert Kilokalorien Defizit erreichen. Natürlich werden Sie damit langsamer abnehmen, als wenn Sie Turbo-LOGI oder Formula plus LOGI machen. Dennoch ist die Wahrscheinlichkeit sehr hoch, dass sich bald »Röllchen nach Röllchen« auflösen werden. Haben Sie ein wenig Geduld. Es geht zwar langsam, dafür aber ohne Appetitattacken.

Das ist typisch für das Abnehmen mit LOGI klassisch: Sie werden keine Blitzerfolge erzielen, dafür müssen Sie aber auch niemals hungern. Vielleicht schaffen Sie ein Minus von 3 Kilo in einem halben Jahr, vielleicht sogar 6 oder 10 Kilo. Niemand kann das voraussagen, denn es hängt sehr viel von den individuellen Voraussetzungen ab. Und auf eine definierte Kalorieneinschränkung wird ja ausdrücklich verzichtet. Manche werden 8, 10, 15 oder mehr Kilo abnehmen können. Aber Vorsicht! Das Wichtigste ist nicht, beim Abnehmen Rekorde aufzustellen! Entscheidend ist vielmehr, dass möglichst viele der abgespeckten Pfunde dauerhaft fernbleiben.

Was wann essen?

Immer wieder werde ich gefragt, was man denn ganz konkret essen kann, wenn man es eilig hat, unterwegs ist oder in seiner Arbeitswelt essen muss. Hier ein paar Tipps dazu (siehe auch S. 94).

Mittagsmahlzeiten

Das Mittagessen hat sich erfahrungsgemäß als leichteste Übung für LOGI-Neulinge herausgestellt. Da steht die ganz Palette an konventionellen Gerichten zur Verfügung: Fleisch-, Geflügel- oder Fischgerichte mit diversen Gemüsen und beziehungsweise oder Salaten als Beilage. Da können Sie nach Herzenslust zulangen, wenn Sie auf die stärkereichen Sättigungsbeilagen verzichten. Das LOGI-Prinzip lässt sich auch hervorragend auf das Essen in Restaurants und für unterwegs übertragen. Das gilt für die deutsche Küche wie auch für die fremdländischen Spezialitätenrestaurants. Verlangen Sie bei der Bestellung einfach anstelle von Reis, Nudeln oder Ähnlichem eine größere Portion oder eine Extraportion Gemüse oder Salat. Ich habe noch nie erlebt, dass mir dieser Wunsch abgeschlagen wurde. Und ein gut zubereitetes Steak schmeckt auch ohne die klassische »Sättigungsbeilage« ganz hervorragend – man gewöhnt sich schnell daran.

Ein Pferdefuß ist allerdings die Tradition, dass im Restaurant sofort ein gefüllter Brotkorb bereitgestellt wird – dazu auch noch Butter oder Schmalz. Diesen sollten Sie gleich ablehnen oder ganz schnell wieder entfernen lassen. Denn wenn der Hunger groß ist, wird das Verlangen nach dem schnellen, wohlmundenden Hungerkiller entsprechend groß sein. Besser wären, wie in manchen Restaurants in Frankreich noch üblich, rohe Gemüsestäbchen mit Oliven-Dip oder Frischkäse.

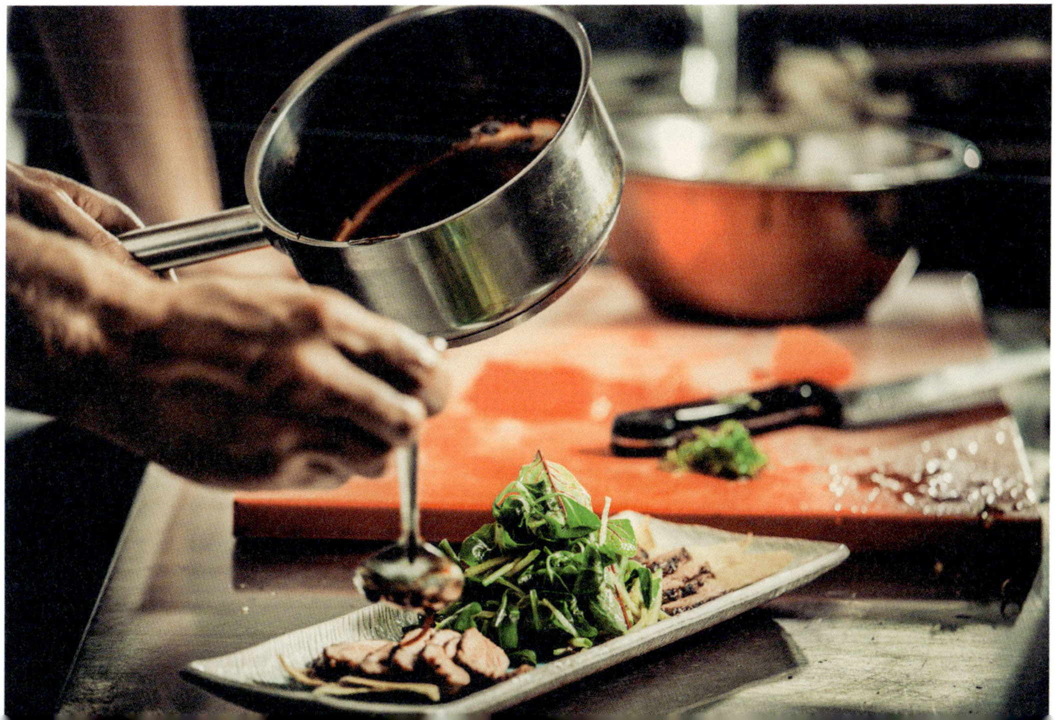

Nachspeisen

Als Klassiker der Nachspeisen bietet sich, ob mittags oder abends, die italienische Tradition an: Käse mit Obst! Natürlich können Sie auch ungesüßte Quarkspeisen, Obstsalate, Kompotte und Cremes genießen.

Abendmahlzeiten

Als besonders schwierig hat sich in der Praxis merkwürdigerweise die Abendmahlzeit erwiesen. In Deutschland zumindest hat das Abendbrot Tradition. Meist ist die Abendmahlzeit kalt – mit Brot als Basis, dazu Aufschnitt oder Käse, Tomaten und Gurken etc. Es bedarf vielleicht einer gewissen Zeit der Gewöhnung, aber ein guter Käse schmeckt auch pur mit Tomaten, Paprika oder Gurken hervorragend. Oder man wählt die süßere Variante mit Trauben oder einem anderen Obst. Übrigens ist auch kaltes Fleisch in Kombination mit Früchte– obwohl in unseren Breiten eher ungewöhnlich – etwas Köstliches. Wenn es ganz schnell gehen und dabei gesund und auch noch billig sein soll, dann schlägt die Stunde für Fisch aus der Dose. Ölsardinen in Olivenöl! Oder auch Makrele oder Thunfisch. Dazu ein wenig Paprika, Tomaten und Gurken ...

Und am Abend bietet es sich natürlich auch am besten an, sein Gläschen Wein zum Essen zu genießen. Wer es abends lieber warm mag, für den gilt natürlich das Gleiche, was bereits zu Mittagsmahlzeiten gesagt wurde.

Unterwegs essen

Ganz gleich, welchen Imbissstand oder welches Geschäft Sie auch aufsuchen, überall werden Ihnen Gerichte angeboten, die vor allem Kohlenhydrate liefern: belegte Brötchen, Hot Dogs, Hamburger, Fischbrötchen, Brezeln, Pizza-Baguette. Und überall sind es auch noch helle, raffinierte, schnell aufschließbare Kohlenhydrate, die Sie ja nach LOGI eigentlich meiden sollen. Was also tun? In Fast-Food-Restaurants erfüllt der gemischte Salat mit Ei Ihre Ansprüche. Bestellen Sie sich dazu einen Hamburger, lassen aber mindestens eine Brötchen-Hälfte liegen. Auch im Supermarkt wird in der Regel vorportionierter Salat zum Mitnehmen verkauft. Am Imbissstand ist die Linsen- oder Bohnensuppe mit Wursteinlage ideal. Eine große Hilfe sind auch türkische, arabische und asiatische Imbissstände und Restaurants: Dort können Sie zwischen Eintöpfen mit Hülsenfrüchten, mit Fleisch gefülltem Gemüse, Salat mit Thunfisch oder Döner oder Falafel (frittierte Kichererbsenbällchen) mit Salat und Soße wählen. Wird Brot als Beilage gereicht, lassen Sie wenigstens die Hälfte zurückgehen. Bei den Asiaten ist auch die Auswahl an Fleisch, Geflügel und Fisch mit Gemüse perfekt – Sie sollten nur auf den Reis ganz oder weitgehend verzichten. Die weiße Mehlpampe schmeckt doch ohnehin nicht so großartig.

Wenn Ihnen der Sinn eher nach Süßem steht: Kaufen Sie sich Obst und ergänzen Sie die Mahlzeit durch Buttermilch oder einen ungesüßten Joghurt. Oder gönnen Sie sich eine Tüte Nüsse oder ein bis zwei Streifen Edelbitterschokolade. Haben Sie also auch unterwegs konsequent das LOGI-Prinzip – Eiweißlieferant plus Gemüse oder Obst – im Kopf, dann macht Ihnen Ihre Imbissmahlzeit keinen Strich durch die LOGI-Rechnung!

Kapitel 12

Turbo-LOGI für Ungeduldige

Es gibt nicht die eine Diätstrategie für alle. Die einen kommen am besten ohne strenge Vorgaben zurecht und finden sich schnell in die LOGI-konforme Ernährung ein. Andere sind damit eher überfordert und ziehen klare Vorgaben, Zahlen und Rezepte vor. Dieser Gruppe möchten wir mit einem Wochenplan mit einfachen, leckeren Rezepten (siehe S. 196), der einmal wiederholt wird, und einer entsprechenden Einkaufsliste (siehe S. 198) entgegenkommen – mit dem Ziel, dass sie in dieser Zeit im Umgang mit Nahrungsmitteln, die zur LOGI-Ernährung passen, sicherer werden. Das Ziel ist, dann auf Dauer ad libitum – also ohne genaue Vorgaben – zu essen.

Erfolg durch Turbo-LOGI

Die Forschung hat bewiesen: Je schneller und stärker Sie zu Anfang abspecken, desto größer ist die Wahrscheinlichkeit für einen langfristigen Erfolg. Wir haben deshalb für die ersten zwei Wochen die Kalorienzufuhr deutlich reduziert. Die Tagespläne umfassen täglich nur etwa 1000 Kilokalorien mit maximal 50 Gramm Kohlenhydraten und genauen Angaben zu Lebensmittelmengen. Seien Sie aber nicht zu ambitioniert und essen noch weniger, denn sonst entstehen eher Nährstoffdefizite. Halten Sie sich deshalb exakt an die vorgegebenen Mengenangaben! Nicht alle Rezepte in LOGI klassisch können in der Turbo-Phase angeboten werden. Aufgrund der Lebensmittelzusammensetzung würde das kalorienreduzierte Turbo-Rezept nicht mehr schmecken.

Mit einem sinnvoll gestalteten, krassen und plötzlich einsetzenden Kalorienminus (wie hier mit nur 1000 Kilokalorien) können Sie in zwei oder drei Wochen ähnliche Verbesserungen im Stoffwechsel erreichen wie mit einer moderat kalorienreduzierten Diät (mit zum Beispiel 500 Kilokalorien weniger am Tag) in elf oder zwölf Wochen!

Auch in kalorienbilanzierter Form ist Low Carb nach wissenschaftlichen Erkenntnissen in Bezug auf Sättigung und Sattheit allen anderen Diäten, die auf Basis natürlicher Nahrungsmittel durchgeführt werden, überlegen. Ebenfalls nicht ganz unerheblich ist, dass Low Carb bei den vielen Menschen mit Insulinresistenz eine weitreichende Verbesserung der Stoffwechselwerte ermöglicht.

Prinzipien der Turbo-Variante

Nur zwei- bis dreimal am Tag essen

Es gehört zum Erlernen das LOGI-Konzepts, dass man höchstens drei Mahlzeiten pro Tag einnimmt. Ein Snack ist für diese zweiwöchige Turbo-Phase nicht vorgesehen. Essenspausen von mindestens vier bis fünf Stunden sind wichtig, damit Ihr Körper die Fettreserven anzapft. In dieser Zeit sollten Sie nur kalorienfreie Getränke zu sich nehmen. Wenn Sie dann auf die ad-libitum-Ernährung umschwenken, empfehlen wir auch das Intervallfasten, zum Beispiel mit 16 Stunden Essenspause und einem 8-Stunden-Fenster für die Mahlzeiten.

Wochenplan mit flexibler Anwendung

Lassen Sie sich unsere kalorienarmen Rezepte aus dem 2-Wochen-Plan schmecken. Mit unseren Vorschlägen kommen Sie auf maximal 1000 Kilokalorien pro Tag. Der Wochenplan ist natürlich nicht in Stein gemeißelt. Wenn Ihnen das Frühstück vom Montag besonders gut schmeckt und Sie dieses öfter zu sich nehmen wollen, dann ist das kein Problem. Setzen Sie den Plan so wie von uns vorgeschlagen oder ganz nach Ihrem Geschmack um!

Und wenn Sie lieber auf eine Mahlzeit verzichten wollen, am besten dann auf das Frühstück oder auf das Abendessen. Achten Sie dann bei den restlichen Mahlzeiten auf eine besonders gute Qualität – das heißt auf eine hohe Nährstoffdichte, da sonst beim entstehenden Energiedefizit auch ein Nährstoffdefizit entsteht.

Nutzen Sie unsere Einkaufsliste

Um Ihnen den Start zu erleichtern, haben wir eine Einkaufsliste (siehe S. 198) zusammengestellt. So vergessen Sie garantiert nichts und sind somit bestens für den Start gerüstet.

Von bilanziert zu ad libitum

Mit kalorienbilanzierten Diäten nehmen Sie immer genau so viel ab, wie an Kaloriendefizit erzielt wurde – unabhängig davon, wie hoch die Kohlenhydrat- oder Fettanteile dieser Diäten sind. Leider werden solche strengen Vorgaben, die nur mit Wiegen, Messen und konkreten Rezepten erreichbar sind, erfahrungsgemäß mit der Zeit immer problematischer und sind schwer durchzuhalten. Deshalb empfehlen wir, nach der zweiwöchigen Turbo-Phase mit vorgegebenen Rezepten auf die LOGI-klassisch-Variante überzugehen. Die zugrunde liegenden Prinzipien sollten Sie in dieser Zeit so weit verinnerlicht haben, dass Ihnen die Ad-libitum-Ausführung keine Probleme mehr bereitet. Diese Art von unbegrenzter Diät lässt sich auf Dauer für die meisten Menschen viel besser durchhalten.

Kapitel 13

Formula plus LOGI – Mischen ist possible

Viele Menschen erreichen ihr Ziel, schnell und viel Fett verlieren zu wollen, am besten mit Formula-Diäten. Andere können sich vielleicht nicht vorstellen, dass Diätwillige gar keine Akzeptanzprobleme beim Genuss von drei Shakes am Tag haben und sogar dankbar für die schnelle Zubereitungsmöglichkeit ihrer Trinkmahlzeiten sind. Wenn Sie es wirklich ernst nehmen mit Ihrem Abspeckwunsch und Ihr Ziel möglichst schnell und effektiv erreichen wollen, dann lassen Sie sich wenigstens einmal eine Zeitlang auf das »Shaken« ernsthaft ein und werfen Sie dafür alle Vorurteile gegen Formula-Diäten über Bord.

Unsere Methode Formula plus LOGI sieht eine sinnvolle Kombination aus beiden Konzepten vor. Zunächst sollten Sie für den schnellen und motivierenden Erfolg eine reine Formula-Diät durchziehen. Im Anschluss werden nach und nach die Formula-Mahlzeiten durch Gerichte auf Basis natürlicher Nahrungsmittel nach dem LOGI-Prinzip ausgetauscht. Damit sollen Sie an sinnvolles Essen herangeführt werden. Das Ziel ist, auf Dauer Gewicht und Körperfett mit gesunder, natürlicher mediterraner Kost nach dem LOGI-Prinzip zu kontrollieren.

Formula – nährstoffreich und unkompliziert

Um das Problem des Nährstoffmangels während einer sehr kalorienarmen Diät zu lösen, setzt sich in der internationalen Ernährungsmedizin die Anwendung von vollständigem Mahlzeitenersatz durch speziell komponierte Formula-Produkte immer mehr durch. Meist als Drinks konsumiert, führen Sie sich auf diese Weise nur zwischen 500 und 1200 Kilokalorien pro Tag zu. Dennoch ist damit Ihre Versorgung mit essenziellen Nährstoffen sichergestellt. Im Prinzip unterscheidet man zwischen Very Low Calorie Diets (VLCD) mit 450 bis 800 Kilokalorien pro Tag und den Low Calorie Diets (LCD) mit 800 bis zu 1200 Kilokalorien pro Tag. In Studien haben sich die VLCDs zur Gewichtsreduktion gegenüber den LCDs nur als unbedeutend effektiver herausgestellt.

Allgemein gilt: Starke Kalorienreduktionen sind mit Formula-Diäten mit einem hohen Anteil an hochwertigem Protein und ausreichend essenziellen Nährstoffen für die meisten Menschen leichter durchzuhalten als eine sehr niedrigkalorische Diät auf Basis natürlicher Nahrungsmittel. Auch ist der Erhalt von Muskelmasse dabei typischerweise besser und es werden viel seltener unerwünschte Nebenwirkungen (wie sie bei allen Diäten auftreten können) beobachtet.

Nach heutigen wissenschaftlichen Erkenntnissen müsste Mahlzeitenersatz mit einer guten Formula eigentlich die erste Wahl bei allen Reduktionsdiäten sein!

Bei diesen Mahlzeiten-Ersatzkonzepten kann außerdem für Sie hilfreich sein, dass Sie nichts weiter einkaufen und nichts Kompliziertes kochen müssen. Formula-Mahlzeiten können Sie problemlos mitnehmen und überall schnell zubereiten. Die geschmacklich schmale Bandbreite ist bekannt – es erwarten Sie keine Überraschungen. Sie stellen sich darauf ein und ziehen es durch. All das kann Ihnen das Durchhalten erleichtern.

Eine krasse Kalorieneinschränkung funktioniert erfahrungsgemäß am besten mit einer speziell komponierten Formula-Diät, die sich durch einen hohen Anteil an hochwertigem Protein und eine gleichzeitig hohen Ballaststoffgehalt auszeichnet. **Vorsicht aber – manch bekanntes Formula-Produkt ist zwar in der Werbung spitze, aber nicht in seiner Zusammensetzung!**

Formula-Diäten definiert

Formula-Diäten dienen dazu, einen schnellen Gewichtsverlust bei Fettleibigkeit herbeizuführen. Sie sind auch als Therapieoption in den neuen Leitlinien für eine Adipositas-Therapie verankert. Was verbirgt sich dahinter? Bei einer Formula-Diät werden die täglichen Mahlzeiten ganz oder teilweise durch Fertigdrinks, durch mit Flüssigkeit anzurührende Nährstoffpulver (»Shakes«), aber auch durch andere fertig zubereitete Nahrungsmittel wie Kekse oder Riegel ersetzt. Die tägliche Kalorienzufuhr bei einem kompletten Ersatz aller Mahlzeiten beträgt maximal 1200 kcal.

Diese Shakes, Suppen, Fertiggerichte oder Getränke sind industriell hergestellte Nährstoffgemische. Meist bieten die Hersteller ihre Produkte in mehreren Geschmacksrichtungen an – wobei die Geschmacksqualität sehr variieren kann. Sie enthalten ausreichend von allen essenziellen Amino- und Fettsäuren sowie Kohlenhydrate in jeweils unterschiedlicher Menge und müssen ebenso ausreichend Vitamine und Mineralstoffe liefern. Für Letztere gilt laut Diätverordnung die Vorgabe, pro Mahlzeit mindestens 30 Prozent der unter Ziffer 7 aufgeführten Vitamin- und Mineralstoffmengen zu liefern und mindestens 500 Milligramm Kalium je Mahlzeit zu enthalten.

Sollen alle Mahlzeiten durch die Formula-Produkte ersetzt werden, ist gesetzlich der Hinweis »Darf ohne ärztlichen Rat nicht länger als drei Wochen verwendet werden« vorgeschrieben. Nur wenige Formula-Produkte dürfen als kompletter Mahlzeitenersatz vermarktet werden, es sei denn, sie enthalten alle Nährstoffe, die der Körper am Tag benötigt. Vielen Formula-Diäten müssen Milch oder Öl zugesetzt werden. Daher befindet sich auf der Verpackung der Hinweis »Zur Herstellung einer gewichtsoptimierenden Mahlzeit«.

Was macht einen guten Proteinshake aus?

Bei der Auswahl eines Formula-Produkts, oft auch als »Shake« bezeichnet, sollten Sie selbstverständlich auf gute Qualität achten, denn Protein ist nicht gleich Protein. Zur Beurteilung wird neuerdings der DIAAS (Digestible Indispensable Amino Acid Score) verwendet, der die »Verdaulichkeit« jeder essenziellen Aminosäure beim Menschen einbezieht.

Milchprotein an erster Stelle

Bei dieser Beurteilung stehen die Proteine von Milch und Milchprodukten weit an der Spitze. Darunter erreichen Molkenprotein und Casein, Vollmilchpulver oder Molken-Konzentrate sowie Isolate die höchsten Werte. Die Proteine der Milch sind damit in ihrer Wertigkeit höher eingestuft als die des Rindfleischs. Danach erst folgen Sojaprotein-Isolate. Das Protein von Erbsen, Reis und Bohnen wird vom DIAAS deutlich niedriger bewertet.

Für die herausragende Rolle des Milchproteins gibt es vielfältige Gründe. Es liefert eine große Menge essenzieller Aminosäuren pro Gramm verzehrtem Protein, und das in einem besonders günstigen Aminosäuren-Profil. Günstig ist auch, dass deren Absorptionsgeschwindigkeit unterschiedlich ist und somit für die Verwertung ideal. Häufig verwenden Hersteller solcher Proteinshakes den englischen Begriff für Molke: Whey bzw. Whey Protein.

Viele Milchproteine beinhalten Fragmente, sogenannte bioaktive Peptide, die hormonähnliche oder pharmakologisch wirksame Aktivitäten aufweisen und gesundheitlich fördernde physiologische Wirkungen auf den Menschen ausüben können. Kuhmilch liefert für den Menschen eine Fülle von bioaktiven Peptiden, deren gesundheitlich relevante Wirkungen immer besser erkannt werden. Damit sind Milch und Milchprodukte wahres »Functional Food« mit einem Mehrwert, der weit über die Versorgung mit Energie, essenziellen Aminosäuren, essenziellen Fetten und Milchzucker hinausragt. Deshalb ist Sojaprotein nur zweite Wahl, sofern Sie aus persönlichen Gründen (Umwelt, Veganer etc.) nicht auf die Proteine der Milch zurückgreifen können oder möchten.

Wenig Kohlenhydrate

Der Kohlenhydratanteil sollte so niedrig wie möglich sein. In 100 Gramm Pulver sollten weniger als 10 Gramm enthalten sein, davon weniger als die Hälfte als Zucker. Tatsächlich weisen viele sogenannte Proteinshakes gleich viel oder mehr Kohlenhydrate auf als Protein! Damit erreichen Sie Ihr Ziel nicht. Der Proteinanteil sollte deutlich über 60 Gramm pro 100 Gramm Pulver liegen. Ideal sind Produkte mit einem Proteinanteil von 60 bis 70 Gramm.

Was noch enthalten sein muss

Da der Shake eine Mahlzeit ersetzen soll, muss er neben Protein, Kohlenhydraten und essenziellen Fettsäuren auch Vitamine, Mineralien und Spurenelemente sowie Ballaststoffe beinhalten. Ob dies der Fall ist, erkennen Sie ganz leicht daran, ob dieser Shake als Mahlzeitenersatz nach §14 a der Diätverordnung (»Mahlzeit für eine gewichtskontrollierende Ernährung«) zugelassen ist und nicht einfach nur ein Lebensmittel oder Nahrungsergänzungsmittel ist.

Checkliste für einen guten Proteinshake

- Molkenprotein in der Zutatenliste an erster Stelle
- Proteinanteil deutlich über 60 Prozent
- Kohlenhydratanteil unter 10 Prozent (Zuckeranteil unter 5 Prozent)
- Hoher Gehalt an Vitaminen, Mineralien und Spurenelementen (möglichst > 50 Prozent NRV pro Portion = Prozent des Nährstoffbezugswerts für einen durchschnittlichen Erwachsenen gemäß EU-Lebensmittelinformationsverordnung)
- Ballaststoffe (wie Beta-Glucan oder Inulin) enthalten
- Bezeichnung »Mahlzeit für eine gewichtskontrollierende Ernährung«

Folgende Website gibt einen guten Überblick über die auf dem Markt befindlichen Produkte: www.abnehmen-mit-shakes.de

Zusammen stark – Formula und LOGI

Wie für uns eine sinnvolle und zielführende Kombination aus Formula-Diät und einer Ernährung nach den LOGI-Prinzipien, für die Sie die Rezepte ab S. 138 als Anregung nutzen können, aussieht, möchten wir Ihnen nun vorstellen.

1. Startphase: 14-tägiges intensives Abspecken

Für einen Zeitraum, der, wenn möglich, mindestens zwei Wochen, umfassen sollte, werden drei Mahlzeiten pro Tag durch einen Shake, ersetzt. Zusätzlich dürfen Sie zur besseren Sättigung täglich bis zu 200 Kilokalorien als Gemüsemahlzeit (etwa in Form von Rohkost als Snack zwischendurch, als Gemüsesticks mit Quarkdip, als Salat mit 1 TL Olivenöl oder als Gemüsesuppe) dazu essen – am besten angereichert mit langkettigen Omega-3-Fettsäuren (beispielsweise mit »Norsan«-Öl).

Wenn Sie die intensive Startphase ohne Probleme durchgestanden haben und sich auch noch pudelwohl fühlen, dann shaken Sie einfach weiter und gehen Sie erst dann in die Reduktionsphase über, wenn Sie wieder Lust auf eine richtige und feste Mahlzeit verspüren. Gemäß der Adipositas-Leitlinie können Sie diese Startphase bedenkenlos auf zwölf Wochen ausdehnen. Das heißt, aus gesundheitlicher Sicht spräche nichts dagegen, die Startphase deutlich zu verlängern. Allerdings wird in der Diätverordnung empfohlen, solch eine Diät nicht länger als drei Wochen ohne ärztliche Betreuung durchzuführen.

2. Reduktionsphase: Schritt für Schritt zum normalen Essverhalten

Nach der Startphase folgen zwei Reduktionsphasen. In der Reduktionsphase 1 nehmen Sie zwei bis vier Wochen lang täglich zwei Mahlzeiten in Form eines Formula-Produkts ein und als dritte Mahlzeit gibt es ein mediterranes LOGI-klassisch-Gericht mit 500 bis 600 Kilokalorien.

Wenn Sie bislang gut abnehmen und sich dem Wunschgewicht angenähert haben, steigen Sie danach in die Reduktionsphase 2 ein – das bedeutet eine Formula-Mahlzeit und zwei mediterrane Gerichte aus LOGI klassisch täglich. Ansonsten machen Sie wie in Reduktionsphase 1 weiter, bis Sie sich Ihrem Zielgewicht genähert haben. Das Prinzip der Reduktionsphase 2 behalten Sie bei, bis Sie Ihr persönliches Abspeckziel erreicht haben.

Abspecken mit Formula

Startphase: mind. 14-tägiges intensives Abspecken (max. bis 12 Wochen)
3 x Shake, plus 200 kcal Rohkost

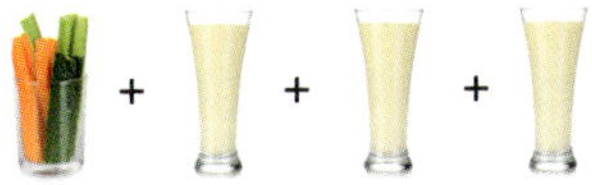

Schnelle Abspeckphase:
2–4 Wochen:
2 x Shake, 1 x Mahlzeit LOGI klassisch mit 500–600 kcal

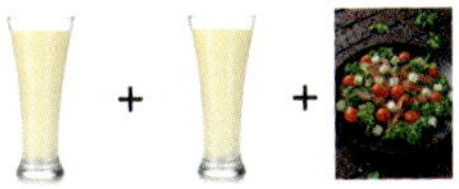

Danach bis zum Wunschgewicht:
1 x Shake, 2 x Mahlzeit LOGI klassisch mit 500–600 kcal

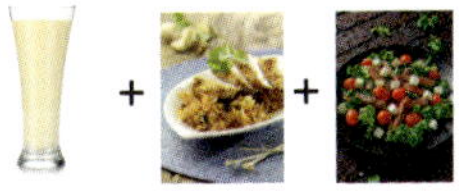

Stabilisierungsphase: Gewicht halten mit LOGI klassisch
1400–1800 kcal,
max. 130 g Kohlenhydrate
plus anstrengende Muskelaktivität

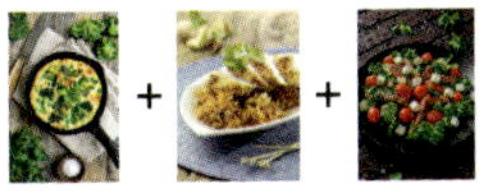

3. Stabilisierungsphase: Gewicht halten

Sie haben nun das Gewicht, das Sie erreichen wollten. Damit Sie es auch halten können und sich dauerhaft gesund ernähren, empfehlen wir Ihnen im Anschluss eine Ernährung nach den Prinzipien von LOGI klassisch ad libitum (siehe dazu Kapitel 11).

Auffrischungsphase für »Abtrünnige«

Das abgespeckte Gewicht von den Hüften fernzuhalten ist nicht leicht. Sie müssen dafür viel Disziplin aufweisen, Ihren Verstand einsetzen und das hier erworbene Wissen umsetzen. Sowohl das Hormonchaos nach der Diät als auch etwaige Rückschläge und daraus resultierende Motivationstiefs bewirken, dass Sie Gefahr laufen, in alte Verhaltensmuster zu verfallen. Wenn Sie also merken, dass Sie vom Weg abkommen und sich wieder das eine oder andere Kilo auf den Hüften breit gemacht hat, dann kehren Sie zurück zur Anwendung der Formula-Mahlzeiten. Neue Studien belegen, dass mit einem solchen »Auffrischen« über Jahre der beste Gewichtserhalt erreichbar ist. Sie können dazu auch beispielsweise einmal im Quartal für zwei bis drei Wochen eine reine Formula-Diät durchführen. Viele legen auch einmal wöchentlich einen reinen Formula-Tag ein. Oder Sie ersetzen eine Weile eine oder zwei normale Mahlzeiten durch eine Formula-Mahlzeit pro Tag. Das ist nachweislich sehr erfolgreich, um nicht wieder zuzunehmen. Wenn Sie wieder bei Ihrem Wunschgewicht angekommen sind, wandern Sie anschließend direkt in die normaler LOGI-Dauerernährung.

Probleme mit Formula

Der Vorteil einer strikten Formula-Diät zu Beginn ist wie bereits gesagt, dass Sie Ihr Abspeckziel schneller erreichen als mit natürlichen Nahrungsmitteln, bei denen das Erzielen eines ähnlich niedrigen Energiedefizits schwierig ist. Weil in diesen geringen Mengen an Nahrungsmitteln auch nur wenig wichtige Nährstoffe enthalten sind, müssen Sie zudem auf eine besonders sorgfältige Nahrungsauswahl und cleveres Kombinieren achten.

Sofern Sie aber eine reine Formula-Diät – aus welchen Gründen auch immer – ablehnen, können Sie auch von Anfang an eine Misch-Variante versuchen und nur eine oder zwei feste Mahlzeiten durch einen Shake ersetzen. Das ist auch empfehlenswert, wenn es mal schnell gehen soll, bei Gewichtsstagnation oder wenn Sie der Meinung sind, dass Ihr Gewicht zu langsam sinkt. Gerade an stressigen Tagen kann es sinnvoll sein, Formula-Produkte zu nutzen. Das Mischen von LOGI und Formula kann Ihnen die Umsetzung Ihrer Abspeckziele auf jeden Fall erleichtern.

Praxistipps zum Umgang mit Formula

Sie sind bereit, sich schlank zu shaken? Bevor Sie loslegen, hier noch ein paar Tipps, die Ihnen die Umsetzung erleichtern, sowie einige wichtige Hinweise im Umgang mit Formula.

Welcher Shake ist der Richtige für mich?

Auf S. 106 finden Sie Tipps für die richtige Shakeauswahl sowie einen Link mit Produktempfehlungen.

Keine Angst vor Eintönigkeit

Vielleicht befürchten Sie, dass Ihnen der Verzehr von Formula-Produkten schon nach ein paar Tagen zu eintönig werden könnte. Der fehlende Abwechslungsreichtum hat aber auch Vorteile, denn Sie müssen sich nicht überlegen, was Sie kochen und einkaufen sollen. Der Aufwand ist minimal: Shaken, trinken, fertig! Sie sparen dadurch viel Zeit. Shakes sind zudem praktisch, auch für unterwegs. Sie erfahren vielleicht keine großen Geschmackserlebnisse, aber auch keine bösen Überraschungen so wie, wenn mal ein nachgekochtes Rezept misslingt oder nicht Ihrem Gusto entspricht. Mit einem Shake haben Sie außerdem die Gewissheit, dass Sie alle Nährstoffe aufnehmen, die Sie brauchen. Schon mit der ersten Reduktionsphase kommt außerdem mehr Abwechslung in Ihren »Drinkplan«: Einmal am Tag dürfen Sie sich über ein leckeres mediterranes Low-Carb-Gericht freuen. Und ab der zweiten Reduktionsphase sind es sogar schon zwei Gerichte.

Sie mögen keine Milch oder vertragen sie nicht?

Wenn Sie eine Laktoseintoleranz haben, können Sie einfach laktosefreie Milch verwenden. Lassen Sie sich testen, ob Sie tatsächlich unter dieser Unverträglichkeit leiden. Heute ist Laktoseintoleranz zu einer »Modeerscheinung« geworden, die in vielen Fällen gar nicht vorliegt. Wenn Sie Milch nicht mögen, ist das eine andere Sache. In diesem Fall können Sie auf pflanzliche Milchalternativen zurückgreifen. Allerdings enthalten diese in der Regel weniger und minderwertiges Protein und mehr Kohlenhydrate. Drinks aus Hafer, Reis oder Mandeln weisen 30 bis 40 Prozent weniger Protein und teilweise bis zu 100 Prozent mehr Kohlenhydrate auf. Sojadrinks sind zwar auch nicht optimal, liefern aber wenigstens ähnlich viel und fast so hochwertiges Protein wie Milch und nur geringfügig mehr Kohlenhydrate. Da der Muskelschutz eine klare Priorität hat, sind Sojadrinks den anderen pflanzlichen Produkten vorzuziehen.

Kaufen Sie auf Vorrat ein!

Sie werden in den nächsten Wochen viel Milch für die Zubereitung Ihrer Shakes benötigen, es darf da ruhig H-Milch sein. Legen Sie sich am besten gleich einen Vorrat an. Kaufen Sie außerdem zweimal wöchentlich ausreichend Gemüse ein. Sie ersparen sich so ein häufiges Einkaufengehen und sind dadurch weniger Reizen ausgesetzt, die Ihren Appetit auf feste Mahlzeiten stimulieren könnten.

Gut gewappnet gegen den Hunger

Vielleicht können Sie sich nicht vorstellen, wie Sie mit drei Shakes satt durch den Tag kommen sollen. In den ersten Tagen kann tatsächlich ein vermehrtes Hungergefühl eintreten. Um dies zu dämpfen, sollen Sie sich zusätzlich mit Gemüse (bis zu 200 Kilokalorien am Tag) versorgen. Wenn Sie es deftig als Gemüsesuppe oder Gemüsesticks mit Dips zubereiten, bietet sich ein Shake als »Nachspeise« an. Jedenfalls verschwinden Hungergefühle meistens innerhalb von drei Tagen – oft im Austausch gegen Glücksgefühle. Mit etwas Geduld und unseren Tipps haben Sie Ihren Hunger schnell gebändigt:

- Eine Sättigung tritt bekanntlich erst 15 bis 20 Minuten nach der Nahrungsaufnahme ein. Deswegen ist es sinnvoll, den Shake nicht zu schnell zu trinken. Lassen Sie sich Zeit!
- Essen Sie Rohkost auch mal zwischendurch, dann haben Sie länger was zum Knabbern und können so die Zeit, bis die Sättigungshormone hochfahren, besser überbrücken.

- Erhöhen Sie Ihre kalorienfreie Flüssigkeitszufuhr.

- Lenken Sie sich ab. Gehen Sie spazieren, telefonieren Sie oder lesen Sie ein Buch.

- Vielleicht haben Sie eher Appetit als Hunger, weil Ihnen der Shake zu eintönig ist. Versuchen Sie, diesen aufzupeppen: So können Sie Ihren Shake statt mit Milch mit Buttermilch oder Kefir anrühren. Wer eine cremigere Konsistenz bevorzugt, kann das Pulver mit der gleichen Menge Joghurt (1,5 % Fett), mit 70 Gramm Hüttenkäse (0,8 % Fett) oder 60 Gramm Magerquark und etwas kohlensäurehaltigem Wasser verrühren. Mehr Geschmack bringen Sie durch Gewürze wie gemahlene Vanille oder Zimt in Ihre Trinkmahlzeit. Im Sommer gönnen Sie sich einen eiskalten Eiskaffee: Einfach Eiswürfel und kalten Espresso in den Shake geben und genießen. Oder Sie bereiten sich ein Eis am Stiel zu: Formula-Pulver mit Joghurt gut verrühren, mit gemahlener Vanille verfeinern und dann in Stileisformer gießen.

- Essen Sie Gemüse als Zwischenmahlzeit oder zu einem Shake, 200 Kilokalorien am Tag sind erlaubt. Sie können die Gemüsemenge aber auch auf 150 Kilokalorien reduzieren und sich dafür 50 Kilokalorien einer anderen Zutat gönnen. Zum Beispiel:

  - 1 TL Olivenöl (5 g)
  - 1 TL Butter (5 g)
  - 70 g Magerquark
  - 75 g magerer Hüttenkäse
  - 100 g Ajvar
  - 25 g scharfer oder milder Meerrettich
  - 15 g Sahnemeerrettich

Folgende Tabelle listet die entsprechenden Gewichtsmengen an Gemüse auf:

Für 200 Kilokalorien können Sie Folgendes knabbern:

Menge (g)	Gemüse
1430	Gurken
1175	Radieschen
1000	Tomaten
1000	Chicorée
950	Staudensellerie
870	Zucchini
835	Champignons
670	Kohlrabi
540	Paprika, gelb
500	Karotten
465	Paprika, rot

Für 150 Kilokalorien können Sie Folgendes knabbern:

Menge (g)	Gemüse
1070	Gurken
880	Radieschen
750	Tomaten
750	Chicorée
710	Staudensellerie
650	Zucchini
625	Champignons
500	Kohlrabi
400	Paprika, gelb
375	Karotten
350	Paprika, rot

Ein paar Zubereitungstipps

Ihr Gemüse können Sie natürlich roh zu einer Mahlzeit oder als Zwischenmahlzeit genießen. Das geht am schnellsten. Sie haben aber auch die Möglichkeit, kleine schnelle Gerichte wie Salate oder Gemüsesuppen zuzubereiten. Seien Sie pingelig bei der Kalorienmenge, damit Sie diese nicht überschreiten, und wiegen Sie das Gemüse immer ab. Im Ausgleich dafür sind Sie bei der Zubereitung experimentierfreudig. Zum Verfeinern dürfen Sie Gewürze (Pfeffer, Salz, Chili etc.), Kräuter (frisch, TK oder getrocknet) und etwas Senf und Essig verwenden.

Gemüsesalat mit Senfdressing

Machen Sie sich einen leckeren Salat zum Beispiel aus aromatischen Tomaten, Salatgurken und Staudensellerie (150 Kilokalorien). Dazu bereiten Sie ein Dressing aus etwas Wasser, 1 TL Olivenöl, 2 TL Senf und 1–2 EL weißem Balsamicoessig zu. Verfeinern Sie den Salat mit getrockneten mediterranen Kräutern wie Oregano, Thymian und Basilikum. Oder bringen Sie durch Minze einen Frischekick herein. Würzen Sie mit etwas Salz und Pfeffer.

Gemüse mit Dip

Wählen Sie eine Gemüsemenge, die 150 Kilokalorien entspricht, und schneiden Sie das Gemüse in Stifte. Verrühren Sie 70 Gramm Quark mit etwas kohlensäurehaltigem Wasser, so wird er schön cremig. Peppen Sie diesen Quarkdip mit frischen Kräutern wie Petersilie und Schnittlauch auf und würzen Sie mit etwas Salz und Pfeffer.

Gedünstetes Gemüse und Gemüsesuppe für Verfrorene

Wer bei Rohkost Verdauungsprobleme bekommt oder etwas Wärmendes braucht, darf das Gemüse natürlich auch garen. Für mehr Geschmack können Sie es in 5 Gramm Olivenöl oder Butter dünsten und bissfest genießen, dann wählen Sie eine Gemüsemenge, die 150 Kilokalorien entspricht. Oder Sie pürieren es zu einer Suppe und verfeinern es mit Kräutern.

Spicy Cottage Cheese

Bringen Sie etwas Schärfe ins Essen, denn diese heizt Ihren Stoffwechsel zusätzlich an! Schneiden Sie 290 Gramm Radieschen, 250 Gramm Tomaten und 115 Gramm rote Paprika (entspricht zusammen 150 Kilokalorien) in sehr kleine Würfel. Würzen Sie 75 Gramm mageren Hüttenkäse mit etwas Salz und Chili (frisch oder getrocknet) und verrühren Sie ihn mit etwas kohlensäurehaltigem Wasser und 1 EL Essig. Vermengen Sie alle Zutaten. Zum Schluss geben Sie noch etwas frisch gehackte Blattpetersilie dazu.

Kapitel 14

Bewegen bringt Segen

Eine Bilanz hat zwei Seiten – den Eingang und die Ausgabe. Das ist bei unserem Körper nicht anders. Um abzuspecken, ist eine negative Energiebilanz erforderlich – weniger einzahlen als ausgeben! Das bedeutet: Entweder man isst weniger, als der Körper benötigt, oder man verändert nichts am Essen, erhöht aber den Energieverbrauch, beispielsweise durch vermehrte körperliche Aktivität. Beides funktioniert im Prinzip. Unter strikt kontrollierten, experimentellen Bedingungen kann man durch zusätzlichen Sport genauso viel abnehmen wie durch kalorienreduzierte Diät – sofern das gleiche Energiedefizit erzielt wird. Am effektivsten wäre es entsprechend, wenn man beide Möglichkeiten miteinander kombiniert: Diät halten und mehr Sport betreiben. So weit die theoretisch korrekte Basis.

Sport zum Abspecken?

Unter den alltäglichen Lebensbedingungen gelingt Abspecken durch Sport allerdings kaum und ist einer strikten Diät weit unterlegen. Warum ist das so? Dafür gibt es mehrere Gründe: Untrainierten fällt es mangels Fitness und Kondition sehr schwer, sich genügend intensiv zu belasten, um nennenswert Kalorien zur verbrennen. Die meisten unterschätzen auch, wie wenige Kalorien verbraucht werden, wenn man sich nur moderat belastet (siehe Kasten). Ein weiterer wichtiger Grund: Je mehr Sport, desto mehr Appetit und Hunger! Außerdem macht Sport müde. Nach einer Stunde Sport werden die restlichen Stunden des Tages mit gebremster Muskelaktivität und mehr Sitz- und Ruhezeiten verbracht.

Sport versus Diät

Nehmen wir als Beispiel eine 38-jährige Frau mit einer Körpergröße von 168 Zentimetern, 90 Kilo Anfangsgewicht und damit einem BMI von 32: Durch engagiertes Walken 30 Minuten täglich würde sie etwa 200 Kilokalorien verbrauchen (mit 70 Kilo Körpergewicht wären es sogar nur etwa 180 Kilokalorien). Diese 200 Kilokalorien würde sie sich mit einer Dose Cola, einer Limonade oder einem halben Liter Eistee gegen den Durst nach dem Sport sofort wieder zurückholen. Ein relativ kleines Croissant gegen den kleinen Hunger zwischendurch schafft es auch auf etwa 200 Kilokalorien. Mit einer sinnvollen Getränkeauswahl und ein paar cleveren Sättigungsmaßnahmen lassen sich 200 oder 300 Kilokalorien pro Tag spielend einfach einsparen, sie sind aber relativ mühsam durch Sport abzuarbeiten!

Dennoch ist Sport beim Abspecken ein Muss! Sie sollen ja gesund abnehmen! Das Ziel ist, mit möglichst wenig Muskelverlust und einer deutlichen Steigerung der Insulinsensitivität abzuspecken. Deshalb sollten Sie sich dringend dazu motivieren, Ihre Muskelaktivität zu steigern. Wie viel Muskelaktivität ist ideal? Für Sportmuffel ist wenig Bewegung sicherlich besser als gar keine. Aber viel besser ist, wenn Sie Ihre Muskeln so belasten, dass diese auch ermüden. Wussten Sie, dass bereits ein komplett im Sitzen verbrachter Tag ausreicht, um Ihren Kohlenhydratstoffwechsel zu stören?

Aller Anfang ist schwer

Es fällt vielen Übergewichtigen natürlich sehr schwer, sportlich aktiv zu werden. Viele schämen sich für ihre Gestalt oder ihre Unbeholfenheit. Außerdem ist für einen untrainierten Dicken schon eine geringe Belastung äußerst mühsam. Aber das ist auch nicht verwunderlich – wer 20 oder 30 Kilo Übergewicht mit sich herumschleppt, dem geht besonders schnell die Puste aus. Übergewichtige müssen solche Belastungen, beispielsweise längeres flottes Gehen, erst langsam über viele Wochen trainieren, wobei kontinuierlich die Dauer oder die Intensität etwas gesteigert werden können. Dann macht sich der Erfolg bald in Form einer besseren Kondition bemerkbar. Für viele erweist es sich als hilfreich, die sportliche Aktivität in Gruppen von Gleichgesinnten durchzuführen – besonders am Anfang, wenn es noch sehr schwerfällt, den inneren Schweinehund zu überwinden. Am besten schließt man sich einer Gruppe an, die von professionellen und einfühlsamen Fitnesstrainern betreut wird. Manche Fitnessstudios bieten inzwischen spezielle Kurse und Programme nur für Übergewichtige an. Je besser die Unterstützung und Akzeptanz durch die Umwelt, je realistischer die Ziele und je größer der Faktor Freude bei der Bewegung ausfällt, desto größer wird die Motivation sein, dem Sportprogramm treu zu bleiben.

Mehr Bewegung im Alltag

Den Energieverbrauch durch alle körperlichen Aktivitäten, die kein Sport sind, nennt man in der Fachsprache NEAT (Non Exercise Activity Thermogenesis). Zu NEAT gehören Bewegungen des täglichen Lebens, die bei der Arbeit und in der Freizeit stattfinden, aber kein Sport sind. Hierzu zählen Stehen, (Spazieren-)Gehen, Einkaufen, Singen, Lachen, Haus- und Gartenarbeit, Treppensteigen sowie unbewusste spontane kleine Bewegungen wie das Gestikulieren mit Händen und Füßen beim Sprechen, das Wippen mit den Beinen oder sogar das Kaugummikauen.

NEAT wurde unseres Erachtens in der Adipositastherapie bisher unterschätzt. Immer mehr Studien zeigen aber, dass die Steigerung von NEAT eine vielversprechende Methode ist, um den Energieverbrauch signifikant zu erhöhen, was das Abnehmen beschleunigt und das Gewichthalten erleichtert.

Während sich der Grundumsatz und der thermische Effekt von Lebensmitteln zwischen Menschen gleichen Gewichts, Geschlechts und Alters kaum unterscheidet, sieht es bei NEAT ganz anders aus: So kann NEAT bei einem sesshaften Lebensstil gerade mal 6 bis 10 Prozent des Grundumsatzes betragen, während der Anteil bei Menschen, die sich viel im Beruf und Freizeit bewegen, 50 Prozent und mehr ausmachen kann.

Folglich kann auch der Energieverbrauch durch NEAT zwischen zwei Personen gleichen Gewichts um bis zu 2000 Kilokalorien pro Tag variieren. Das heißt jetzt nicht, dass Sie Ihren Job wechseln müssen oder sich vom Büro ins Lager oder auf die Baustelle versetzen lassen müssen, um mehr Aktivität in Ihr Leben zu bringen. Wir möchten Ihnen nur zeigen, wie Sie schon durch kleine Veränderungen Ihren Verbrennungsofen anschmeißen können.

Mehr dazu erfahren Sie im begleitenden Koch- und Praxisbuch auf S. 136.

Welche körperliche Aktivität ist geeignet?

Jede Art von körperlicher Aktivität ist besser, als sich nicht zu bewegen. Aber je mehr große Muskelgruppen eingesetzt werden und je länger und rhythmischer eine Bewegung aufrechterhalten werden kann, desto sinnvoller ist sie. Schwimmen, Rudern, Joggen oder Radeln leisten zum Beispiel beste Dienste. Selbst regelmäßiges Tanzen fördert die Fitness und die schlanke Linie und nicht zuletzt die Gesundheit. Natürlich sind Ballsportarten wie Tennis, Basketball, Badminton etc. auch geeignet.

Sogar die Arbeit in Haushalt und Garten kann als ein sinnvolles Körpertraining betrachtet werden, sofern man weitgehend auf Hightech-Geräte verzichtet, die die anstrengende Arbeit übernehmen. Doch von allen Bewegungsformen ist für den Menschen das flotte Gehen am natürlichsten, außerdem ist es unproblematisch zu verrichten. Zusätzlich zu diesen Ausdauerbelastungen sollten auch zwei- bis dreimal pro Woche Übungen zur Steigerung der Muskelkraft in das Bewegungsprogramm einbezogen werden. Für einen ausgewogenen Trainingseffekt würde sicherlich das sogenannte Crosstraining sorgen, denn es beansprucht fast alle großen Muskeln in gleicher Weise. Doch es ist allein zu Hause kaum durchführbar – man ist auf eine entsprechende Ausstattung in einer Turnhalle oder einem Studio angewiesen.

Ein paar Beispiele für kleine Veränderungen. Machen Sie sich bewusst: Im Vergleich zum (Ruhe)Sitzmodus ...

- ... verbraucht Stehen dreimal mehr Energie pro Stunde.
- ... verbrennt Treppensteigen 40-mal mehr Energie.
- ... erhöht selbst Kaugummikauen den Energieverbrauch um ein Vierfaches.

Krafttraining sinnvoller als Ausdauertraining

Wer eine Reduktionsdiät durchführt, sollte auf alle Fälle Krafttraining betreiben. Das nicht zu tun, wäre ein gravierender Fehler und würde mit hoher Wahrscheinlichkeit das Abspeckvorhaben massiv behindern. Der Grund ist einfach: Bei einer negativen Energiebilanz mit einer herkömmlichen Diät wird nicht nur Fett, sondern ebenso fettfreie Körpermasse abgebaut. Das ist neben dem Bindegewebe auch das Muskelgewebe. Das ist sehr problematisch, weil das Muskelgewebe doch selbst unter absoluten Ruhebedingungen – auf dem Fernsehsessel oder im Schlaf – deutlich mehr Kalorien zu seinem Erhalt verbraucht als das Fettgewebe. Doch mit geringerer Muskelmasse reduziert sich auch der Grundumsatz. Wer bereits in Ruhe weniger verbraucht, ermöglicht dem Körper, besonders schnell und effektiv wieder zuzunehmen, sobald er etwas mehr Kalorien erhält.

Natürlich verbrennt man durch die Kraftübungen selbst auch Kalorien. Hinzu kommt noch der »Nachbrenneffekt«. Dieser Bonus entsteht dadurch, dass nach einem anstrengenden Widerstands- bzw. Krafttraining die Muskulatur bis zu 72 Stunden benötigt, um zu regenerieren. Das sind zusätzliche Kalorien, die ganz in Ruhe, im Stehen, im Sitzen und im Schlaf verbraucht werden!

Weiterhin reagieren trainierte Muskelzellen besser auf das Hormon Insulin. Durch Training werden auch neue feine Adern im Muskel- und Fettgewebe angelegt. Die dadurch verbesserte Durchblutung hält nicht nur die Muskeln, sondern auch das Fettgewebe fit. Und selbstverständlich verbraucht man durch Krafttraining auch Glykogen – den Zuckerspeicher im Muskel. Zur Erinnerung: Erst wenn dieser Tank an Inhalt verliert, kann man problemlos Kohlenhydrate nachschieben. Und last, but not least – Krafttraining formt den Körper so, wie er unserem derzeitigen Schönheitsideal entspricht. Das alles sind nennenswerte Vorteile gegenüber dem Ausdauertraining. Die meisten Menschen, die abnehmen wollen, meinen immer noch, dies durch Joggen, Schwimmen oder Radfahren am besten unterstützen zu können. Natürlich verbrennt man auch dabei – je nach Belastungsintensität – mehr oder weniger Kalorien. Und es ist gut für Herz und Kreislauf. Doch damit wird man kaum Muskeln aufbauen können. Und was von vielen nicht realisiert wird: Für untrainierte Fettleibige ist Walken oder Joggen, Fahrradfahren oder Schwimmen viel problematischer umzusetzen als ein Training im Fitness-Studio an Geräten – und Letzteres schont auch die Gelenke.

Fitness-Studio und Personal Trainer

Ob man beim Abspecken Krafttraining mit Gewichten oder mit dem eigenen Körpergewicht durchführt, ist eher Geschmackssache. Sehr zu empfehlen ist auf alle Fälle, sich dafür ein professionelles Studio zu suchen oder einen Personal Trainer zu engagieren. Wenn man sich von kompetenten Profis anleiten und immer wieder korrigieren lässt, schützt dies vor Fehlern und Verletzungen. Sinnvoll ist ebenfalls, Termine dafür im Kalender zu fixieren, um dem schweißtreibenden Vorhaben nicht gar so einfach entgehen zu können. Die guten Vorsätze, zu Hause auf der Matte zu trainieren, sind erfahrungsgemäß leichter zu brechen als feste Studiozeiten mit Trainern, für die man auch zahlen muss, wenn man nicht erscheint.

Fazit:
Nur wer während seiner Diät regelmäßiges anstrengendes Krafttraining durchführt, bietet dem Muskel den adäquaten Reiz, sich trotz negativer Energiebilanz einigermaßen zu erhalten. Für ein wirksames Muskeltraining genügt es bereits, täglich wenigstens zehn bis 15 Minuten zu investieren. Ein Durchgang mit zehn Übungen à zehn Wiederholungen reicht schon aus, um den Energieverbrauch pro Tag um fast 100 Kalorien zu erhöhen! Das längerfristige Ziel ist natürlich, mit Krafttraining sogar Muskulatur langsam aufzubauen.

Proteinreich essen

Wie bereits erwähnt, gehört zu einem sinnvollen Krafttraining die passende Ernährung! Von größter Bedeutung ist, dass man beim Krafttraining ausreichende Mengen an hochwertigem Protein zu sich nimmt. Mit dem Widerstandstraining setzt man den Reiz an den Muskeln, sich anzupassen – das heißt sich zu erhalten oder kräftiger zu werden. Um diesen Reiz aber auch in Masse umsetzen zu können, benötigt man Baustoffe. Das ist das Protein. Um den Muskel am effektivsten im Aufbau zu unterstützen ist es ideal, eine ordentliche Portion hochwertiges Protein vor und nach dem Training zu sich nehmen. Damit kann man den Muskelabbau weitgehend oder gänzlich vermeiden.

Merke:
Je niedriger der Proteingehalt einer Reduktionsdiät ist, desto mehr Ihrer Muskulatur wird abgebaut. Um dem entgegenzuwirken muss der Proteinanteil in der Kost angehoben werden und mit dem Training abgestimmt werden.

Welche Intensität an Bewegung ist erforderlich?

Ein Zuviel an körperlicher Anstrengung ist ganz allgemein bedenklich und zu wenig bringt nichts. Wie immer kommt es auf die richtige Dosierung an. Diese lässt sich über den Pulsschlag überprüfen und steuern. Die Schlagfrequenz des Herzens gibt ein ausreichend genaues Bild über den Grad der körperlichen Anstrengung. Unter Ruhebedingungen pumpt das Herz etwa 60 bis 80 Mal pro Minute Blut ins Kreislaufsystem. Je höher die körperliche Belastung, desto mehr Blut muss pro Minute zur Versorgung der Muskeln mit Sauerstoff und Nährstoffen weitergepumpt werden. Entsprechend wird das Herz häufiger schlagen. Unter hohen Belastungen steigert sich der Puls dann im mittleren Alter bis auf 180 Schläge pro Minute, in jungen Jahren bis auf 200 und noch höher. Solch eine Höchstbelastung lässt sich aber nur kurzfristig durchhalten. Völlig untrainierte Menschen erzielen bereits einen Trainingseffekt, wenn sie sich mit 40 bis 50 Prozent der maximalen Herzfrequenz belasten. Bei besser Trainierten wäre diese Intensität aber zu gering, um weitergehende Trainingseffekte zu erzielen. Wenn der Trainingszustand so gut wird, dass die erforderliche Pulszahl nicht mehr erreicht wird, kann man die Belastung ganz einfach durch Anlegen von Gewichten steigern.

Um alle gewünschten Gesundheits- und Schlankheitseffekte zu erreichen, müssen Intensität und Belastungsdauer aufeinander abgestimmt werden. Für die meisten Menschen ist eine moderate Belastungsintensität am sinnvollsten. Dabei ist auch die Unfall- und Verletzungsgefahr geringer als bei hohen

Intensitäten. Im Prinzip ist aber der Zuwachs an Fitness vergleichbar, gleichgültig ob man mit niedrigeren Belastungen über einen längeren Zeitraum oder mit höheren Belastungen über einen kürzeren Zeitraum trainiert. Entscheidend ist allein, dass die Summe an verbrauchter Energie für die jeweiligen Aktivitäten die gleiche ist. Es sollte immer eine Minimalbelastung erfolgen.

Jeder, der Krafttraining macht, sollte wissen: Wer mit moderater Belastung trainiert und diese entsprechend länger durchhält, erreicht einen vergleichbaren Effekt wie bei hohen Belastungen und kurzer Belastungsdauer. Entscheidend für optimalen Muskelzuwachs ist immer, dass man sich so lange belastet, bis der Muskel versagt.

Wie häufig ist Sport zu empfehlen?

Wer weniger als zweimal pro Woche trainiert, darf weder einen messbaren Zuwachs an Fitness noch einen nennenswerten Effekt hinsichtlich der Gewichtskontrolle erwarten. Einen eindeutigen Trainingseffekt erzielt, wer sich mindestens jeden zweiten oder dritten Tag mit entsprechender Aktivität ertüchtigt. Mehr als fünfmal pro Woche sportlich aktiv zu werden, scheint aber keinen weiteren Zuwachs an Fitness zu bringen. Dennoch: Für den Energieumsatz ist es sinnvoll, sich möglichst täglich zu bewegen. Als ideal gilt, sich pro Tag 45 bis 60 Minuten mit moderater Intensität zu bewegen, mindestens aber 30 Minuten.

Kapitel 15

Zusätzliche Abspeck-Helfer

Die meisten Menschen mit Übergewicht oder Fettleibigkeit wollen vor allem eines – abnehmen oder treffender ausgedrückt »abspecken«. Das ist ein verständliches und sicherlich auch sinnvolles Ziel. Aber aus gesundheitlicher Sicht ist nicht einfach die Gewichtsreduktion relevant. Vielmehr kommt es darauf an, an welcher Stelle bzw. in welchen Geweben man abnimmt. Außerdem ist entscheidend, WAS und WIE man abnimmt!

Einfach nur Körpermasse zu reduzieren und sich zu freuen, weil weniger Kilos auf der Waage angezeigt werden, ist fahrlässig. Wer nämlich beim Abnehmen übermäßig viel fettfreie Körpermasse verliert, das heißt vor allem Muskeln und Knochen, der läuft in Gefahr, sich eher zu schaden, als zu nutzen. Studien ergaben unter diesen Umständen sogar ein erhöhtes Sterblichkeitsrisiko.

Sinnvoll abspecken

Gesund abnehmen heißt erstens, soweit wie möglich Muskelmasse und Knochen zu erhalten. Das gelingt nur durch gleichzeitiges körperliches Training. Damit trifft man zugleich noch einen zweiten Nagel auf den Kopf: Die Insulinresistenz im Muskel wird durch Training vermindert. Das bedeutet: Um wieder gänzlich insulinsensitiv zu werden, sollte man optimalerweise abspecken und fleißig trainieren.

Gesund abnehmen heißt zweitens, dass vor allem die gesundheitlich problematischen Fette abgebaut werden müssen – die sitzen allen voran in der verfetteten, insulinresistenten Leber, aber auch in der Bauchspeicheldrüse und sogar in der Niere und Lunge.

Im Prinzip werden zwar durch eine unterkalorische Kost alle Fettreserven des Körpers angezapft, und sobald Fettablagerungen in Muskeln und Organen abgebaut sind, wird dort auch das Insulinsignal wieder wirken. Aber durch eine sinnvolle Ernährung, wie die von uns propagierte, mediterran ausgerichtete Low-Carb-Ernährung, gelingt die Entfettung der Leber besonders effizient. Dabei spielen ein Mehr an Protein und löslichen Ballaststoffen, natives Olivenöl und Omega-3-Fettsäuren aus Seefisch eine besondere Rolle, was später noch näher thematisiert wird. Wie man richtig abspeckt, erfahren Sie in den folgenden Kapiteln.

Die Muskeln anstrengen

Gut trainierte Muskelzellen reagieren prinzipiell besser auf Insulin. Denn wenn Muskeln arbeiten müssen, verbrennen sie darin gelagerte Fetttröpfchen, um die notwendige Energie bzw. den Treibstoff bereit zu stellen. Training fördert außerdem die Anlage neuer, feiner Adern im Muskel- und Fettgewebe. Die verbesserte Durchblutung hält dabei nicht nur Muskeln, sondern auch das Fettgewebe fit: Durch das Training werden neue, feinste Blutgefäße ins

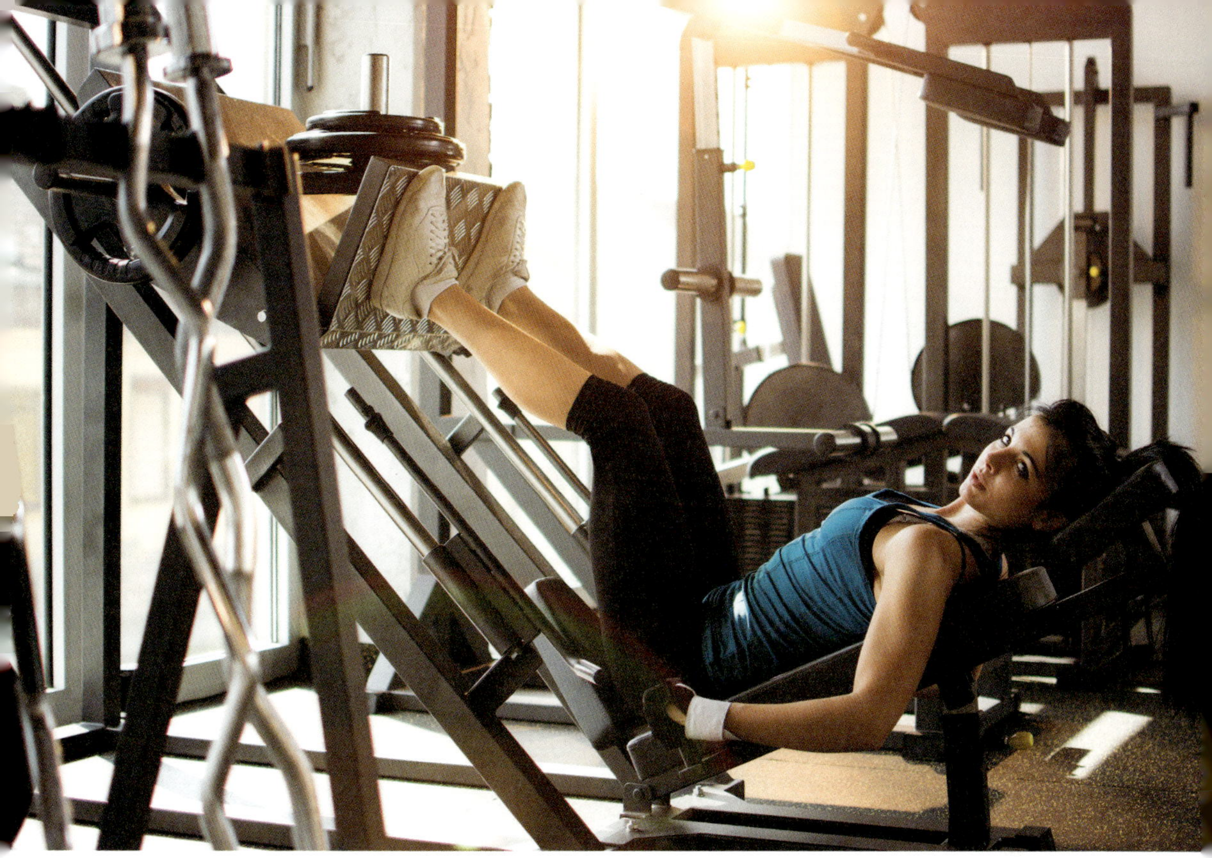

Fettgewebe angelegt, und aufgrund der besseren Durchblutung verbessert sich die Leistungsfähigkeit der Fettzellen. Nun können diese besser Fett speichern, entzünden sich nicht so schnell und werden nicht so schnell insulinresistent. Wenn man parallel zum Training noch abspeckt, verstärken sich all diese positiven Effekte.

Außerdem verbrauchen Muskeln gerade durch Krafttraining das darin gespeicherte Glykogen. Ein entleerter Tank kann auch wieder problemlos entsprechende Mengen Kohlenhydrate aufnehmen. Und last, but not least – Krafttraining formt Ihren Körper so, wie Sie ihn wahrscheinlich gerne haben möchten.

Das sind die wesentlichen Vorteile gegenüber reinem Ausdauertraining. Dabei verbrennt man zwar auch – je nach Belastungsintensität – mehr oder weniger Kalorien, doch nimmt dadurch die Muskelmasse kaum zu. Erfahrungsgemäß ist für untrainierte fettleibige Menschen das Walken oder Joggen, Fahrradfahren oder Schwimmen deutlich schwieriger umzusetzen, als im Studio an Geräten Krafttraining zu betreiben – und das nicht nur wegen der Ausführung, sondern auch wegen der Belastung an den Gelenken. Und man muss sich als älteres und dickeres Semester nicht fürchten – es gibt heute eine riesige Auswahl an Studios, auch solche, die nicht nur gestylte junge und gut aussehende Menschen, sondern ebenso ältere und beleibtere als Mitglieder haben.

Sonne tanken

Pflanzen gehen ohne Sonne ein – Menschen auch! Wenn wir uns der Sonne entziehen, fehlt uns wie bereits angesprochen ein Hormon, das Tausende unterschiedlicher Gene in fast allen Zellen und Geweben aktiviert. Gemeint ist das Vitamin D. Eigentlich handelt es sich in seiner aktivierten Form nicht um ein Vitamin, sondern um ein Hormon. Seine Bedeutung für gesunde Knochen ist lange bekannt. Inzwischen weiß man aber, dass seine Wirkungen viel weiter reichen. So fördert Vitamin D Kraft und Koordination und ist für die Steuerung des Immunsystems wichtig, wirkt entzündungshemmend und bei schlechter Versorgung erhöht sich das Risiko für Autoimmunerkrankungen, Herz-Kreislauf-Erkrankungen und auch für Krebs. Bei Fettleibigkeit ist das Vitamin ebenfalls hochinteressant: Mittels Vitamin D werden Gene in den Fett- und Muskelzellen aktiviert, um diese für das Insulinsignal zu sensibilisieren. Umgekehrt steht ein Mangel an Vitamin D im Verdacht, ein unabhängiger Risikofaktor für Fettleibigkeit zu sein.

Wie viel Sonne benötigen wir? Offensichtlich mehr, als die Menschen heute normalerweise abbekommen. Je nach Jahreszeit weisen 60 bis 90 Prozent der Deutschen eine Vitamin-D-Unterversorgung oder Mangel auf. Gut versorgt ist man bei einem 25-Hydroxy-Vitamin-D-Blutspiegel von 30 bis 40 Nanogramm pro Milliliter. Dafür muss man sich, je nach Hauttyp, im Sommerhalbjahr nur einige Male pro Woche bei hohem Sonnenstand zehn bis 20 Minuten mit weitgehend entblößter Haut ohne Schutz der direkten Sonne aussetzen. Aber Vorsicht: Viel hilft nicht viel, sondern schadet. Einen Sonnenbrand sollten Sie unbedingt vermeiden! Im Winterhalbjahr (Mitte Oktober bis Mitte April) steht die Sonne bei uns zu flach, um die Intensität zur Vitamin-D-Bildung zu erreichen. Dann sind wir entweder auf fetten Meeresfisch oder auf Supplemente angewiesen. Das gilt umso mehr für all die, die es im Sommer versäumt haben, ihren Vitamin-D-Speicher im Fettgewebe zu füllen.

Tanken Sie also unbedingt Sonne! Wenn Sie sich der Sonne entziehen, fehlt Ihnen Vitamin D. Und wie schon erwähnt, trägt eine schlechte Vitamin-D-Versorgung dazu bei, dass mehr Fett im Körper gespeichert wird.

Ausreichend schlafen

Chronischer Schlafmangel ist heute als wichtiger Risikofaktor für Übergewicht, Fettleber, Typ-2-Diabetes und Herz-Kreislauf-Erkrankungen anerkannt. Wer chronisch schlechten oder zu wenig Schlaf hat, entwickelt dadurch eine Insulinresistenz. Außerdem wird das Gleichgewicht von Hunger- und Sättigungshormonen gestört und es kommt zu einem schwer kontrollierbaren, verstärkten Appetit und Hunger. Leider wird vor allem Appetit auf Süßes und Fettes bzw. auf eine Kombination von beidem gefördert. Damit nimmt man besonders effektiv zu.

Zudem erhöht ein Schlafdefizit die Wahrscheinlichkeit, dass die Fettleber eine Hepatitis entwickelt. Dieser Schritt wird durch chronisches Schnarchen noch gefördert. Und wer leidet gehäuft an chronischem Schnarchen? Menschen mit reichlich Bauch! Nicht zufällig sind Menschen mit Insulinresistenz, Fettleber und Diabetes häufig die lautesten Schnarcher. Dabei gilt: Je ausgeprägter das Schnarchen, desto höher das Risiko.

Die gute Botschaft ist: Abspecken fällt leichter, wenn die Schlafdauer verlängert und die

Schlafqualität verbessert wird. Gelingt das, werden Sie weniger Hungerattacken erleiden und nebenbei auch weitere individuelle Krankheitsrisiken mindern. Kümmern Sie sich also um Ihren Schlaf. Das Ziel sollten sieben bis acht Stunden Schlaf von guter Qualität sein. Wenn Sie es allein nicht schaffen, so lassen Sie sich von erfahrenen Therapeuten betreuen und probieren Sie die angebotenen Therapiemöglichkeiten aus – nicht nur wegen der gesundheitlichen Risiken, sondern um besser abspecken und auf Dauer das Gewicht stabilisieren zu können!

Stress vermeiden

Bei Stress wird eine Menge Stresshormone in das Blut ausgeschüttet. Im Prinzip bereiten sie uns für das Prinzip »Kampf oder Flucht« vor – sind also im Grunde sinnvoll. Die Stresshormone Adrenalin und Cortisol sind wahrscheinlich am bekanntesten. Problematisch werden im Blut kreisende Stresshormone, wenn sie nicht durch tatsächlichen Kampf oder Flucht verbraucht werden, zum Beispiel bei psychischem Stress, der häufig mit körperlicher Inaktivität einhergeht.

Chronischer negativer Stress führt zu dauerhaft erhöhten Cortisolspiegeln. Das lässt den Blutzuckerspiegel ansteigen und damit wird die Fettspeicherung weg von der Unterhaut hin zur Bauchhöhle gefördert. Dort ist bekanntlich der schlechteste Ort, um Fett zu speichern. Damit trifft es auch die Leber und je mehr sie verfettet, desto insulinresistenter wird sie. Wer erfolgreich abspecken will, sollte deshalb versuchen, negativen Stress zu meiden oder gezielt abzubauen. Deshalb der gute Rat – entschleunigen Sie Ihr Leben und lernen Sie Yoga oder Entspannungstechniken. Ihre Gesundheit und Ihre Linie werden es Ihnen danken. Im begleitenden Kochbuch finden Sie einige Tipps zur Vermeidung und Bekämpfung von Stress.

Kälte zulassen

Im Bereich des Schlüsselbeins und Brustbeins sitzen sogenannte braune Fettzellen. Sie haben nicht die Aufgabe, Fett zu speichern, sondern Fett zu verbrennen, und funktionieren wie ein Durchlauferhitzer: Das vorbeifließende Blut wird aufgeheizt und dann wird die Wärme an der Hautoberfläche wieder abgegeben. Auf diese Weise leiten Sie pro Tag bis zu 200 Kilokalorien an Wärme an die Umwelt. Lassen Sie deshalb ruhig öfter mal Kälte an Ihre Haut – vor allem im Bereich von Hals und Brust, denn dort sitzen die braunen Fettzellen. Ein wenig Frösteln schadet nicht, sondern ist vorteilhaft! Damit knipst man die braunen Fettzellen an! Stellen Sie ruhig im Winterhalbjahr die Heizung etwas niedriger. Nach dem Abspecken hilft Ihnen das dabei, den Grundumsatz möglichst wenig abzusenken, und beugt damit einer Wiederzunahme vor. Außerdem kann bei aktiven braunen Fettzellen Zucker zur Wärmebildung verbrannt bzw. verstoffwechselt werden. So helfen aktive braune Fettzellen wiederum, eine Insulinresistenz zu durchbrechen.

Tagsüber essen – nachts schlafen

Unser Stoffwechsel folgt einem Tag-Nacht-Rhythmus, was durch eine entsprechend angepasste Hormonausschüttung gesteuert wird. Folglich reagiert unser Körper abhängig von der Uhrzeit unterschiedlich auf die Verwertung von Nährstoffen. Beispielsweise nimmt bei gesunden Menschen die Fähigkeit, Glukose zu verstoffwechseln, im Tagesverlauf ab. Das heißt,

Kohlenhydrate werden am besten morgens verwertet und am schlechtesten abends oder nachts. Einige Studien zeigen, dass Menschen, die ihre Energieaufnahme auf den Abend verlagern, eine viel höhere Wahrscheinlichkeit haben, übergewichtig oder fettleibig zu werden, als diejenigen, die die meiste Energie in der ersten Tageshälfte zu sich nehmen.

Eindeutiger ist dies bei Schichtarbeitern. Wir leben in einer 24-Stunden-Gesellschaft, in der Maschinen ununterbrochen arbeiten und Dienstleistungen rund um die Uhr angeboten werden. Gleichzeitig ist die Nahrungsbeschaffung Tag und Nacht möglich. In der Nachtschicht zu arbeiten, bedeutet, genau in der Zeit besonders aktiv zu sein, wenn der Körper in seinem natürlichen biologischen Rhythmus auf Schlaf programmiert ist, und zu essen, wenn er seine Verdauungs- und Stoffwechselaktivität herunterfährt. Dachte man früher, der Körper würde sich an diese Umstellungen weitgehend anpassen können, stellte sich im Laufe der Jahre heraus, dass Schichtarbeiter merklich erhöhte gesundheitliche Risiken entwickeln: Sie bringen nicht nur mehr Gewicht auf die Waage und eine höheren Bauchumfang, sondern leiden häufiger an Magen-Darm-Problemen. Sie entwickeln eher eine Insulinresistenz mit der Folge von erhöhten Blutzucker- und Insulinspiegeln. Dazu kommen häufig Fettstoffwechselstörungen mit hohen Blutfettspiegeln und niedrigem HDL-Cholesterin. Im Endeffekt erklärt sich damit das erhöhte Risiko für Typ-2-Diabetes, Herz-Kreislauf-Erkrankungen und Krebs, vor allem Brustkrebs. Allerdings muss auch berücksichtigt werden, dass Nachtschichtler oft ungesünder essen als Normalschichtler: Sie greifen häufiger zu stark verarbeiteten, energie- und kohlenhydratreichen Mahlzeiten oder Snacks. Somit verzehren sie weniger Gemüse und Früchte und folglich auch weniger Ballaststoffe. Zudem trinken sie mehr gezuckerte »Erfrischungsgetränke« und rauchen häufiger.

Deswegen ist es als Nachtschichtler empfehlenswert, den Tagrhythmus weitgehend beizubehalten. Beispielsweise: um 7 Uhr leichtes Frühstück, schlafen, 13 oder 14 Uhr ein ausgiebiges Mittagessen, wobei hier am ehesten Kohlenhydrate vertragen werden, und vor Schichtbeginn gegen 19 oder 20 Uhr Abendessen. Ratsam ist vor allem, in der kritischen Zeit zwischen 24 und 4 Uhr morgens nichts zu verzehren.

Fazit:

Ein Lebensstil wie zu Großmutters Zeiten macht insulinsensitiv, hilft beim Abnehmen und fördert die Gesundheit!

Kapitel 16

Erfolg durch positive Gefühle

Wie Sie wissen, ist der Kampf gegen die Fettpölsterchen eine sehr mühselige Angelegenheit. Denn eins ist klar – Ihr Körper hängt an seinen Fettreserven. Er will für schlechte Zeiten ausgerüstet sein, indem er sein Gewichtsverteidigungssystem einschaltet. Anfangs, wenn die Pfunde purzeln, ist Ihre Motivation, die Maßnahmen zur Gewichtsreduktion einzuhalten, sicherlich am größten. Sie sinkt jedoch in den Keller, sobald es zu einem Rückfall kommt oder das Gewicht stillsteht. Keine Frage, es ist toll, motiviert zu sein und die Motivation zu fördern. Wer sich aber komplett auf sie verlässt, kann schnell im Regen stehen. Motivation ist keine stabile und zuverlässige Gehilfin beim Abspecken, da sie abhängig von Ihren Emotionen und Ihrem Diäterfolg ganz schnell wieder verschwinden kann. Somit kämpfen Sie oft an zwei Fronten – gegen den Motivationsverlust und gegen Ihr eigenes Gewichtsverteidigungssystem.

Aber wie schaffen Sie es, für eine erfolgreiche Gewichtsreduzierung am Ball zu bleiben?

Die Antwort heißt: Willenskraft stärken und dafür sorgen, dass Ihnen diese nicht ausgeht. Damit das nicht passiert, brauchen Sie kontinuierlich Erfolgserlebnisse und viele positive Gefühle. Wichtig ist, dass Sie Ihre Ziele immer wieder in Erinnerung bringen sowie viele neue kleine und positive Gewohnheiten schaffen.

Positive Gefühle durch positive Haltung

Machen Sie folgenden Test: Gehen Sie ein paar Schritte – ganz ohne Spannung, wie ein nasser Sack, mit eingefallenen Schultern und gesenktem Kopf. Und bloß nicht lächeln oder sonst irgendwie erfreut schauen! Wie fühlen Sie sich? Vermutlich nicht gerade wie ein Sieger. Legen Sie jetzt den Miesepeter ab und machen Sie den Gegentest: Richten Sie sich auf, bringen Sie Spannung in Ihren Körper. Lächeln Sie dabei. Wie fühlt sich das an? Viel besser, oder?

Wenn Sie in Ihrem Leben etwas verändern wollen, dann ist es wichtig, im wahrsten Sinn des Wortes eine positive Haltung einzunehmen – und zwar nicht nur innerlich, sondern auch äußerlich.

Sie erzeugen viel mehr positive Gefühle, wenn Sie aufrecht durchs Leben gehen und Ihre Mundwinkel nach oben schrauben. Lachen ist zudem ein wirkungsvoller Stresskiller. Und sollte Ihnen ein ehrliches Gekicher nicht so recht über die Lippen gehen, dann bleibt nur eine Möglichkeit – aktivieren Sie Ihr verborgenes schauspielerisches Talent und tricksen Sie Ihr Gehirn mit einem aufgesetzten Lächeln aus. Ihr Oberstübchen kann nämlich nicht zwischen einem ehrlichen und einem vorgetäuschten Lachen unterscheiden – und deswegen profitieren Sie von beiden Lachformen. Es wäre doch gelacht, wenn Sie das nicht hinbekämen!

Kleine Ziele für viele Erfolgserlebnisse

Wer mit zu hochgesteckten Zielen an den Start geht, kommt selten am Ziel an. Der Plan, in zehn Wochen 30 Kilo abzuspecken, ist schon sehr ambitioniert und sein Scheitern dadurch vorprogrammiert. Wer keine Erfolgserlebnisse hat, bekommt auch keine positiven Gefühle, und wer keine positiven Gefühle hat, dem geht die Willenskraft aus.

Sie haben ein großes übergeordnetes Ziel, für das es sich zu kämpfen lohnt. Aber: Die Zeitspanne, in der Sie an Ihrem Hauptziel ankommen möchten, muss realistisch gewählt sein und auf vielen kleinen Zwischenzielen aufbauen. Definieren Sie Ihre Ziele deshalb so gering, dass Sie diese selbst ohne große Motivation, nur mit ein wenig Willenskraft, in jeder Phase Ihres Lebens bewältigen können. Wenn Sie täglich Ihre Mini-Ziele erreichen und abhaken können, gehen Sie jeden Abend mit einem guten Gefühl ins Bett.

Nutzen Sie das Arbeitsblatt auf der nächsten Seite, um Ihre Mini-Ziele zu formulieren. Nehmen Sie sich drei bis vier Ziele vor und versuchen Sie, diese eine Woche lang umzusetzen. Überprüfen Sie jeden Abend, wenn Sie ins Bett gehen, ob Sie Ihr Ziel erreicht haben. Wenn ja, dann dürfen Sie sofort als Gewinner einschlafen. Wenn nicht, dann erfüllen Sie noch schnell Ihre Mini-Aufgabe, bevor Sie zufrieden ins Land der Träume versinken.

Wiederholen Sie diese Prozedur jede Woche aufs Neue, bis Ihre neue Gewohnheit in Fleisch und Blut übergangen ist. Knüpfen Sie sich dann neue kleine Ziele vor.

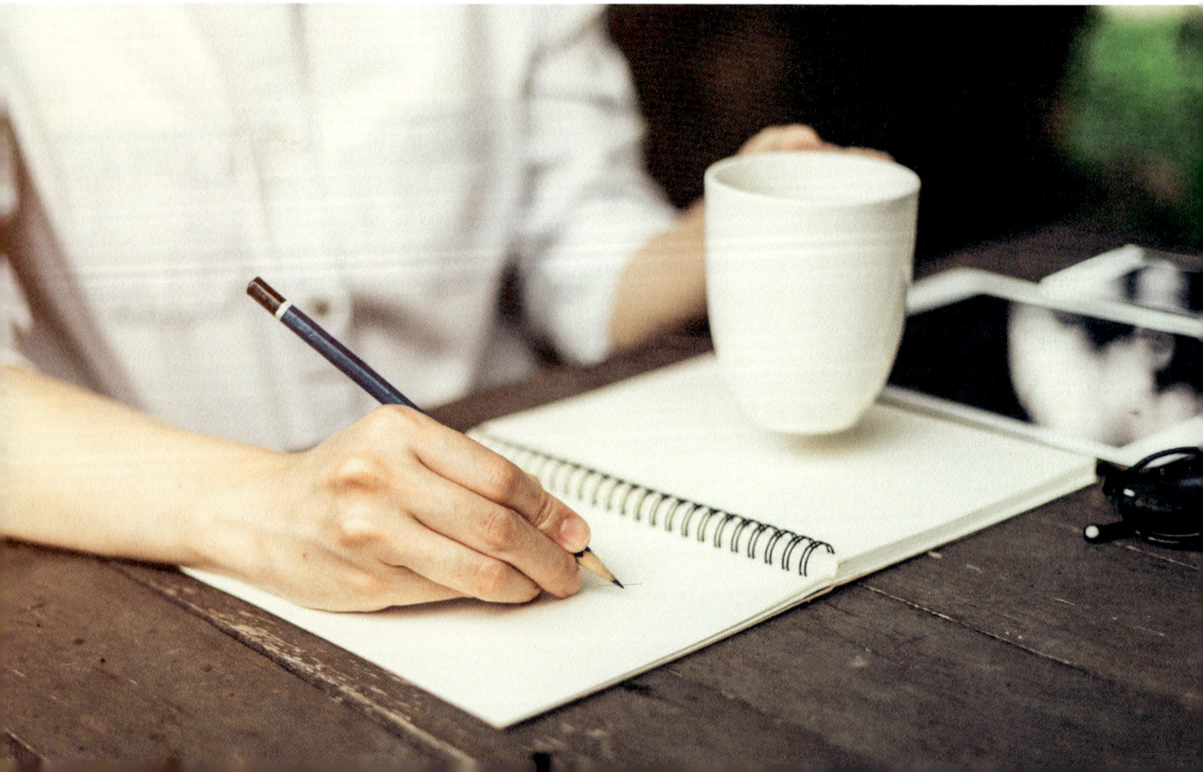

Meine Ziele

Mein Hauptziel:

....

....

....

Hauptziel	Kleines Ziel
Ich möchte mich mehr bewegen.	Ich mache jeden Tag eine Kniebeuge.
Ich möchte 2 Liter pro Tag trinken.	Ich trinke jeden Tag ein halbes Glas Wasser.
Ich möchte mehr Gemüse essen.	Ich esse jeden Tag eine Cocktailtomate.

Wochenplan für meine kleinen Ziele

Datum:..

Ziel:

....

....

....

	Ziel erreicht	Freiwilliges Zusatzpensum
Montag	....	....
Dienstag	....	....
Mittwoch	....	....
Donnerstag	....	....
Freitag	....	....
Samstag	....	....
Sonntag	....	....

Ein Beispiel für kleine Zwischenziele

Sie haben die Angewohnheit, jeden Abend vor dem Fernseher eine Tüte Chips zu essen? Natürlich wissen Sie, dass diese Gewohnheit für Ihr Abspeckprojekt nicht hilfreich ist. Dennoch erliegen Sie tagtäglich dieser Versuchung.

Schlechte Gewohnheiten lösen in der Regel eine kurzfristige Befriedigung aus. Danach aber überrollt uns das schlechte Gewissen ohne Halt. Ihre abendliche Gewohnheit ist eine fest verankerte Verhaltensweise, die durch bestimmte Auslöser automatisiert wurde. Das sind in diesem Beispiel die Wohnzimmercouch und der laufende Fernseher. Andere Auslöser, um zur Chipstüte zu greifen und in eine schlechte Gewohnheit zu verfallen, können auch Stress, Kummer oder die routinemäßige Kaffeepause um 15 Uhr sein.

Wie können Sie aber die negative Routine durchbrechen? In manchen Ratgebern wird empfohlen, schlechte Gewohnheiten durch neue, gute zu ersetzen. Sie sitzen auf der Couch, machen den Fernseher an und sollen jetzt lieber Tee trinken, eine Möhre oder eine Handvoll Nüsse essen, sich bewegen oder etwas lesen. Wenn Sie Ihre Strategie häufig genug wiederholten, wird die alte Gewohnheit durch eine neue, bessere ersetzt. So weit die Theorie. Dieser Ansatz mag auch bei manchen Menschen funktionieren. Was aber, wenn die Macht der Gewohnheit stärker ist oder Sie sich gerade in einem Emotions- und Motivationsloch befinden? Dann wird diese Aufgabe für Sie womöglich zu schwierig sein. Der Wille mag vielleicht noch vorhanden sein, aber die Entbehrung ist dennoch zu groß.

Stellt sich nun die Frage, wie Sie auch ohne Chipsverzicht ein gutes Gefühl auslösen können. Ein häufiger Tipp unter Kollegen lautet: Nur eine Handvoll Chips ganz genüsslich essen und den Rest wegschließen. Gerade dann, wenn der Genuss am größten ist, sollen Sie aufhören? Auch dieses Ziel ist für die meisten Abspeckwilligen bereits zu groß. Sie müssen sich kleinere Ziele setzen!

Zäumen Sie das Pferd doch einmal von hinten auf. Will heißen: Statt nur eine Handvoll Chips zu essen, lassen Sie einfach eine Handvoll übrig. Das schaffen Sie doch locker und es kostet Sie kaum Willenskraft und so gut wie keine Motivation. Das Gute daran: Sie haben schnell ein Erfolgserlebnis, das wiederum löst positive Gefühle aus und die Lust, das Mindestziel zu übertreffen. Es ist einfacher, freiwillig ein Zusatzpensum zu schaffen, wenn die Mindestanforderung bereits nach minimalstem Einsatz erfüllt ist. Ganz nach dem Motto »Einer geht noch« wird es Ihnen mit weniger Entbehrung gelingen, zwei, drei oder vier Handvoll Chips übrig zu lassen. Und weil sich das so gut anfühlt, schaffen Sie es mit diesem Konzept schon bald, nur eine Handvoll Chips zu essen und den Rest wegzuschließen.

Auf diese Weise wird es Ihnen im Handumdrehen gelingen, eine neue »gute« Gewohnheit zu etablieren, ohne die alte komplett zu ersetzen. Welche kleinen Ziele haben Sie, die Sie langfristig zu Ihrem Hauptziel führen könnten?

Visualisieren Sie Ihr »neues Ich«

Auch wenn es nötig ist, viele kleine Ziele zu definieren, um das »neue Ich« zu erreichen, ist es wichtig, das Hauptziel niemals aus den Augen zu verlieren. Deswegen empfehlen wir Ihnen, Ihr »neues Ich« zu visualisieren: Waren Sie in der Vergangenheit schon einmal an Ihrem Hauptziel? Wissen Sie noch, wie Sie sich gefühlt haben? Wenn nicht, dann reisen Sie in die Zukunft und schießen ein virtuelles Foto von Ihrem neuen Ich. Sehen Sie sich unter staunenden Kollegen oder Freunden! Welches Kleidungsstück tragen Sie? Wie fühlen Sie sich? Machen Sie Ihr Ziel greifbar! Kleben Sie sich ein Foto an den Kühlschrank, auf dem Sie sich gefallen, oder hängen Sie sich ein Kleidungsstück, in das Sie wieder hineinpassen wollen, sichtbar an die Schranktür. So verlieren Sie Ihr Vorhaben nie aus den Augen.

Legen Sie sich eine Glücksbox an

Wenn Sie das Gefühl haben, trotz aller Strategien vom Weg abzukommen, dann kann eine Glücksbox Ihnen dabei helfen, sich wieder zu fangen. Hierfür kommt Ihr Umfeld ins Spiel. Informieren Sie enge Freunde und Ihre Familie über Ihr Abspeckprojekt. Suchen Sie sich eine Person aus, die Sie als Notfall-Joker bestimmen. Legen Sie die Telefonnummer Ihres Jokers in die Box und rufen Sie ihn in einer kritischen Situation an, um sich eine ordentliche Portion Anerkennung und positive Verstärkung abzuholen. Bitten Sie Menschen, die Sie mögen, kleine motivierende Botschaften auf einen Zettel zu schreiben. Legen Sie diese in die Box. Wenn Ihnen mal die Puste ausgeht und Sie sich willensschwach fühlen, lesen Sie eine oder mehrere Botschaften. Stecken Sie außerdem Dinge in die Glücksbox, die in Ihnen positive Gefühle auslösen. Das können CDs oder Fotos sein, die Sie an den letzten Urlaub erinnern.

Aber auch ein schöner Brief, den Sie von einem besonderen Menschen erhalten haben. Vielleicht aber auch nur ein Witz oder ein Video, die Sie immer wieder zum Lachen bringen.

Bringen Sie die richtigen Eyecatcher sichtbar an

Alles Sichtbare, was Ihr Abspeckprojekt stören könnte, sollten Sie lieber außer Reichweite bringen – zumindest dort, wo Sie sich täglich aufhalten, wie in Ihrer Wohnung oder bei der Arbeit.

Schalen mit Süßigkeiten, offene Chipspackungen etc. sollten Sie aus dem Sichtfeld verbannen. Die Gefahr, dass Sie automatisiert reingreifen, ist sehr groß. Es gilt: aus den Augen, aus dem Sinn!

Umgekehrt ist es ratsam, alles das, was Ihr Projekt vorantreibt, als Eyecatcher überall sichtbar anzubringen. Stellen Sie Ihre Laufschuhe neben das Bett. Gemüse und Obst sollten Sie in greifbarer Nähe platzieren. Die Wasserflasche am Bett, auf dem Couchtisch, am Schreibtisch lässt Sie täglich ans Trinken denken. Wer es lieber technischer mag, sollte sich für das Smartphone diverse Apps mit Erinnerungs- oder Coachingfunktion downloaden. Es gibt inzwischen sogar Uhren, die Sie an das Trinken oder an Ihr Training erinnern. Dies fördert Ihre Selbstkontrolle und Sie tragen sie permanent bei sich. Es gilt: im Auge, im Sinn!

Skizzieren Sie die Vorteile Ihrer Verwandlung

Nehmen Sie sich ein Blatt Papier. Oben in die Mitte schreiben Sie Ihren Namen und das heutige Datum. Das ist Ihr jetziger Standort. Von diesem ausgehend, zeichnen Sie zwei Wege ein. Der eine Weg führt zu Ihrem Hauptziel. Der andere bringt Sie zu dem Menschen, der Sie nicht mehr sein wollen.

Wir treffen jeden Tag Entscheidungen, die unser ganzes Leben beeinflussen können. Schreiben Sie nieder, wie sich Ihr Leben verändern würde, wenn Sie sich heute für den Weg zu Ihrem neuen Ich entscheiden. Wie wirkt sich dieser Weg auf Ihr Wohlbefinden, Ihre Gefühle, Ihr Selbstbewusstsein, Ihre Gesundheit, Ihre Fitness, Ihren Job, Ihr Umfeld etc. aus? Beschreiben Sie das Szenario, wenn die Entscheidung für den anderen Weg fällt. Schauen Sie täglich auf dieses Bild, machen Sie sich bewusst, dass Sie am Steuer Ihres Lebens sitzen und nur Sie die Richtung vorgeben können. Bringen Sie dieses Bild immer zum Einsatz, wenn Sie vor einer Entscheidung stehen, wie Sport zu treiben oder die Tafel Schokolade zu essen.

Trainieren Sie Ihre Willenskraft an guten Tagen

Wir Menschen neigen dazu, unangenehme Situationen zu vermeiden oder, wenn wir uns Ihnen nicht gewachsen fühlen, sie ganz zu umgehen. Es ist einfacher, erst gar nichts Süßes im Haus zu haben, als der offenen Gummibärchenpackung auf dem Tisch zu widerstehen.

Diese Vermeidungsstrategie ist somit eine sinnvolle Methode, um an Orten, an denen Sie sich die meiste Zeit aufhalten (zu Hause, im Büro), nicht permanent der Versuchung ausgesetzt zu sein. Deswegen empfehlen wir immer, möglichst keine Vorräte anzuschaffen bzw. die »Verführer« nicht in greifbarer Nähe zu deponieren.

Dennoch ist auch die regelmäßige Konfrontation mit den »Verführern« wichtig, denn nur so können Sie Ihre Willenskraft trainieren. Gehen Sie an einem Tag, an dem Sie sich kraftvoll fühlen, bewusst zum Bäcker. Schauen Sie sich die Leckereien an. Sie stehen vor der Entscheidung. Spielen Sie in Gedanken die Kettenreaktion durch, die eine Entscheidung für oder gegen den Kuchen lostritt. Für den Fall, dass Sie es schaffen, standhaft zu bleiben, werden Sie mit einem emotionalen Feuerwerk belohnt, und das stärkt Ihre Willenskraft.

Suchen Sie sich Verbündete!

Wie heißt es so schön im Volksmund: Geteiltes Leid ist halbes Leid. Holen Sie sich Verbündete ins Boot, mit denen Sie gemeinsam den Kampf gegen die Pfunde angehen. Tauschen Sie sich aus, motivieren Sie sich gegenseitig, etablieren Sie in der Gruppe gesunde Verhaltensweisen, zum Beispiel gemeinsam Sport zu treiben oder sich einmal pro Woche zum gesunden Kochen zu treffen.

Der Verführung erlegen? Lassen Sie nicht den Kopf hängen!

Versprechen Sie uns eins: Wenn Sie einer Verführung erliegen, dann lassen Sie bloß nicht den Kopf hängen! Entscheiden Sie sich vielmehr dafür, die Schokolade mit Achtsamkeit zu genießen. Dabei geht es weniger darum, was Sie essen, sondern wie Sie essen. Denken Sie an die positive Haltung. Um sich nicht völlig ferngesteuert über die Schokolade herzumachen, ist es notwendig, vom Autopilot-Modus auf »bewusste« Steuerung umzuschalten. Genießen Sie die Schokolade ganz bewusst im Hier und Jetzt. Versuchen Sie, dabei alle Sinne einzubeziehen. Bewerten Sie nicht, was Sie tun! Verlangsamen Sie aber auf alle Fälle Ihre Essgeschwindigkeit. Akzeptieren Sie, was Sie gerade tun, und verurteilen Sie sich nicht. Auf diese Weise lernen Sie, die Kontrolle über Ihr Handeln zurückzugewinnen.

Visualisieren und feiern Sie Ihre Erfolge

Wenn Sie Ziele erreicht haben, und mögen Sie noch so klein sein, dann dürfen Sie protzen, feiern und sich belohnen. Bescheidenheit wäre hier völlig fehl am Platz. Beim Visualisieren Ihrer Erfolge können Apps für Ihr Smartphone wieder gute Dienste leisten. Verwenden Sie zum Beispiel Programme, die Ihre Leistungssteigerung beim Sport oder Ihren Gewichtsverlauf visuell darstellen.

Es geht aber auch ohne Technik: Stapeln Sie Ihre verlorenen Kilo symbolisch mit Getränkekartons auf den Tisch oder packen Sie Ihre verlorenen Pfunde in Form von gefüllten Wasserflaschen in den Rucksack und gehen Sie damit eine Stunde spazieren. Auf diese Weise fördern Sie Ihre Glücksgefühle und entfachen Leidenschaft, die wichtig ist, um am Ball zu bleiben. Feiern Sie stets das Geschaffte! Belohnen Sie sich zum Beispiel mit einem neuen Outfit, einem Friseurbesuch, mit einer Mani- oder Pediküre, mit coolen Turnschuhen, einem Kochkurs oder mit einer Privatstunde beim Personal Trainer. Suchen Sie sich etwas aus, das Ihr werdendes neues Ich fördert oder betont. Zeigen Sie sich Ihrem Umfeld und holen Sie sich die Bewunderung und Anerkennung ab, die Sie verdienen. Notieren Sie sich im Vorfeld Ihre Belohnungsstrategie!

Der Weg zu Ihrem neuen Ich – alle Schritte auf einen Blick

- Formulieren Sie Ihr Hauptziel.
- Nehmen Sie eine positive »Haltung« ein und lächeln Sie häufiger.
- Definieren Sie Mini-Ziele, deren Mindestpensum Sie auch an schwierigen Tagen schaffen.
- Visualisieren Sie Ihr neues »Ich«.
- Schaffen Sie sich eine Glücksbox an.
- Bringen Sie die richtigen Eyecatcher sichtbar an.
- Schreiben Sie die Vorteile Ihrer Verwandlung auf.
- Trainieren Sie Ihre Willenskraft an guten Tagen.
- Suchen Sie sich Verbündete.
- Essen Sie mit Achtsamkeit.
- Machen Sie Ihre Erfolge sichtbar und feiern Sie Ihre Erfolge.

Kapitel 17

Gewicht halten – Hürden und Chancen

An diese problematischen Begleiterscheinung des Abspeckens möchte ich Sie erneut erinnern: Weniger Körpermasse benötigt weniger Energie für ihren Erhalt. Wenn Sie beim »falschen« Abspecken überproportional viel Muskelmasse abgebaut haben, sinkt Ihr Grundumsatz besonders stark. Darüber hinaus schaltet Ihr Körper noch sein Hungersnot-Überlebensprogramm ein. Damit reduziert sich einerseits Ihr Energieverbrauch nochmals um etliche Prozent, andererseits verstärken sich die biochemischen Abwehrwaffen gegen Ihre disziplinierte Nahrungsverweigerung – alles mit dem Ziel, Sie wieder zum Futternapf zu treiben und zu Ihrem alten Gewicht zu bringen.

Merke:

Der Körper hat einen Mechanismus entwickelt, um uns vor dem Abnehmen zu bewahren, aber keinen, um uns vor dem Zunehmen zu schützen.

Um Ihren Anfangserfolg auch langfristig zu bewahren, müssen Sie verschiedene Facetten des Lebens in den Griff bekommen: die Ernährung umstellen und ein »artgerechtes« Leben führen, das unsere Gene während unserer Entwicklungsgeschichte geprägt hat. Dazu gehört es, wie bereits ausführlich besprochen, ausreichend zu schlafen, genügend Sonne zu

Die neun erfolgreichsten Diät-Strategien

Um den brutalen Zangenangriff unserer Gene gegen das Abspecken so gut wie möglich abzuwehren, ist es sinnvoll, die neun erfolgreichsten Diät-Strategien zu kombinieren. Sie alle wurden bereits angesprochen:

1. Zu Anfang eine krasse Kalorienreduktion
2. Formula-Produkte einbeziehen
3. Stärke und Zucker reduzieren
4. Auf Dauer gemäß LOGI ad libitum essen
5. Esspausen einhalten
6. Krafttraining bzw. Ausdauersport betreiben
7. Mehr körperliche Alltagsbewegungen einbringen
8. Lifestyle-Abspeck-Helfer einsetzen
9. Persönliches Coaching nutzen
10. Waage oder Körperumfänge zur Gewichtskontrolle einsetzen

tanken bzw. im Winterhalbjahr mit Vitamin D zu supplementieren, täglich anstrengende Muskelaktivität zu suchen, negativen Stress zu vermeiden oder zumindest eine effektive Stressbewältigung zu trainieren.

Ernährung dauerhaft umstellen

Am wichtigsten ist und bleibt die Ernährungsumstellung. Ihre Ernährung ist in Zukunft natürlich nicht grundsätzlich anders als während der ersten strengen Abspeckphase. Es bleibt weiterhin bei dem Prinzip: Sie benötigen eine Ernährung, die auch in Zukunft bei weniger Kalorien ebenso gut sättigt und befriedigt wie vor dem Abspecken.

Allerdings darf es jetzt etwas mehr als die Menge sein, die Ihnen zur Gewichtsreduktion verholfen hat. Sie müssen jetzt »nur« eine positive Energiebilanz vermeiden. Das heißt, Sie dürfen nicht mehr essen, als Ihr Körper in seiner abgespeckten Form neuerdings verbraucht. Wie viel das ist, können Sie leider nicht einfach berechnen, denn von dem Grund- sowie dem Leistungsumsatz, die über Energieverbrauchsrechner feststellbar sind, müssen Sie ja noch das »Sparprogramm« abziehen. Das ist aber individuell sehr verschieden und dafür gibt es keine Formel. Die Größenordnung wird bei kleineren Menschen vielleicht im Bereich 100 bis 200 Kilokalorien pro Tag liegen, bei großen eher im Bereich von vielleicht 200 bis 300 oder sogar mehr Kilokalorien.

Manche werden ihre Kalorienzufuhr im Bereich von 1300 bis 1600 Kilokalorien halten müssen, um nicht wieder zuzunehmen. Andere werden aufgrund ihrer größeren Körpermasse zum Gewichtserhalt auch schon im Bereich 1600 bis 2000 Kilokalorien pro Tag zuschlagen können. Je mehr Muskeln Sie haben, desto mehr werden Sie ohne Reue essen können.

Ich rate Ihnen, sich für die dauerhafte Ernährung nach den LOGI-Prinzipien, an den Rezepten im nächsten Kapitel zu orientieren und sich darüber hinaus von unserem Tellermodell (siehe S. 92) und der mediterranen Low-Carb-Pyramide (siehe S. 84) anleiten zu lassen. Das wird es Ihnen erleichtern, Ihr Gewicht zu halten. Wenn Sie körperlich sehr aktiv sind und täglich Ihre Muskeln nennenswert belasten, dürfen es auch mehr Kalorien und eine Portion mehr Kohlenhydrate sein. Wir empfehlen maximal 150 g Kohlenhydrate pro Tag (mehr zu konkreten Kohlenhydrat-Dosierungen in Abhängigkeit von der sportlichen Aktivität in den Büchern *Flexi-Carb* und *Flexi-Carb. Das Kochbuch*, beide riva Verlag 2016). Dies wird mit unserer »Flexi-Carb-Pyramide« abgebildet – Sie können die Kohlenhydratzufuhr flexibel an die körperliche Aktivität anpassen. Die Tabelle finden Sie in der hinteren Buchklappe.

Falls die Waage dann tatsächlich 1 oder 2 Kilos mehr anzeigt, sollten Sie Ihre Ernährung entsprechend anpassen. Sinnvoll ist auch ein Intervallfasten mit 1000 Kilokalorien, siehe Startphase, bis die Kilos wieder unten sind.

LOGI – für jeden geeignet!

LOGI bietet für jedes persönliche Ziel die richtige Strategie – egal, ob Sie gesund bleiben, fitter werden oder ein paar Pfunde purzeln lassen möchten. Genießen Sie diese mediterrane Ernährung in vollen Zügen und bestimmen Sie selbst, was und wie viel heute auf Ihrem Teller auf Sie wartet. Keine Sorge – das ist nicht schwierig und es schmeckt!

Faktoren, die auch für das Gewichthalten schwierig sind

Auch wenn wir darüber schon gesprochen haben, möchten wir einige problematische Faktoren in diesem Zusammenhang noch einmal nennen, da sie nicht nur in der Phase des Abnehmens, sondern auch dauerhaft relevant sind, wenn es darum geht, Ihr Gewicht zu halten.

Stress vermeiden

Ein großes Übel und ein echter Dickmacher in der modernen Welt ist der ständige Stress, unter dem wir stehen. Diesem Stress folgt in der Regel aber keine körperliche Reaktion wie Kampf oder Flucht – so wie es bei unseren Vorfahren war –, wobei Stresshormone wieder abgebaut werden würden, sondern der Stress tritt meist im Sitzen auf. In diesem Fall werden die Stresshormone nicht rasch genug abgebaut, sondern kreisen stundenlang weiter im System. Das verstellt unser Hormongleichgewicht derart, dass überschüssige Kalorien weniger geneigt sind, in die Fettzellen unter der Haut zu wandern, sondern sich bevorzugt in der Bauchhöhle versammeln und damit für eine Verfettung der Organe sorgen. Vor allem in Leber und Bauchspeicheldrüse ist das lebensgefährlich. Ein Phänomen, das grundsätzlich für Ihre Gesundheit schädlich ist, sich aber zudem im Zusammenhang mit der Gewichtsabnahme und auch längerfristig für den Erhalt Ihres Wunschgewichts negativ auswirkt. Versuchen Sie daher, möglichst wenig in Stress zu geraten, und wenn, ihn schnell und effektiv abzubauen.

Kälte zulassen

Inzwischen ist wissenschaftlich zweifelsfrei belegt, dass ein wenig Frieren gegen die Verfettung des Körpers hilft. Denn Frieren aktiviert Ihre eingebauten Heizöfen, die braunen Fettzellen, die dann viele Kalorien nur zur Wärmeproduktion abziehen. Diese Kalorien können nicht mehr auf bzw. in Ihrem Bauch landen. Die braunen Fettzellen haben nur die Aufgabe, Wärme zu erzeugen und an das Kreislaufsystem abzugeben. Bei warmer Umgebungstemperatur sind sie abgeschaltet, doch sobald Sie sich der Kälte aussetzen, werden sie aktiviert. So können Sie 100 oder 200 Kalorien pro Tag mehr verbrauchen. Auch das ist ein Mechanismus, denn Sie im Auge behalten sollten, wenn Sie Ihr Gewicht stabilisieren möchten.

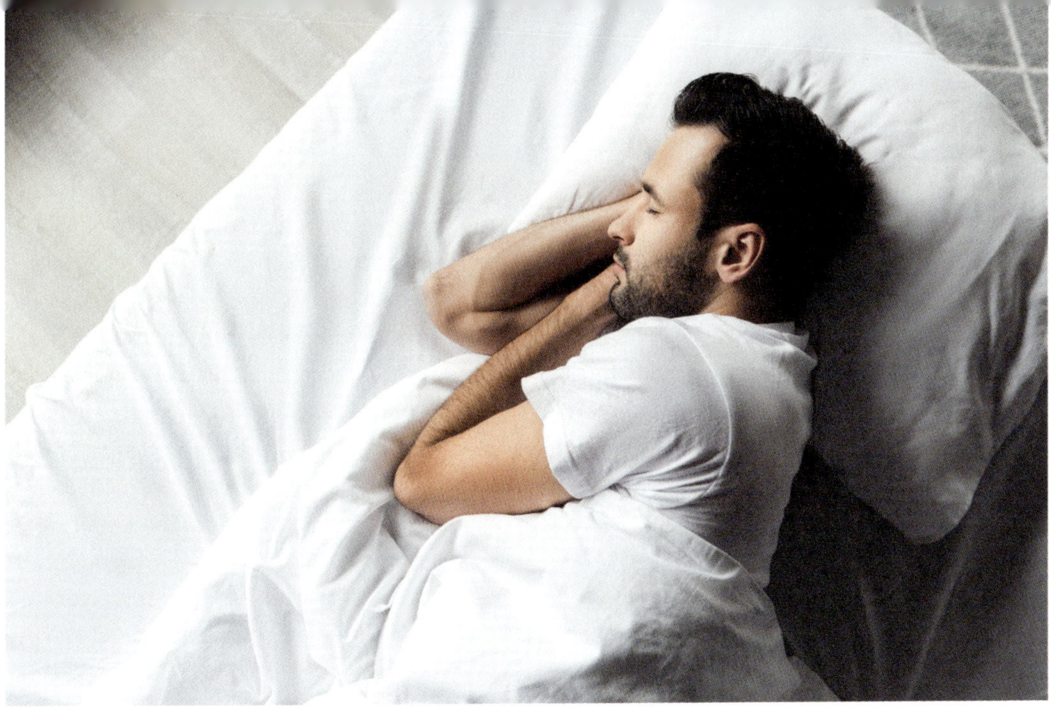

Ausreichend schlafen

Wenn Sie öfter schlecht oder zu wenig geschlafen haben, werden Sie häufig am nächsten Tag von einem Bärenhunger heimgesucht, und der bleibt oft auch nach normalerweise sättigenden Mahlzeiten den ganzen Tag unstillbar – kennen Sie das? Sie können beruhigt sein: Das ist normal. Denn schlechter oder zu kurzer Schlaf über zwei oder drei Nächte hintereinander entfacht nicht zügelbare »Fresslust«.

In Untersuchungen essen junge gesunde Menschen tagsüber 300 bis 400 Kilokalorien mehr, wenn ihre Schlafdauer experimentell auf vier Stunden beschränkt wird. Meist ist dann auch die Süßlust sehr ausgeprägt – reines Gift für die Leber und Ihre Pfunde!

Dazu kommt: Sie fühlen sich körperlich schwach und müde. Und je abgeschlagener und träger Sie sind, desto weniger und langsamer bewegen Sie sich. Dieses Bewegungsmuster reduziert auch noch Ihren Energieverbrauch. Gleichzeitig werden Sie spätestens nach drei Nächten Schlafdefizit insulinresistent und entwickeln alle damit einhergehenden Stoffwechselstörungen.

Merke:

Chronischer Schlafmangel macht nicht nur fett, sondern auch krank und ist heute als wichtiger Risikofaktor für Fettleber, Übergewicht, Typ-2-Diabetes und Herz-Kreislauf-Erkrankungen anerkannt.

Die gute Botschaft, die ich Ihnen dringend ans Herz legen möchte: Sie können Ihr Gewicht besser halten, wenn Sie Ihre Schlafdauer in Richtung sieben bis acht Stunden verlängern und Ihre Schlafqualität verbessern. Gelingt Ihnen das, mindern Sie nebenbei auch Ihre individuellen Krankheitsrisiken. Kümmern Sie sich also um Ihren Schlaf und lassen Sie sich von erfahrenen Schlaftherapeuten beraten.

Sonne tanken

Die Bedeutung von Vitamin D für gesunde Knochen und für die Steuerung Ihres Immunsystems ist bekannt.

Für das Thema Fettleibigkeit ist es ebenfalls hochinteressant: Es aktiviert Gene in den Fett- und Muskelzellen, um sie für das Insulinsignal zu sensibilisieren. Überdies wirkt es entzündungshemmend. Ein Mangel an Vitamin D steht entsprechend im begründeten Verdacht, ein unabhängiger Risikofaktor für Fettleibigkeit zu sein. Bekannt ist der Zusammenhang aus dem Tierreich: Im Winter, wenn es unter natürlichen Lebensbedingungen besonders wenig zu essen gibt, müssen sich Tiere umso mehr auf die Energievorräte unter der Haut verlassen. Bei unseren Vorfahren, die als Jäger und Sammler gelebt haben, wird es nicht anders gewesen sein. So könnte sich eine genetische Verknüpfung zwischen niedrigem Vitamin-D-Status – wenn im Winterhalbjahr die Sonnenkraft und damit die Vitamin-D-Bildung nachlassen und schließlich ganz versiegen – und gesteigerter Fetteinlagerung gebildet haben. Physiologisch plausibel ist es auch, denn ein niedriger Vitamin-D-Spiegel bedingt eine übersteigerte Produktion des Parathormons, was die Kalziumeinlagerung in die Fettzellen und damit die Fettbildung ebendort steigert.

Um dem entgegenzuwirken und ein dauerhaft stabiles Gewicht zu erreichen, sollten Sie sich also immer wieder in vernünftigem Maße der Sonne aussetzen (Hautrötung vermeiden!) und Vitamin D tanken.

Intensiver Sport – beste Chancen für Gewichtserhalt

Wie im letzten Kapitel bereits ausführlich dargelegt, müssen Sie körperlich aktiv sein, um die Muskeln zu erhalten oder aufzubauen. Ihre Muskeln sollten täglich kräftig arbeiten! Jede Muskelaktivität ist von Vorteil. Das fängt bei einem langen Spaziergang an und erreicht das Optimum, wenn Sie mit qualifizierten Trainern

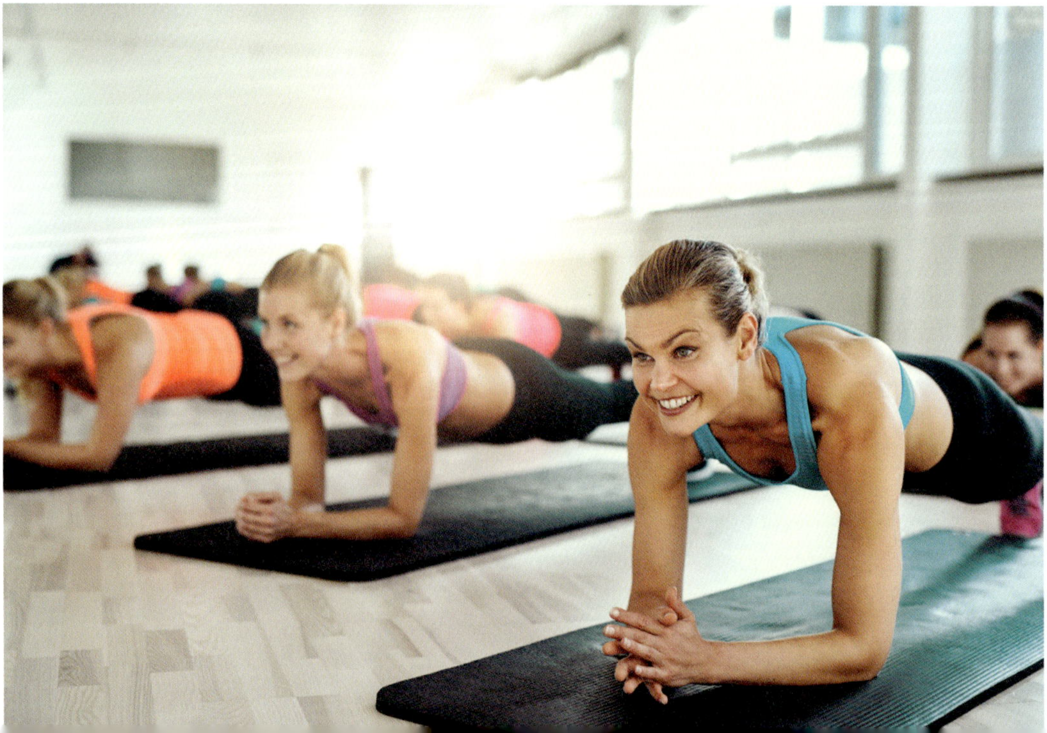

im Fitness-Studio individuell dosiert alle Muskeln gezielt ansprechen. Ganz wichtig für einen erfolgreichen Gewichtserhalt: Mit regelmäßigem körperlichem Training lernt Ihr Körper mit der Zeit, wieder Appetit und Hunger an den tatsächlichen momentanen Energiebedarf anzupassen. Erst ein guter Trainingszustand hilft also, das gestörte Sättigungsgefühl so zu regulieren, dass Sie sich nicht »überfressen«. Dazu müssen Sie nicht Extremsport betreiben – im Gegenteil: Im mittleren, moderaten Belastungsbereich hat man die besten Effekte beobachtet. Dazu mehr auf S. 116.

So bleiben Sie motiviert

Was Sie durch Ihre Einstellung und mit kleinen Hilfestellungen in Ihrem Alltag für Ihren Gewichtserhalt tun können, können Sie in Kapitel 16 noch einmal ausführlich nachlesen.

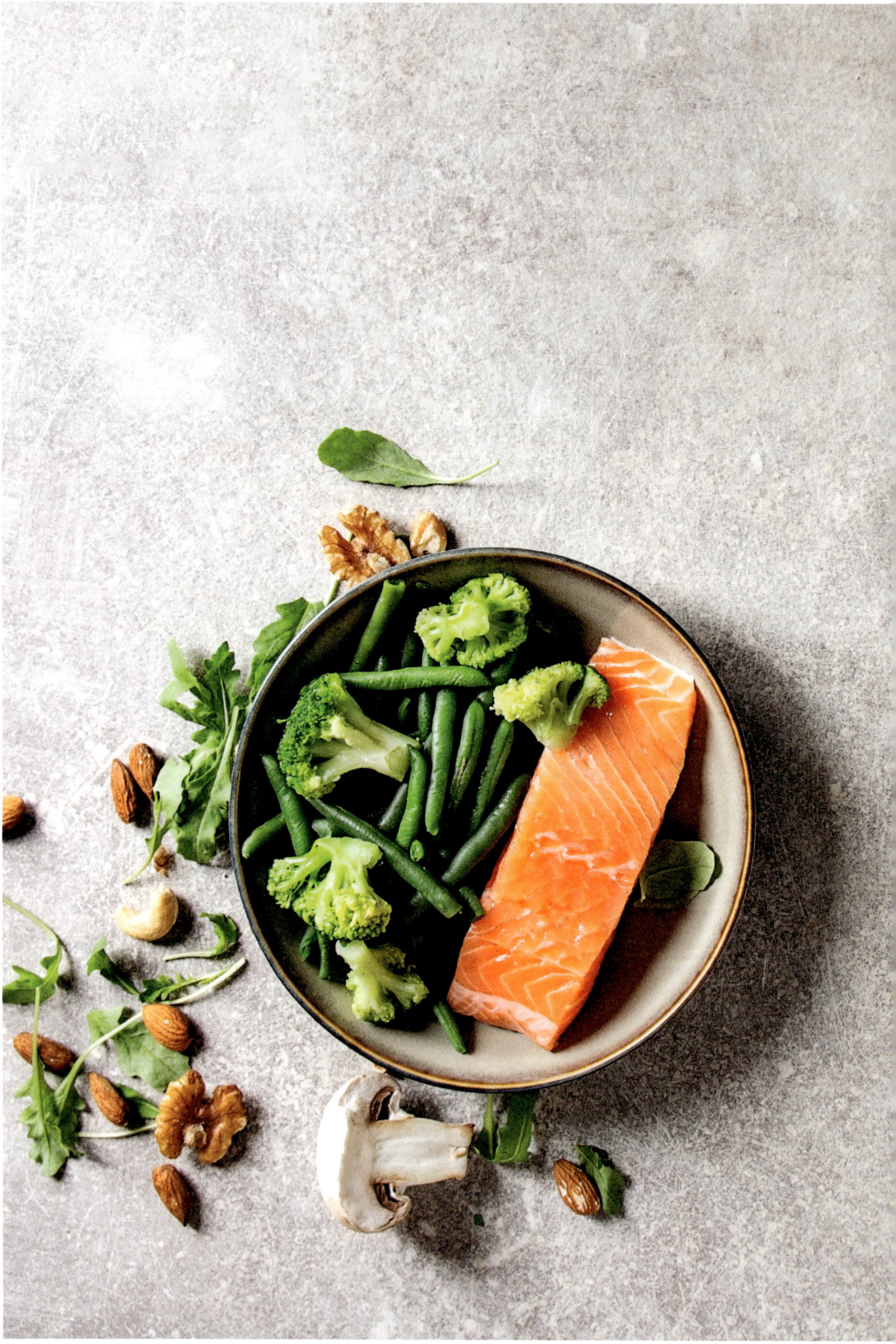

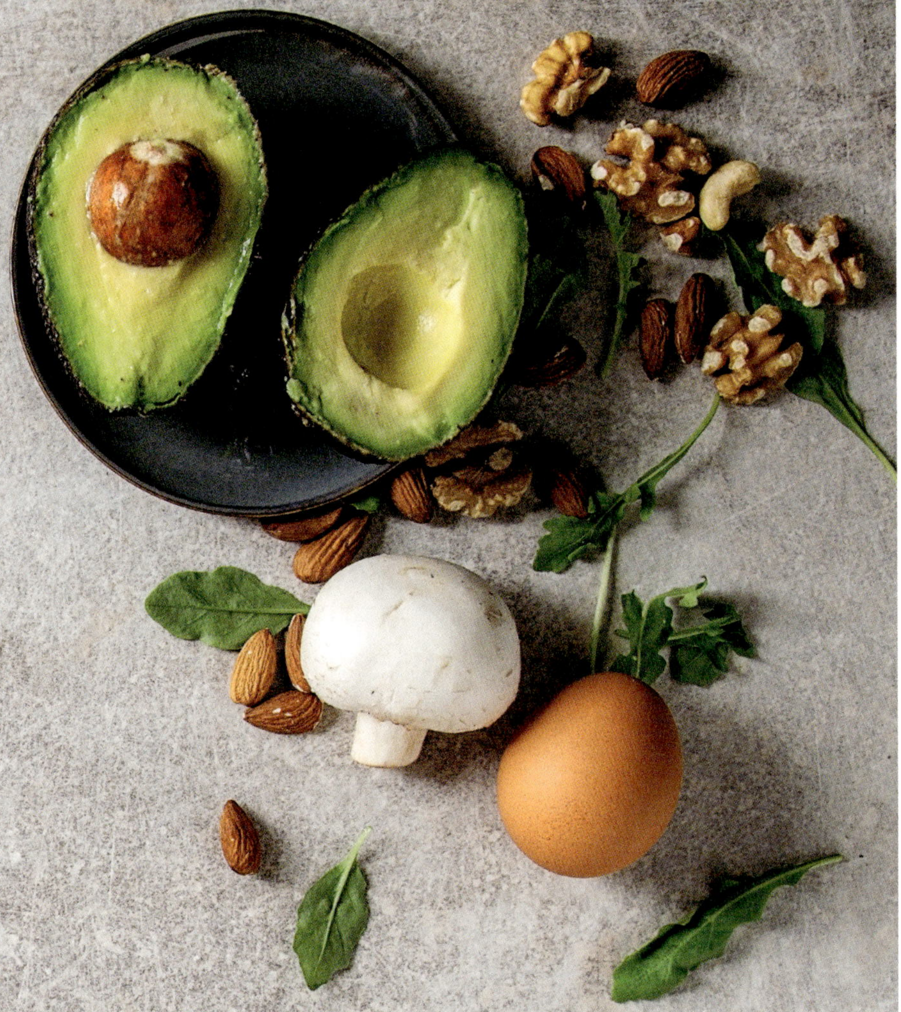

REZEPTE

Kräuterrührei mit Ziegenfrischkäse und Tomaten

Für 1 Person

LOGI klassisch

30 g Rucola
80 g Cocktailtomaten
2 Eier (Größe M)
2 EL Milch (3,5 % Fett)
40 g zimmerwarmer Ziegenfrischkäse (45 % Fett i. Tr.)
getrockneter Thymian, getrockneter Oregano, Salz und Pfeffer nach Geschmack
1 TL Butter
1 Scheibe (30 g) Vollkorntoastbrot

Turbo-LOGI

30 g Rucola
80 g Cocktailtomaten
1 Ei (Größe M)
1 EL Milch (3,5 % Fett)
40 g zimmerwarmer Ziegenfrischkäse (45 % Fett i. Tr.)
getrockneter Thymian, getrockneter Oregano, Salz und Pfeffer nach Geschmack
1 TL Butter
1 Scheibe (30 g) Vollkorntoastbrot

LOGI klassisch

1. Den Rucola waschen und verlesen. Die Tomaten waschen und halbieren.

2. Die Eier mit der Milch in einer Schüssel verquirlen. Den Ziegenfrischkäse mit der Eiermasse verrühren und nach Geschmack mit Thymian, Oregano, Salz und Pfeffer würzen.

3. Die Butter in einer beschichteten Pfanne erhitzen. Die Tomaten darin 1 Minute schwenken, die Eierkäsemasse dazugeben und etwas stocken lassen, dann kurz durchrühren.

4. Das Rührei auf einem Teller anrichten, mit Rucola belegen und mit dem Toast servieren.

Turbo-LOGI

Zubereitung wie LOGI klassisch, aber in Schritt 2 das Ei verquirlen.

LOGI klassisch

1 Portion mit 280 g liefert 340 kcal, 21 g Protein, 19 g Fett, 18 g Kohlenhydrate.

Turbo-LOGI

1 Portion mit 220 g liefert 255 kcal, 14 g Protein, 14 g Fett, 18 g Kohlenhydrate.

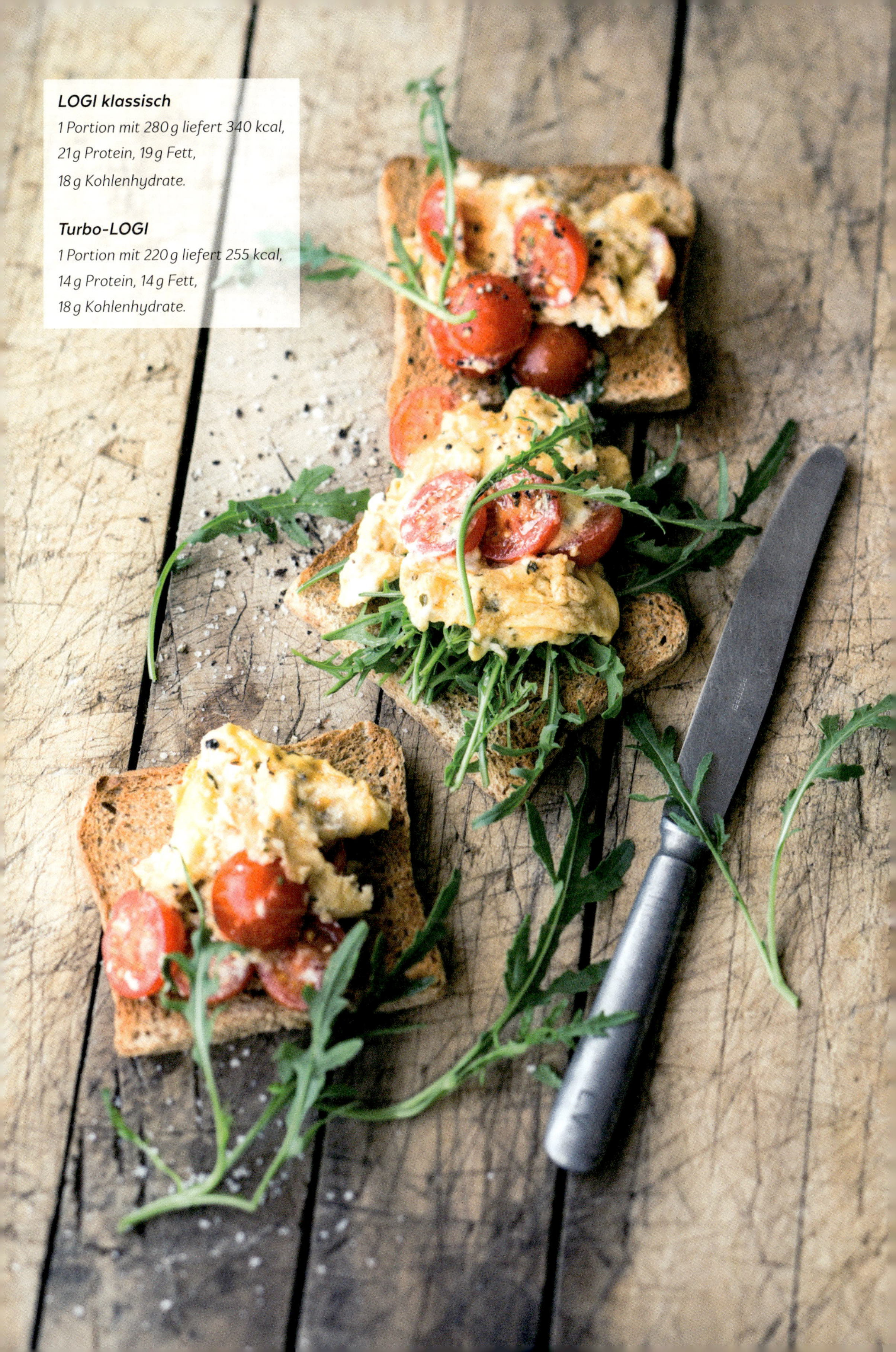

Herzhafte Eiermuffins

Für 1 Person

LOGI klassisch

75 g rote Paprika
60 g Mozzarella (8,5 % Fett)
1 TL Olivenöl
2 Eier (Größe M)
2 EL Milch (3,5 % Fett)
10 g Vollkornmehl
Salz und Pfeffer nach Geschmack
1 TL Schnittlauchröllchen
Außerdem Muffin-Backformen

Turbo-LOGI

50 g rote Paprika
40 g Mozzarella (8,5 % Fett)
1 TL Olivenöl
1 Ei (Größe M)
1 EL Milch (3,5 % Fett)
10 g Vollkornmehl
Salz und Pfeffer nach Geschmack
½ TL Schnittlauchröllchen

LOGI klassisch

1. Den Backofen auf 180 °C Ober-/Unterhitze (Umluft 160 °C) vorheizen.

2. Die Paprika waschen, putzen und sehr klein würfeln. Den Mozzarella abtropfen lassen und klein schneiden.

3. 6 Muffinförmchen mit Öl ausstreichen.

4. Die Eier in einer Schüssel mit der Milch verquirlen. Das Mehl unterrühren und mit Salz und Pfeffer würzen. Paprikawürfel und Mozzarella unterheben. Die Eimasse in 6 Muffinförmchen gießen und im Ofen (Mitte) ca. 20 Minuten backen. Mit Schnittlauch bestreut servieren.

Turbo-LOGI

Zubereitung wie LOGI klassisch, aber in Schritt 3 nur 3 Muffinförmchen mit Öl ausstreichen

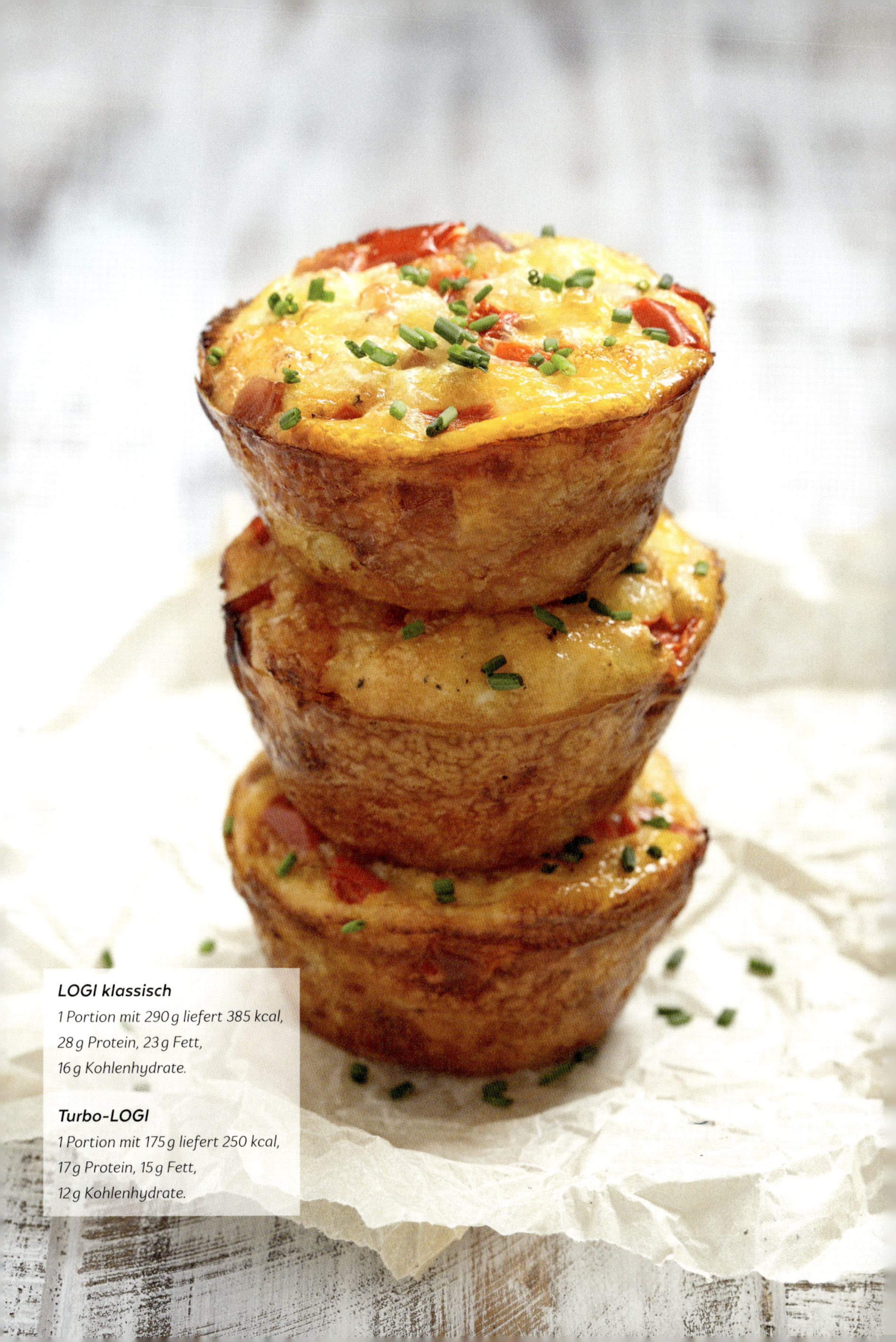

LOGI klassisch

1 Portion mit 290 g liefert 385 kcal, 28 g Protein, 23 g Fett, 16 g Kohlenhydrate.

Turbo-LOGI

1 Portion mit 175 g liefert 250 kcal, 17 g Protein, 15 g Fett, 12 g Kohlenhydrate.

Lachs-Gurken-Taler

Für 1 Person

LOGI klassisch
150 g Gurke
15 g Sahnemeerrettich
60 g Kräuter-Crème-fraîche
Salz und Pfeffer nach Geschmack
1 Stiel Dill zum Garnieren
80 g geräucherter Lachsaufschnitt

Turbo-LOGI
100 g Gurke
10 g Sahnemeerrettich
30 g Kräuter-Crème-fraîche
Salz und Pfeffer nach Geschmack
1 Stiel Dill zum Garnieren
60 g geräucherter Lachsaufschnitt

LOGI klassisch

1. Die Gurken waschen, putzen und in fingerdicke Taler schneiden.

2. Den Sahnemeerrettich in einer Schüssel mit der Kräuter-Crème-fraîche verrühren und mit Salz und Pfeffer und würzen.

3. Den Dill waschen, trocken schütteln und die Fähnchen abzupfen.

4. Die Meerrettichcreme gleichmäßig mittig auf die Gurkenscheiben verteilen. Die Lachsscheiben aufrollen, auf die Creme legen und mit Dill garnieren.

Turbo-LOGI

Zubereitung wie LOGI klassisch.

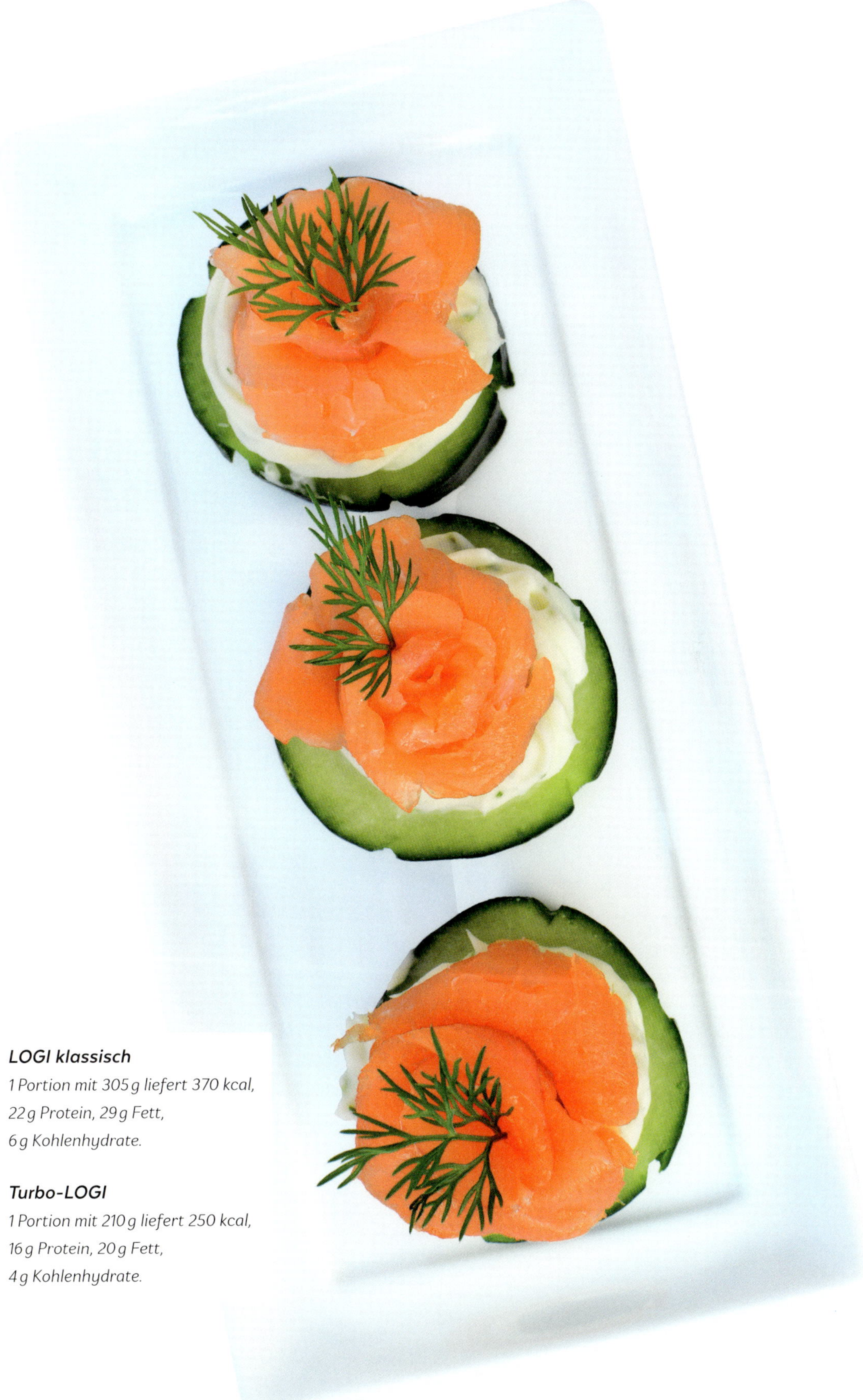

LOGI klassisch

1 Portion mit 305 g liefert 370 kcal, 22 g Protein, 29 g Fett, 6 g Kohlenhydrate.

Turbo-LOGI

1 Portion mit 210 g liefert 250 kcal, 16 g Protein, 20 g Fett, 4 g Kohlenhydrate.

Wickelfrühstück mit Kräuterquark

Für 1 Person

LOGI klassisch
120 g Magerquark
1 EL Mineralwasser
1 TL Olivenöl
1 TL Zitronensaft
1 EL frisch gehackte Kräuter (Schnittlauch, Petersilie, Basilikum etc.)
Salz und Pfeffer nach Geschmack
250 g Rohkost, z. B. Gurke, Paprika, Möhre
60 g Schinken ohne Fettrand (roh oder gekocht) in dünnen Scheiben
30 g halbfester Schnittkäse in dünnen Scheiben

Turbo-LOGI
100 g Magerquark
1 EL Mineralwasser
1 TL Olivenöl
1 TL Zitronensaft
1 EL frisch gehackte Kräuter (Schnittlauch, Petersilie, Basilikum etc.)
Salz und Pfeffer nach Geschmack
200 g Rohkost, z. B. Gurke, Paprika, Möhre
60 g Schinken ohne Fettrand (roh oder gekocht) in dünnen Scheiben

LOGI klassisch

1. Den Quark in einer Schüssel mit Mineralwasser, Olivenöl und Zitronensaft cremig rühren.

2. Die Kräuter waschen, trocken schütteln, fein hacken und in den Quark rühren. Mit Salz und Pfeffer würzen.

3. Die Rohkost putzen, waschen, ggf. schälen und in Stifte schneiden.

4. Die Schinkenscheiben halbieren. 2–3 Gemüsesticks jeweils mit Schinken oder Käse umwickeln und mit dem Kräuterdip servieren.

Turbo-LOGI

Zubereitung wie LOGI klassisch, aber in Schritt 4 nur Schinkenscheiben verwenden.

LOGI klassisch
1 Portion mit 495 g liefert 385 kcal, 37 g Protein, 17 g Fett, 16 g Kohlenhydrate.

Turbo-LOGI
1 Portion mit 445 g liefert 245 kcal, 24 g Protein, 8 g Fett, 16 g Kohlenhydrate.

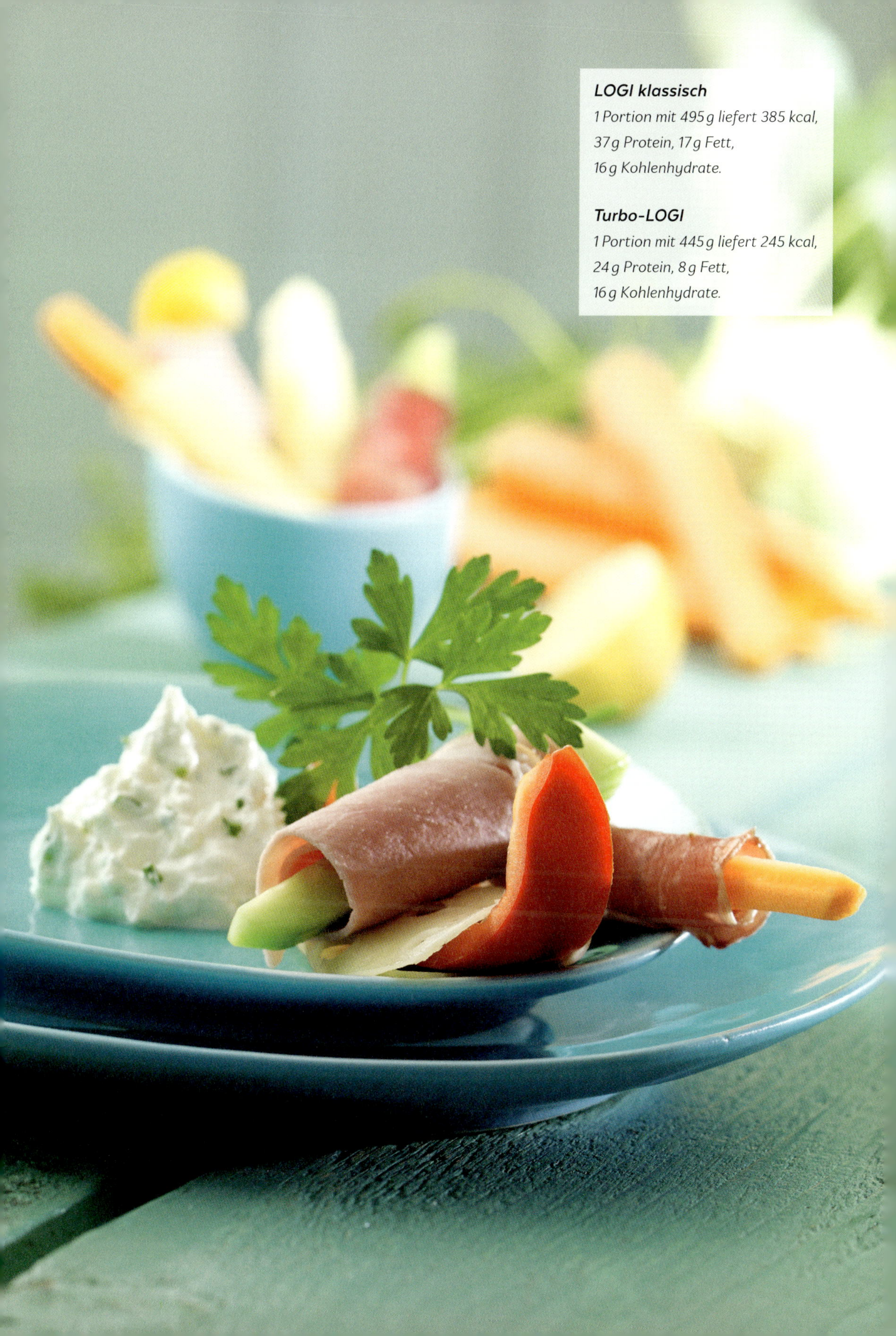

Würziger Hüttenkäse

Für 1 Person

LOGI klassisch
100 g Radieschen
50 g Gewürzgurken (aus dem Glas)
½ Bund Schnittlauch
20 g Sonnenblumenkerne
200 g Hüttenkäse
1 TL Zitronensaft
Salz und Pfeffer nach Geschmack

Turbo-LOGI
100 g Radieschen
30 g Gewürzgurke (aus dem Glas)
½ Bund Schnittlauch
10 g Sonnenblumenkerne
150 g Hüttenkäse
1 TL Zitronensaft
Salz und Pfeffer nach Geschmack

LOGI klassisch

1. Die Radieschen putzen, waschen und raspeln. Die Gewürzgurken abtropfen lassen und in feine Scheiben schneiden. Den Schnittlauch waschen und in Röllchen schneiden.

2. Die Sonnenblumenkerne in einer Pfanne ohne Fett anrösten.

3. Den Hüttenkäse in einer Schüssel mit Radieschen, Gewürzgurken, Schnittlauch und Zitronensaft verrühren und mit Salz und Pfeffer abschmecken. Mit Sonnenblumenkernen bestreuen.

Turbo-LOGI

Zubereitung wie LOGI klassisch.

LOGI klassisch

1 Portion mit 380 g liefert 340 kcal, 32 g Protein, 14 g Fett, 17 g Kohlenhydrate.

Turbo-LOGI

1 Portion mit 380 g liefert 235 kcal, 23 g Protein, 9 g Fett, 12 g Kohlenhydrate.

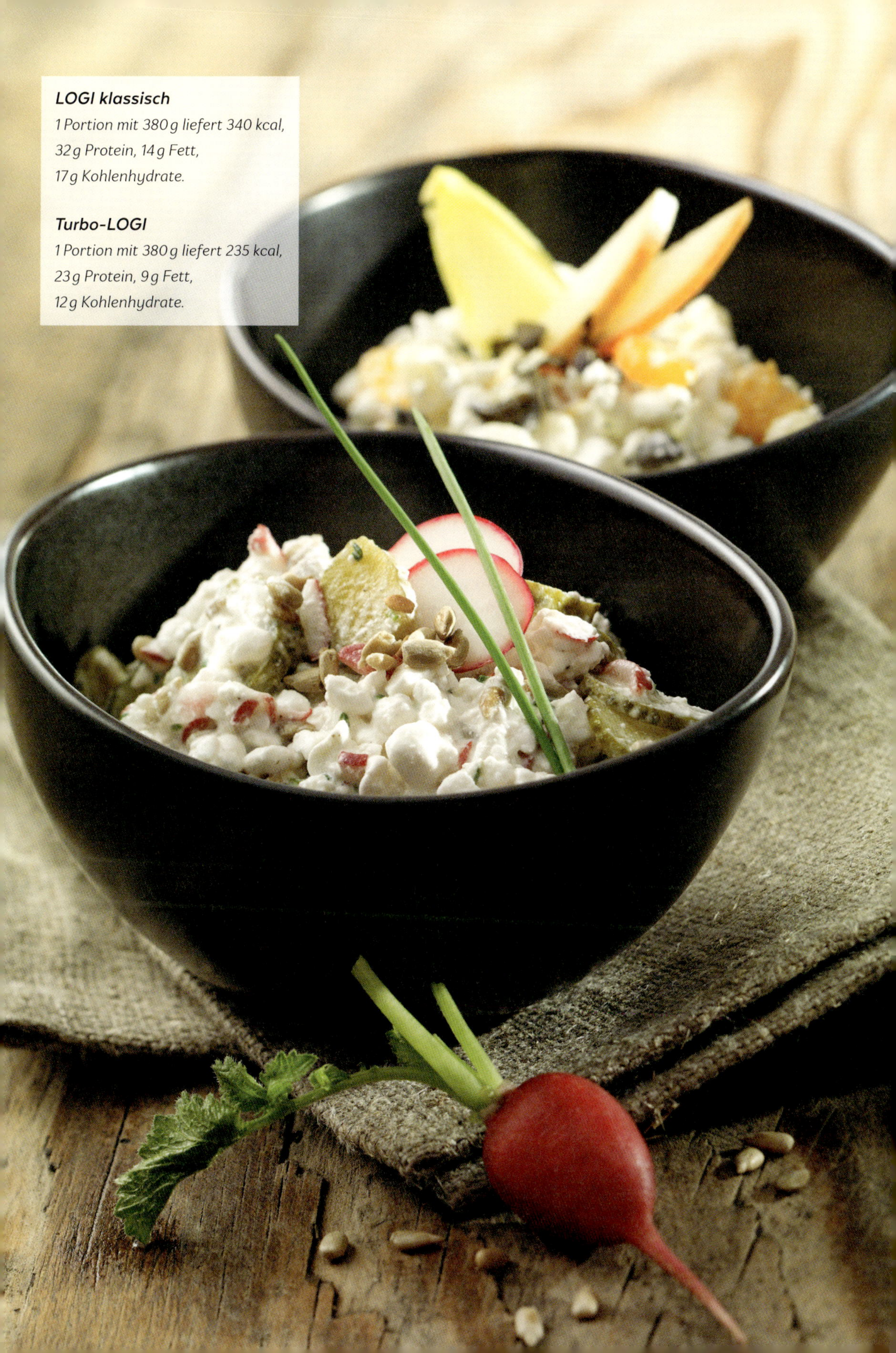

Crunchy-Cappuccino-Joghurt mit Blaubeeren

Für 1 Person

LOGI klassisch

125 g frische Blaubeeren
10 g gehackte Mandeln
50 ml Espresso
10 g weißes Mandelmus
1 TL gemahlene Vanille
1 schwach gehäufter TL Puderzucker
150 g Magerquark
100 g Joghurt (3,5 % Fett)

Turbo-LOGI

100 g frische Blaubeeren
5 g gehackte Mandeln
30 ml Espresso
10 g weißes Mandelmus
1 TL gemahlene Vanille
1 schwach gehäufter TL Puderzucker
100 g Magerquark
50 g Joghurt (3,5 % Fett)

LOGI klassisch

1. Die Blaubeeren verlesen und waschen.
2. Die Mandeln in einer beschichteten Pfanne ohne Fett rösten.
3. Einen mittelstarken Espresso kochen, in einen Topf geben und mit Mandelmus, ½ TL gemahlene Vanille und Puderzucker bei geringer Hitzezufuhr unter Rühren erwärmen, bis alles gut vermischt ist. Dann etwas abkühlen lassen.
4. Quark, Joghurt und die restliche Vanille in einer Schüssel verrühren. Kaffee-Mandelmus-Mischung unterrühren. Beeren auf den Joghurt geben und mit den gerösteten Mandeln bestreuen.

Turbo-LOGI

Zubereitung wie LOGI klassisch.

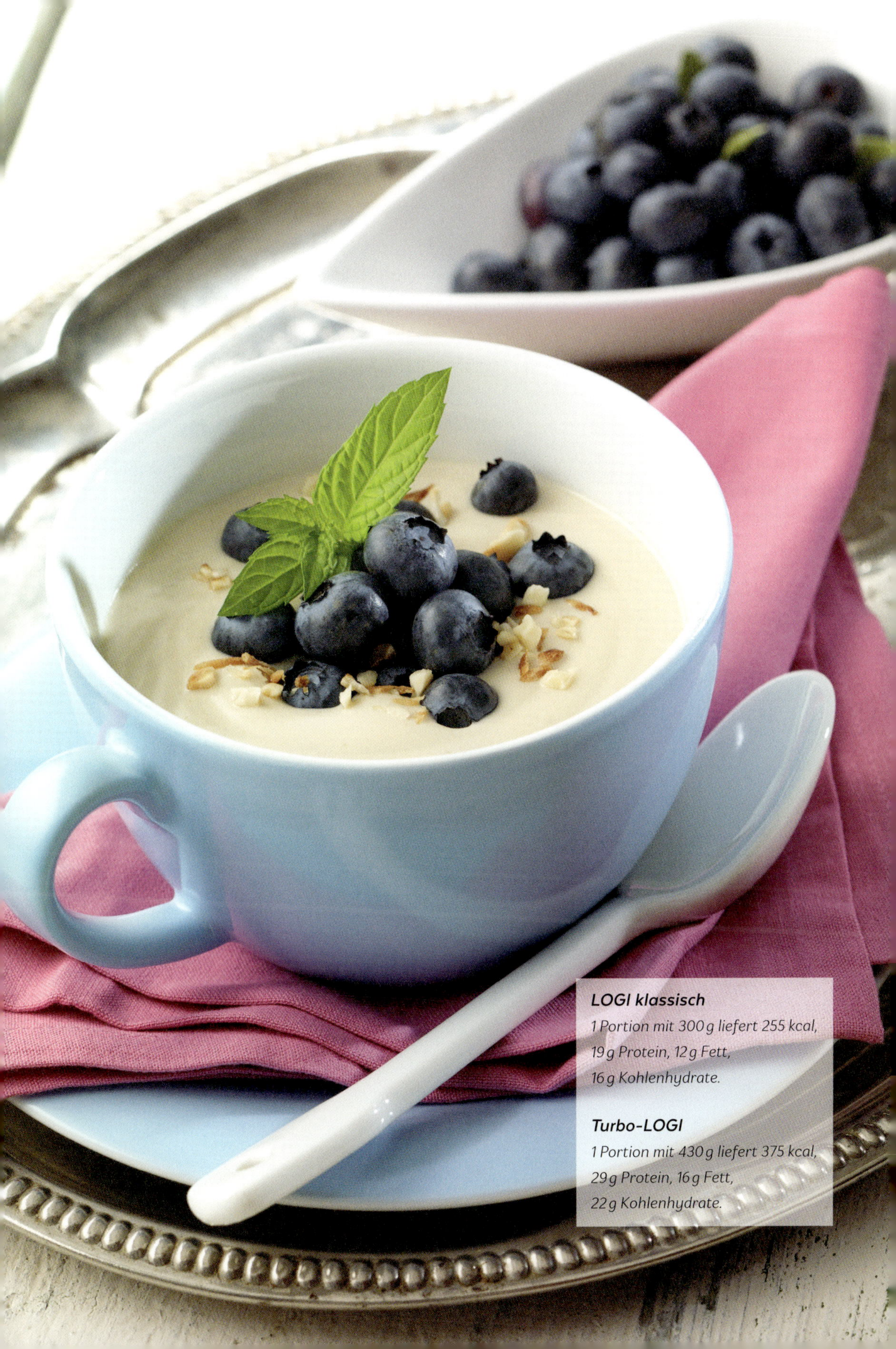

LOGI klassisch

1 Portion mit 300 g liefert 255 kcal, 19 g Protein, 12 g Fett, 16 g Kohlenhydrate.

Turbo-LOGI

1 Portion mit 430 g liefert 375 kcal, 29 g Protein, 16 g Fett, 22 g Kohlenhydrate.

Pancakes mit Himbeercreme

Für 1 Person

LOGI klassisch

Für die Creme:

150 g Himbeeren (frisch oder TK)
2 TL Mandelstifte
50 g Ricotta

Für die Pancakes:

1 Ei (Größe M)
30 g Frischkäse (Magerstufe)
50 g gemahlene, blanchierte Mandeln
1 TL gemahlene Vanille
10 g Butter
Außerdem Dessertring (10 cm)

Turbo-LOGI

Für die Creme:

100 g Himbeeren (frisch oder TK)
1 TL Mandelsplitter
100 g Joghurt (3,5 % Fett)

Für die Pancakes:

1 Ei (Größe S)
25 g Frischkäse (Magerstufe)
40 g gemahlene, blanchierte Mandeln
1 TL gemahlene Vanille
5 g Butter
Außerdem Dessertring (10 cm)

LOGI klassisch

1. Die Himbeeren verlesen und vorsichtig waschen. Die Hälfte in einer Schüssel mit dem Stabmixer pürieren.
2. Die Mandelstifte und den Ricotta dazugeben und vorsichtig unterheben.
3. Das Ei in einer Schüssel mit dem Frischkäse gut verrühren. Die Mandeln und die gemahlene Vanille untermischen.
4. Die Butter in einer beschichteten Pfanne schmelzen. Den Dessertring in die Pfanne setzen und die Hälfte des Teigs hineingießen. Pancake 5 Minuten bei niedriger Hitze backen, dann wenden, weitere 3 Minuten backen und aus der Pfanne nehmen. Mit dem restlichen Teig ebenso verfahren.
5. Auf jeden Pancake mittig einen Klecks Himbeercreme setzen. Die restlichen Himbeeren gleichmäßig auf den Pancakes verteilen.

Turbo-LOGI

Zubereitung wie LOGI klassisch, aber in Schritt 2 die pürierten Himbeeren und Mandelsplitter vorsichtig mit dem Joghurt vermischen.

LOGI klassisch

1 Portion mit 180 g liefert 350 kcal, 16 g Protein, 27 g Fett, 7 g Kohlenhydrate.

Turbo-LOGI

1 Portion mit 170 g liefert 255 kcal, 13 g Protein, 19 g Fett, 7 g Kohlenhydrate.

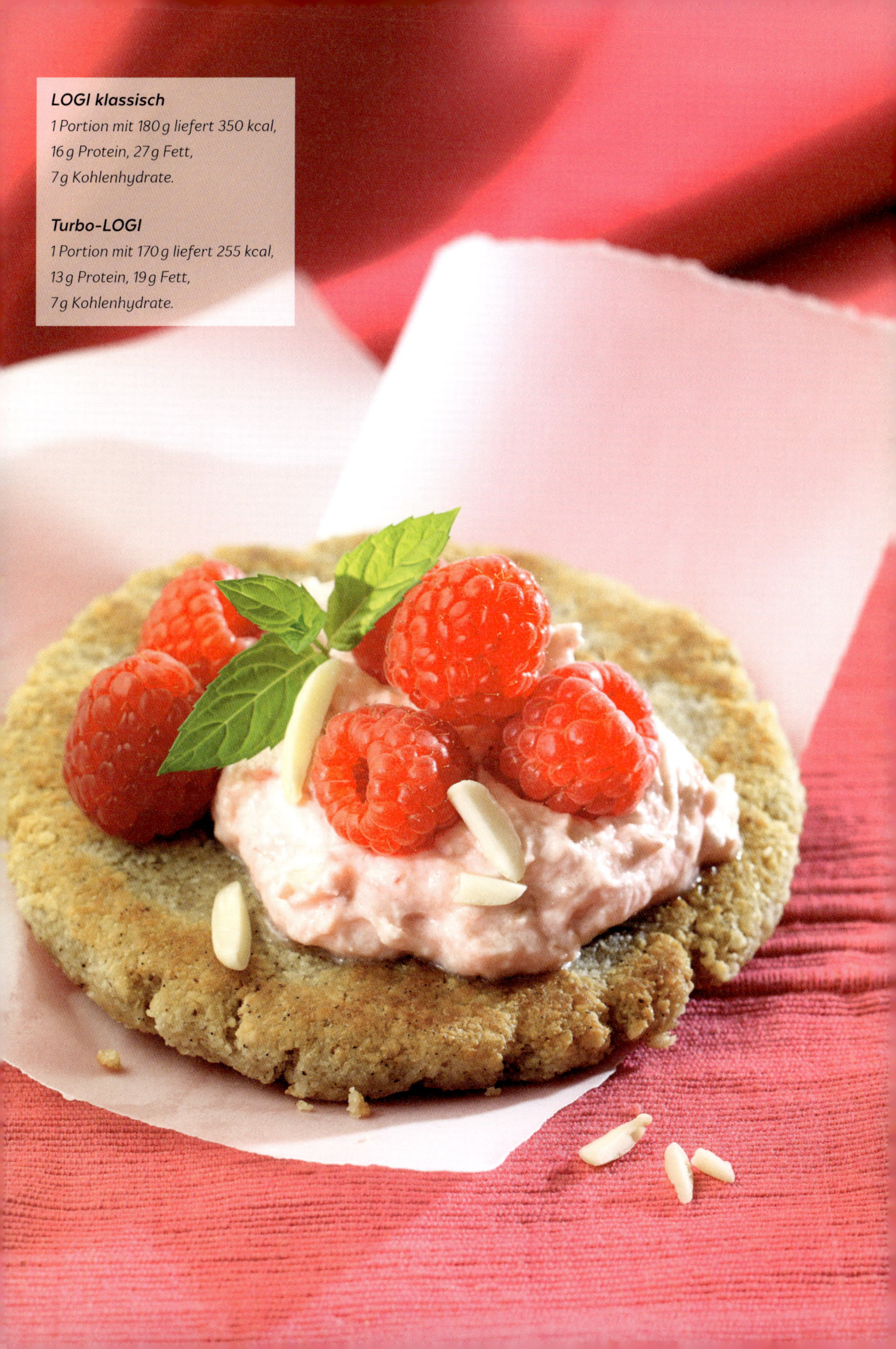

Möhren-Linsen-Suppe mit Spinat und gerösteten Cashewnüssen

Für 1 Person

LOGI klassisch

40 g rote Linsen (getrocknet)
1 Möhre
1 Frühlingszwiebel
1 walnussgroßes Stück Ingwer
100 g Blattspinat
10 g Cashewnüsse
75 g Feta
1 EL Olivenöl
400 ml Gemüsebrühe
1 EL Zitronensaft
½ TL edelsüßes Paprikapulver
Salz und Cayennepfeffer nach Geschmack

Turbo-LOGI

25 g rote Linsen (getrocknet)
1 kleine Möhre
½ Frühlingszwiebel
1 walnussgroßes Stück Ingwer
75 g Blattspinat
10 g Cashewnüsse
50 g Feta
1 TL Olivenöl
300 ml Gemüsebrühe
1 TL Zitronensaft
½ TL edelsüßes Paprikapulver
Salz und Cayennepfeffer nach Geschmack

LOGI klassisch

1. Die Linsen in ein Sieb geben, gründlich mit Wasser spülen und abtropfen lassen. Die Möhre putzen, schälen und klein schneiden. Die Frühlingszwiebel putzen, waschen und in Ringe schneiden. Den Ingwer schälen und reiben. Den Spinat waschen und verlesen. Die Nüsse in einer beschichteten Pfanne ohne Fett rösten. Den Feta zerbröseln.

2. Das Öl in einem Topf erhitzen. Die Zwiebelringe und den Ingwer darin andünsten. Linsen und Möhre dazugeben und kurz im heißen Fett mitschwenken. Mit der Gemüsebrühe auffüllen und alles 15 Minuten garen, anschließend pürieren. Den Feta, den Zitronensaft und das Paprikapulver einrühren und Suppe mit Cayennepfeffer und Salz nach Geschmack würzen. 5 Minuten weiterköcheln lassen.

3. Die Spinatblätter unterrühren und 1 Minute mitgaren. Die Suppe auf einem tiefen Teller anrichten und mit Nüssen bestreuen.

Turbo-LOGI

Zubereitung wie LOGI klassisch.

LOGI klassisch

1 Portion mit 665 g liefert 545 kcal, 29 g Protein, 35 g Fett, 28 g Kohlenhydrate.

Turbo-LOGI

1 Portion mit 515 g liefert 350 kcal, 19 g Protein, 23 g Fett, 15 g Kohlenhydrate.

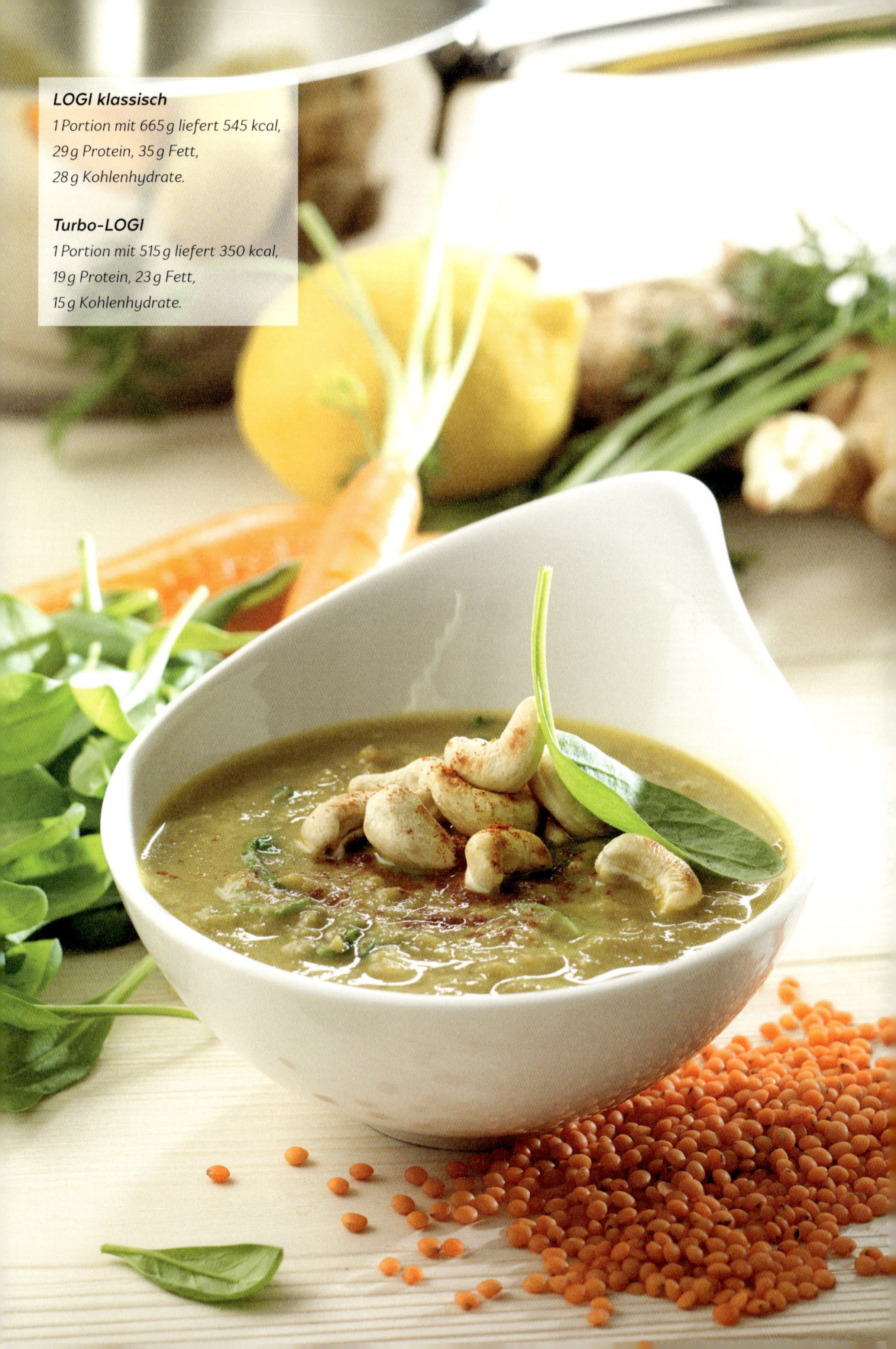

Kichererbseneintopf mit Hähnchen

Für 1 Person

LOGI klassisch

400 ml Gemüsebrühe
100 g Kichererbsen (aus der Dose)
1 Möhre
1 Stange Lauch
100 g Champignons
200 g Hähnchenbrustfilet
200 g geschälte Tomaten (aus der Dose)
scharfes Currypulver, Chilipulver, Salz und Pfeffer nach Geschmack
1 EL Tomatenmark
1 EL Olivenöl
20 g Crème fraîche

Turbo-LOGI

250 ml Gemüsebrühe
50 g Kichererbsen (aus der Dose)
1 kleine Möhre
½ Stange Lauch
50 g Champignons
150 g Hähnchenbrustfilet
150 g geschälte Tomaten (aus der Dose)
scharfes Currypulver, Chilipulver, Salz und Pfeffer nach Geschmack
1 EL Tomatenmark
1 TL Olivenöl
10 g Crème fraîche

LOGI klassisch

1. Die Gemüsebrühe in einem Topf zum Kochen bringen. Die Kichererbsen abtropfen lassen, dazugeben und 7 Minuten garen.
2. In der Zwischenzeit die Möhre und den Lauch putzen, waschen und in Scheiben schneiden. Die Champignons trocken abreiben und in Scheiben schneiden.
3. Das Hähnchenfilet kalt abspülen, mit Küchenpapier trocken tupfen und in Streifen schneiden. Das Gemüse und das Fleisch zu den Kichererbsen geben.
4. Die geschälten Tomaten abtropfen lassen, mit der Gabel zerdrücken und ebenfalls zugeben. Mit Curry- und Chilipulver, Salz und Pfeffer würzen und noch etwa 10 Minuten köcheln lassen.
5. Tomatenmark, Olivenöl und Crème fraîche in den Eintopf rühren und weitere 5 Minuten köcheln lassen.

Turbo-LOGI

Zubereitung wie LOGI klassisch.

LOGI klassisch

1 Portion mit 1300 g liefert 500 kcal, 49 g Protein, 19 g Fett, 27 g Kohlenhydrate.

Turbo-LOGI

1 Portion mit 800 g liefert 310 kcal, 34 g Protein, 10 g Fett, 17 g Kohlenhydrate.

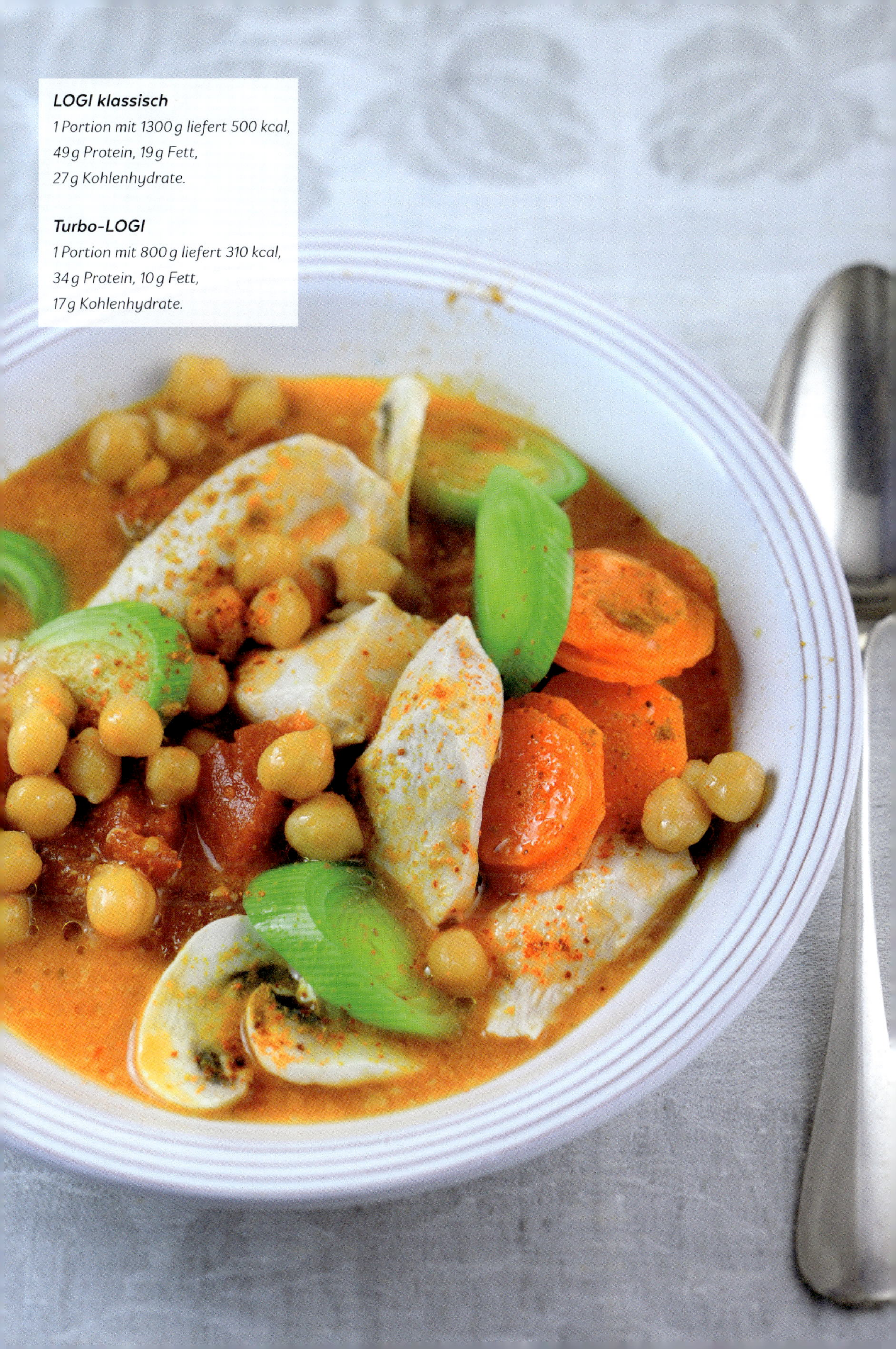

Erbsensuppe mit Minze und Käsecrackern

Für 1 Person

LOGI klassisch

50 g Zwiebel
1 EL Olivenöl
250 ml Gemüsebrühe
200 g TK-Erbsen
2 Stiele frische Minze
40 ml Sahne
Salz und Cayennepfeffer nach Geschmack
30 g geriebener Käse, z. B. Parmesan
Außerdem Backpapier

Turbo-LOGI

50 g Zwiebel
1 TL Olivenöl
200 ml Gemüsebrühe
150 g TK-Erbsen
1 Stiel frische Minze
25 ml Sahne
Salz und Cayennepfeffer nach Geschmack
20 g geriebener Käse, z. B. Parmesan
Außerdem Backpapier

LOGI klassisch

1. Den Backofen auf 200 °C Ober-/Unterhitze (Umluft 180 °C) vorheizen. Ein Backblech mit Backpapier auslegen.

2. Die Zwiebel abziehen und klein schneiden. In einem hohen Topf Olivenöl erhitzen und die Zwiebel darin 1 Minute andünsten. Mit Gemüsebrühe ablöschen.

3. Die unaufgetauten Erbsen hinzufügen, alles aufkochen und 10 Minuten köcheln lassen. Die Minze waschen und trocken schütteln, die Blätter abzupfen. Einige Blätter beiseitelegen und den Rest in die Suppe geben.

4. Die Sahne unterrühren und die Suppe mit einem Stabmixer pürieren. Mit Salz und Cayennepfeffer nach Geschmack würzen und 5–7 Minuten köcheln lassen.

5. Inzwischen für 10 Cracker jeweils 1 schwach gehäuften Esslöffel Käse auf das Blech geben und rund formen. Im Ofen (Mitte) 3–4 Minuten backen, bis der Käse zerlaufen und goldgelb ist. Die Cracker auf Küchenpapier entfetten und abkühlen lassen.
   Die Suppe anrichten und mit der restlichen Minze garnieren. Die Cracker dazu reichen.

Turbo-LOGI

Zubereitung wie LOGI klassisch, aber statt 10 Käsecracker 6 Stück backen.

LOGI klassisch
1 Portion mit 595 g liefert 545 kcal, 24 g Protein, 34 g Fett, 29 g Kohlenhydrate.

Turbo-LOGI
1 Portion mit 450 g liefert 345 kcal, 19 g Protein, 18 g Fett, 24 g Kohlenhydrate.

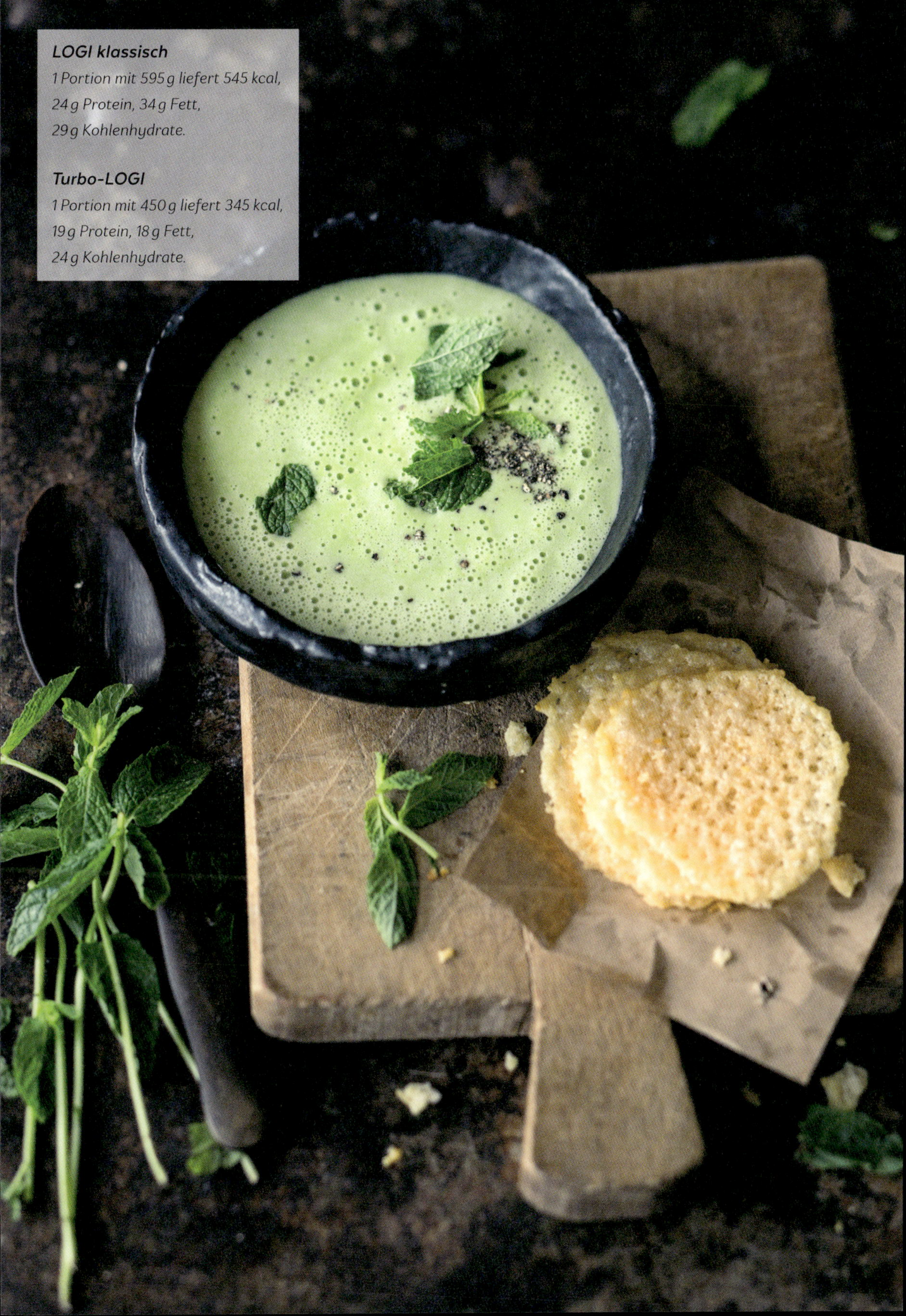

Bunter Bohnen-Chili-Salat

Für 1 Person

LOGI klassisch

Für den Salat:

100 g Lauch
100 g weiße Bohnen (aus der Dose)
1 gelbe Paprika
100 g Cocktailtomaten
2 EL frisch gehackter Schnittlauch oder frisch gehackte Minze
100 g magere Schinkenwürfel

Für das Dressing:

1 kleine rote Chilischote
2 EL Tomatenmark
2 EL Olivenöl
Salz
Saft von ½ Limette
Cayennepfeffer nach Geschmack

Turbo-LOGI

Für den Salat:

100 g Lauch
80 g weiße Bohnen (aus der Dose)
½ gelbe Paprika
100 g Cocktailtomaten
2 EL frisch gehackter Schnittlauch oder frisch gehackte Minze
75 g magere Schinkenwürfel

Für das Dressing:

1 kleine rote Chilischote
1 EL Tomatenmark
1 EL Olivenöl
Salz
Saft von ½ Limette
Cayennepfeffer nach Geschmack

LOGI klassisch

1. Das grüne Ende vom Lauch abschneiden. Die Stange putzen, waschen und in 2 cm dicke Ringe schneiden. Die Ringe in einem Topf mit kochendem Wasser 3 Minuten blanchieren, in ein Sieb abgießen und kalt abbrausen.

2. Die Bohnen in einem Sieb kalt abbrausen und abtropfen lassen. Die Paprika waschen, putzen und würfeln. Tomaten waschen und in feine Stücke schneiden. Lauch, Bohnen, Paprika, Tomaten, Schnittlauch und Schinkenwürfel in einer Schüssel vermischen.

3. Die Chilischote waschen, der Länge nach aufschlitzen, die Kerne herauskratzen und die Schote in feine Streifen schneiden. Chili, Tomatenmark, Öl, 1 Prise Salz und Limettensaft in ein Schraubglas geben, Glas verschließen und gut schütteln. Das Dressing kurz vor dem Verzehr über den Bohnen-Chili-Salat träufeln. Nach Geschmack noch mit Salz und Cayennepfeffer würzen.

Turbo-LOGI

Zubereitung wie LOGI klassisch.

LOGI klassisch

1 Portion mit 595 g liefert 565 kcal, 40 g Protein, 27 g Fett, 34 g Kohlenhydrate.

Turbo-LOGI

1 Portion mit 445 g liefert 330 kcal, 30 g Protein, 36 g Fett, 25 g Kohlenhydrate.

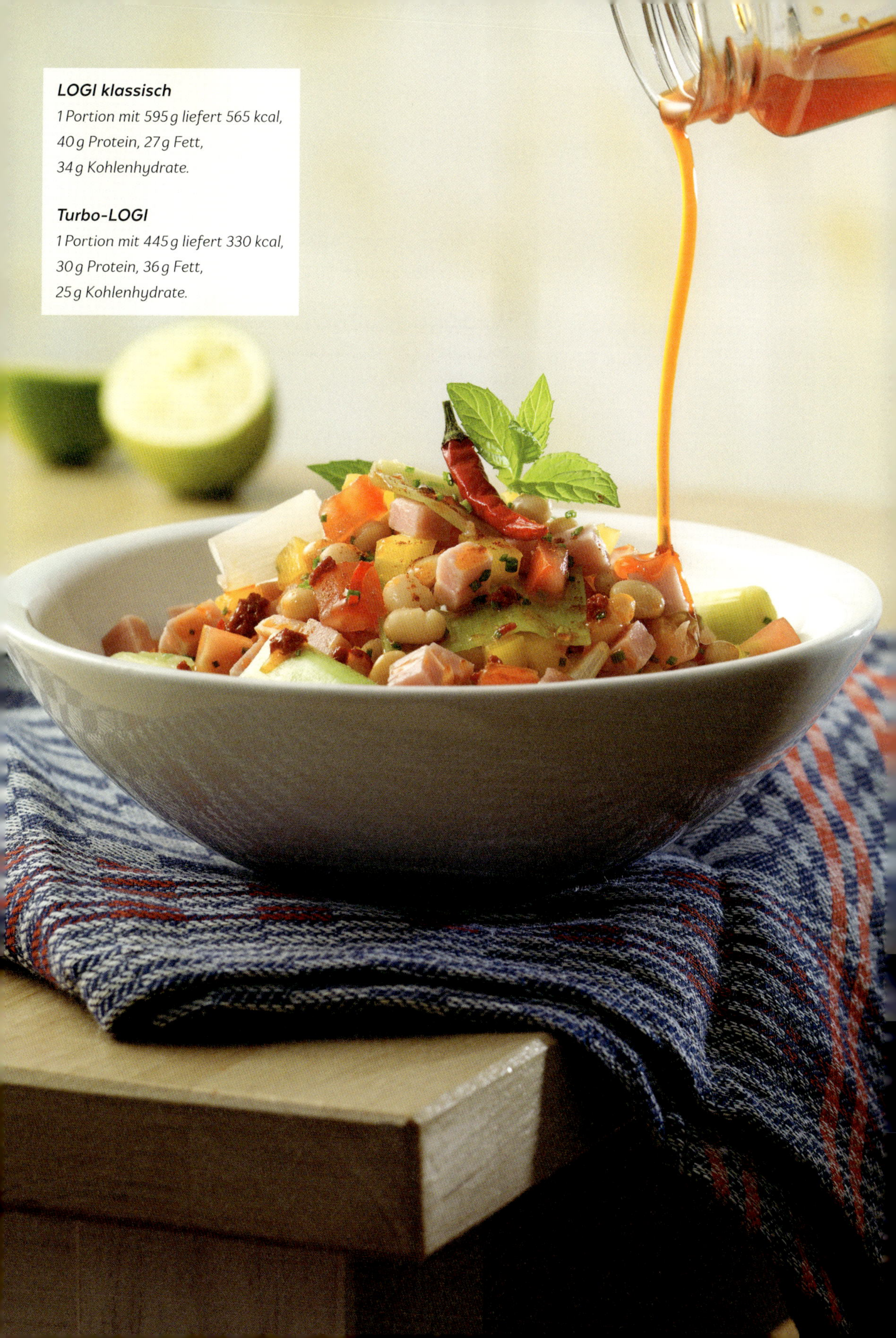

Asiatische Frikadelle auf Papaya-Gurken-Salat

Für 1 Person

LOGI klassisch

Für den Salat:

100 g Papaya
100 g Gurke
15 g Mungobohnensprossen

Für das Dressing:

1½ Limette
1 TL frischer Ingwer
2 Minzeblättchen
1 EL Sesamöl
1 EL Orangensaft
Salz und weißer Pfeffer nach Geschmack

Für die Frikadellen:

1 Eigelb (Größe M)
100 g mageres Rinderhackfleisch
20 g Semmelbrösel
20 g frisch geriebener Ingwer
2 EL frisch gehackte glatte Petersilie
1 TL frisch gehackte Minzeblättchen
1 EL helle Sojasoße
Salz und Pfeffer nach Geschmack
2 EL weißer Sesam
1 EL Olivenöl

LOGI klassisch

1. Die Papaya schälen, halbieren und die Kerne mit einem Teelöffel herausschaben.

2. Anschließend die Papaya in mundgerechte Stücke schneiden. Die Gurke schälen, halbieren, aushöhlen und ebenfalls in mundgerechte Stücke schneiden. Die Sprossen in einem Sieb unter kaltem Wasser abbrausen und abtropfen lassen. Papaya, Gurke und Sprossen in einer Schüssel vermischen.

3. Für das Dressing die Limetten auspressen. Ingwer schälen und fein reiben.

4. Minze waschen, trocken schütteln und fein schneiden. Alles in einer Schüssel vermengen, Sesamöl und Orangensaft hinzufügen und mit Salz und Pfeffer würzen.

5. Das Eigelb in einer Schüssel verquirlen. Hackfleisch, Semmelbrösel, Ingwer, Petersilie, Minze und Sojasoße untermischen, mit Salz und Pfeffer abschmecken und zu einer Masse verkneten.

6. Aus der Hackfleischmasse 2 Frikadellen formen. Sesam auf einem flachen Teller verteilen und die Frikadellen darin wenden.

7. Das Öl in einer Pfanne erhitzen und die Frikadellen darin bei geringer Hitze auf beiden Seiten etwa 4 Minuten goldgelb anbraten.

8. Das Dressing über den Salat träufeln und die Frikadellen darauf anrichten.

Turbo-LOGI

Zubereitung wie LOGI klassisch.

Turbo-LOGI

Für den Salat:

75 g Papaya
75 g Gurke
10 g Mungobohnensprossen

Für das Dressing:

1 Limette
½ TL frischer Ingwer
1 Minzeblättchen
1 TL Sesamöl
1 TL Orangensaft
Salz und weißer Pfeffer nach Geschmack

Für die Frikadellen:

1 Eigelb (Größe S)
60 g mageres Rinderhackfleisch
10 g Semmelbrösel
10 g frisch geriebener Ingwer
1 EL frisch gehackte glatte Petersilie
1 TL frisch gehackte Minzeblättchen
1 TL helle Sojasoße
Salz und Pfeffer nach Geschmack
1 TL weißer Sesam
1 EL Olivenöl

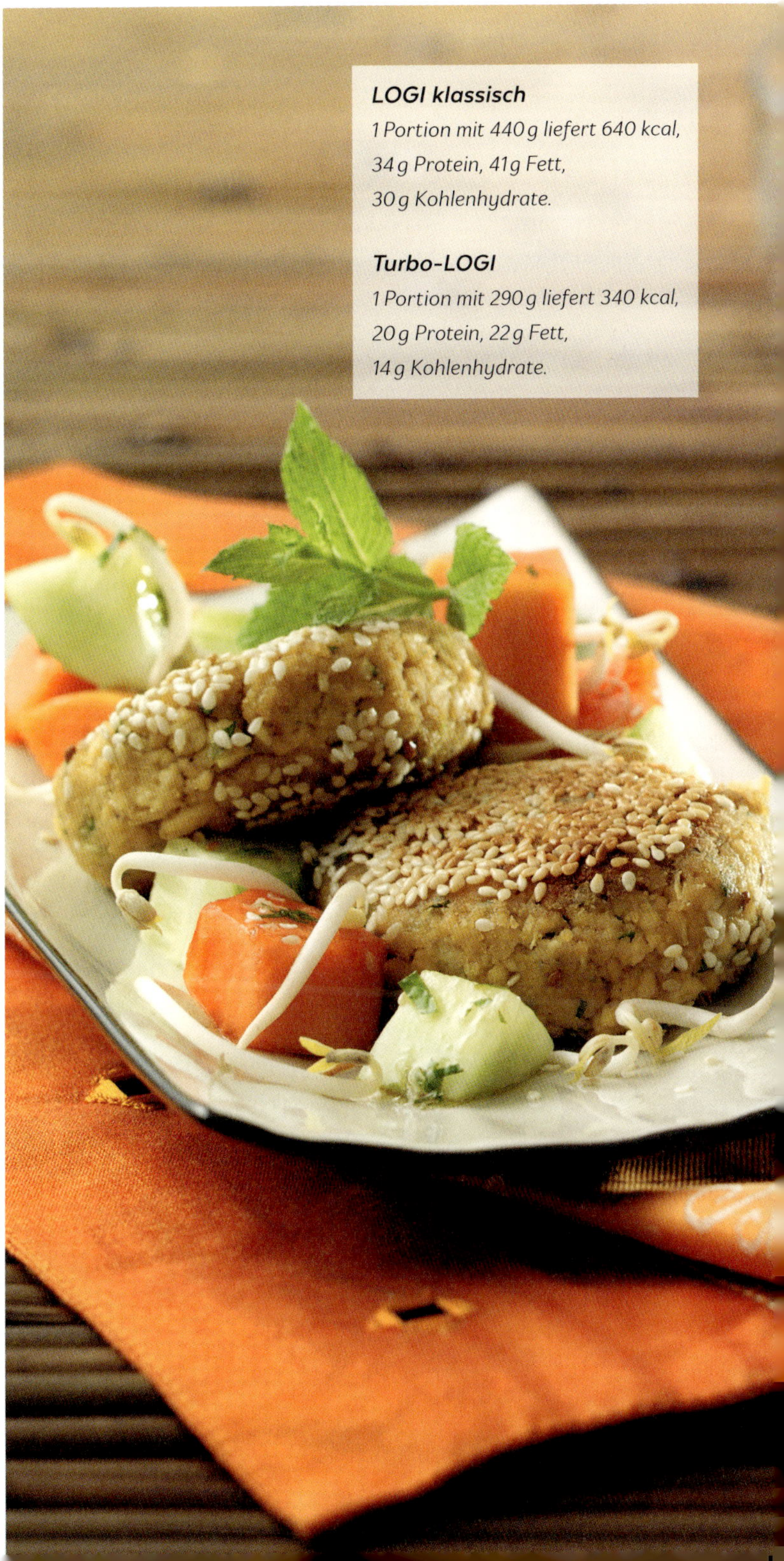

LOGI klassisch

1 Portion mit 440 g liefert 640 kcal, 34 g Protein, 41 g Fett, 30 g Kohlenhydrate.

Turbo-LOGI

1 Portion mit 290 g liefert 340 kcal, 20 g Protein, 22 g Fett, 14 g Kohlenhydrate.

Wassermelonen-Gurken-Salat mit Ziegenkäse

Für 1 Person

LOGI klassisch

Für den Salat:

15 g Pinienkerne
1 Frühlingszwiebel
250 g Wassermelone
200 g Gurke
60 g Ziegenkäserolle
25 g schwarze Oliven (in Wasser eingelegt, ohne Stein)

Für das Dressing:

1 Zweig Thymian
1 unbehandelte Zitrone
5 g Honig
1 EL Olivenöl
Salz und Pfeffer nach Geschmack

Turbo-LOGI

Für den Salat:

10 g Pinienkerne
1 Frühlingszwiebel
150 g Wassermelone
150 g Gurke
50 g Ziegenkäserolle
10 g schwarze Oliven (in Wasser eingelegt, ohne Stein)

Für das Dressing:

1 Zweig Thymian
½ unbehandelte Zitrone
3 g Honig
1 TL Olivenöl
Salz und schwarzer Pfeffer nach Geschmack

LOGI klassisch

1. Die Pinienkerne in einer kleinen Pfanne ohne Fett rösten, dann abkühlen lassen.

2. Die Frühlingszwiebel putzen, waschen und in feine Ringe schneiden. Die Melone schälen, entkernen und das Fruchtfleisch in mundgerechte Stücke schneiden. Die Gurke schälen und ebenfalls in mundgerechte Stücke schneiden. Den Ziegenkäse klein würfeln. Die Oliven abtropfen lassen. Alle Zutaten in eine Schüssel geben und vorsichtig vermengen.

3. Für das Dressing den Thymian waschen und trocken tupfen, die Blättchen abzupfen. Die Zitrone heiß waschen und abtrocknen, die Schale abreiben und den Saft auspressen.

4. In einem Vinaigretteshaker oder Schraubglas Zitronenschale, Zitronensaft, Honig, Thymianblättchen, Olivenöl und etwas Salz kräftig schütteln und das Dressing mit dem Salat vermischen. Den Salat nach Geschmack nochmals mit Salz und Pfeffer würzen.

Turbo-LOGI

Zubereitung wie LOGI klassisch.

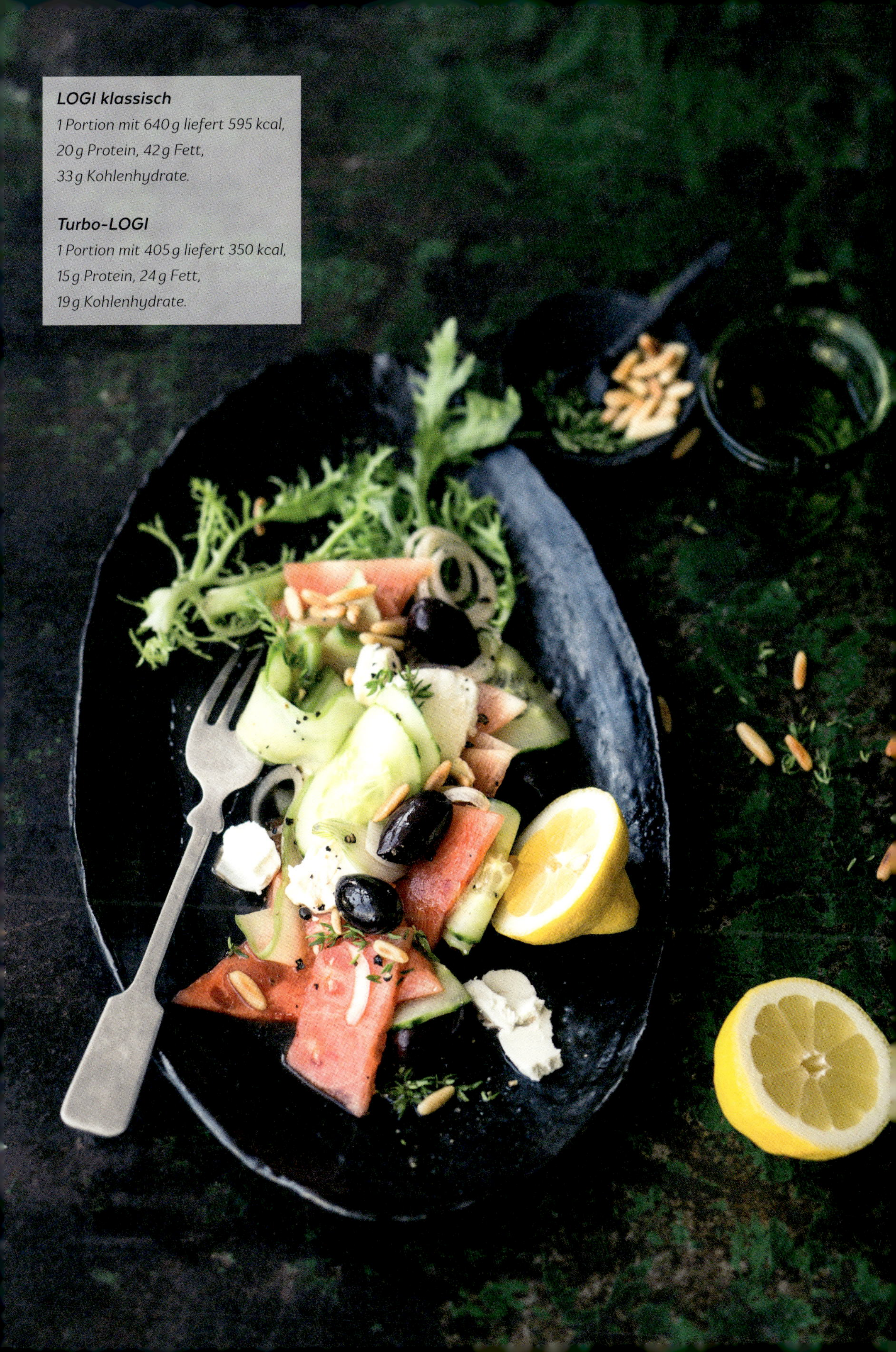

LOGI klassisch

1 Portion mit 640 g liefert 595 kcal, 20 g Protein, 42 g Fett, 33 g Kohlenhydrate.

Turbo-LOGI

1 Portion mit 405 g liefert 350 kcal, 15 g Protein, 24 g Fett, 19 g Kohlenhydrate.

Rote-Bete-Spaghetti-Salat mit Thymiancreme

Für 1 Person

LOGI klassisch

Für den Salat:
150 g Rote Bete
20 g Pinienkerne
2 Zweige Zitronenthymian
100 g Ricotta
100 g Hüttenkäse
Salz und Pfeffer nach Geschmack

Für das Dressing:
2 EL Olivenöl
1 EL heller Aceto balsamico
1 TL Honig
Salz und bunter Pfeffer nach Geschmack

Außerdem Gummihandschuhe

Turbo-LOGI

Für den Salat:
100 g Rote Bete
10 g Pinienkerne
2 Zweige Zitronenthymian
50 g Ricotta
100 g Hüttenkäse
Salz und Pfeffer nach Geschmack

Für das Dressing:
1 EL Olivenöl
1 EL heller Aceto balsamico
1 TL Honig
Salz und bunter Pfeffer nach Geschmack

Außerdem Gummihandschuhe

LOGI klassisch

1. Die Gummihandschuhe anziehen, die Rote Bete schälen, halbieren und mit einem Spiralschneider in feine Streifen wie Spaghetti schneiden. Auf einem Teller anrichten.
2. Für das Dressing Öl, Essig und Honig in einer Schüssel verrühren. Nach Geschmack mit etwas Salz und Pfeffer würzen. Das Dressing über den Salat träufeln.
3. Die Pinienkerne in einer beschichteten Pfanne ohne Fett rösten.
4. Den Thymian waschen, trocken tupfen und die Blätter abzupfen. Ein paar Blätter beiseitelegen. Den Ricotta in einer Schüssel mit dem Hüttenkäse und dem Thymian verrühren und mit Salz und Pfeffer würzen.
5. Die Thymiancreme zum Rote-Bete-Salat geben und mit den Pinienkernen und den restlichen Thymianblättern bestreuen.

Turbo-LOGI

Zubereitung wie LOGI klassisch.

LOGI klassisch

1 Portion mit 400 g liefert 550 kcal, 28 g Protein, 37 g Fett, 26 g Kohlenhydrate.

Turbo-LOGI

1 Portion mit 335 g liefert 350 kcal, 21 g Protein, 21 g Fett, 22 g Kohlenhydrate.

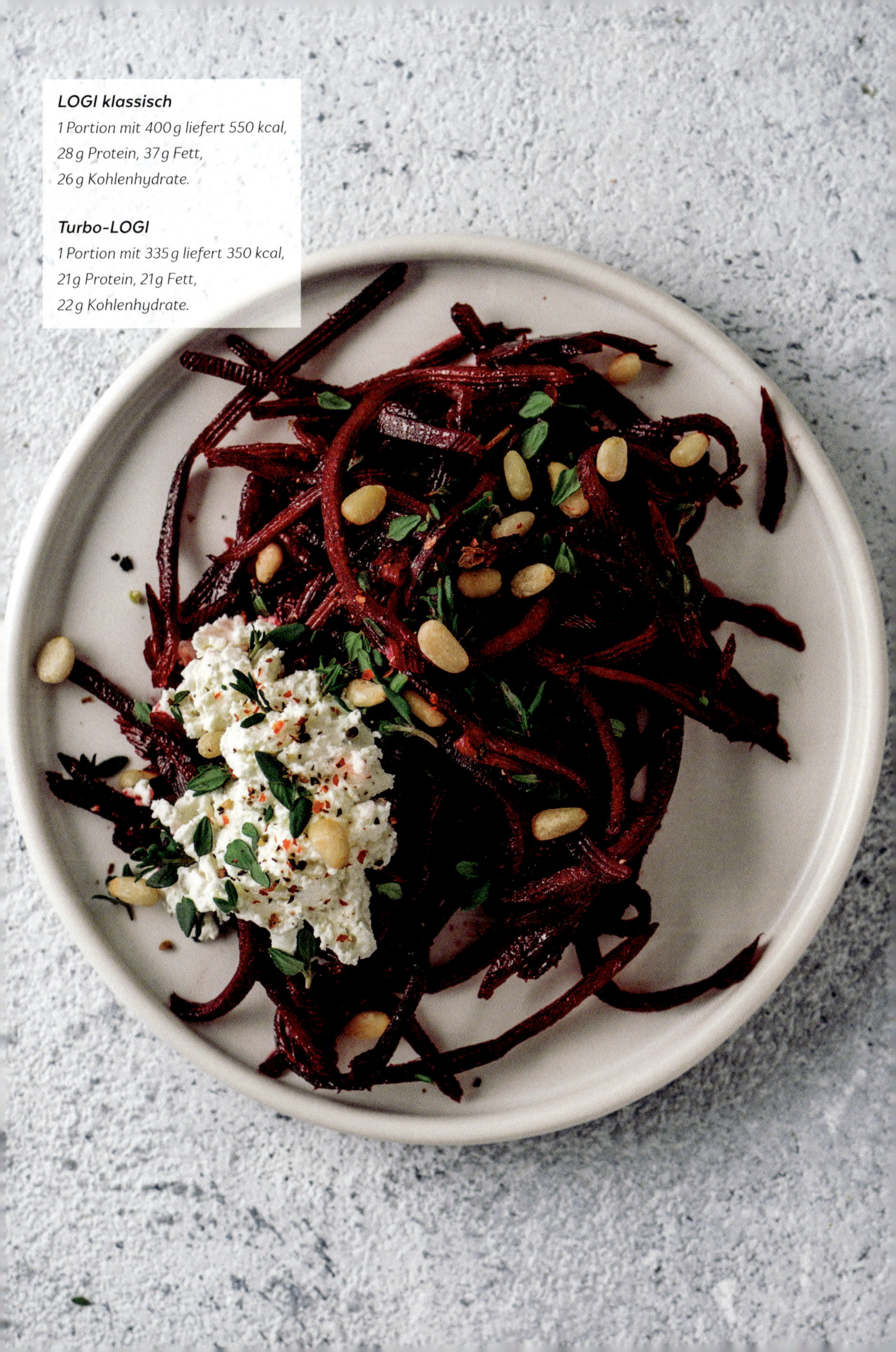

Geräucherte Forellenfilets auf Melone mit Meerrettichcreme

Für 1 Person

LOGI klassisch

2 geräucherte Forellenfilets
½ rote Zwiebel
50 g Schmand
50 g Quark (20 % Fett i. Tr.)
1 EL Olivenöl
1 TL Honig
1 TL Zitronensaft
4 TL Meerrettich (aus dem Glas)
Salz und Pfeffer nach Geschmack
200 g Cantaloupe-Melone

Turbo-LOGI

1 geräuchertes Forellenfilet
½ rote Zwiebel
20 g Schmand
50 g Magerquark
1 TL Olivenöl
1 TL Honig
1 TL Zitronensaft
4 TL Meerrettich (aus dem Glas)
Salz und Pfeffer nach Geschmack
150 g Cantaloupe-Melone

LOGI klassisch

1. Forellenfilets auf einem Teller anrichten. Die Zwiebel schälen, in feine Ringe schneiden und über den Fisch verteilen.

2. Schmand, Quark, Öl, Honig, Zitronensaft und Meerrettich in einer Schüssel glatt rühren und mit Salz und Pfeffer abschmecken.

3. Die Melone schälen, von den Kernen befreien und in mundgerechte Stücke würfeln.

4. Die Melonenwürfel auf den Forellenfilets verteilen und die Meerrettichcreme darüberlöffeln.

Turbo-LOGI

Zubereitung wie LOGI klassisch, aber Magerquark verwenden.

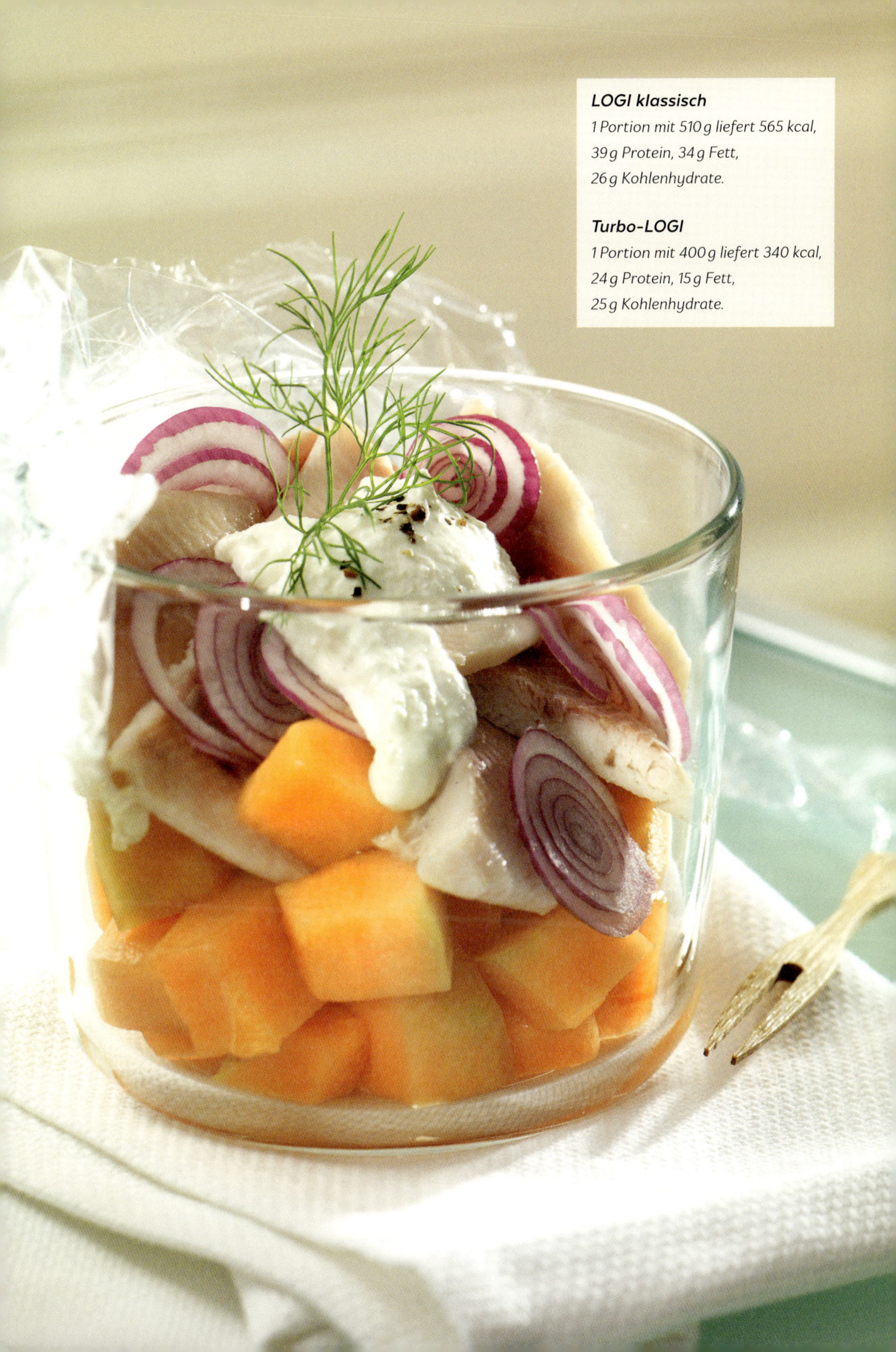

LOGI klassisch

1 Portion mit 510 g liefert 565 kcal, 39 g Protein, 34 g Fett, 26 g Kohlenhydrate.

Turbo-LOGI

1 Portion mit 400 g liefert 340 kcal, 24 g Protein, 15 g Fett, 25 g Kohlenhydrate.

Calamares mit mediterraner Füllung

Für 1 Person

LOGI klassisch

4 mittelgroße Calamarestuben (ca. 200 g, küchenfertig)
½ Limette
1 Knoblauchzehe
150 g Aubergine
1 Tomate
2 EL Olivenöl
¼ TL gemahlenes Marsalagewürz
¼ TL schwarzer Pfeffer
½ Bund glatte Petersilie
1 Zweig Rosmarin
1 Ei (Größe M)
20 g geriebener Parmesan
20 ml trockener Weißwein
Salz nach Geschmack
Außerdem Küchengarn

Turbo-LOGI

2 mittelgroße Calamarestuben (ca. 100 g, küchenfertig)
¼ Limette
½ Knoblauchzehe
100 g Aubergine
1 kleine Tomate
2 TL Olivenöl
¼ TL gemahlenes Marsalagewürz
¼ TL schwarzer Pfeffer
½ Bund glatte Petersilie
1 Zweig Rosmarin
1 Ei (Größe S)
10 g geriebener Parmesan
20 ml trockener Weißwein
Salz nach Geschmack
Außerdem Küchengarn

LOGI klassisch

1. Die Tintenfische mit kaltem Wasser innen und außen waschen und mit Küchenpapier trocken tupfen. Die Limette auspressen und die Tintenfischtuben mit dem Saft beträufeln.

2. Für die Füllung den Knoblauch abziehen und zerdrücken. Die Aubergine waschen, putzen und klein würfeln. Die Tomate waschen, vierteln, den Stielansatz entfernen und die Kerne herauskratzen. Die Tomatenviertel klein würfeln.

3. 1 EL Öl in einer beschichteten Pfanne erhitzen und den Knoblauch, die Auberginen- und Tomatenwürfel bei großer Hitze etwa 2 Minuten mit geschlossenem Deckel braten. Dabei mit Marsala und Pfeffer würzen und gelegentlich umrühren. Dann Pfanne von der Kochplatte nehmen und Gemüse kurz abkühlen lassen.

4. Währenddessen die Petersilie und den Rosmarin waschen, trocken tupfen, die Blätter bzw. Nadeln abzupfen und hacken. Kräuter mit dem Ei, dem Parmesan und den Fangarmen unter das Auberginen-Tomaten-Gemüse rühren.

5. Die Tintenfischtuben vorsichtig mit dem Auberginen-Tomaten-Gemüse füllen und mit Küchengarn fest zubinden. Das restliche Öl in einer Grillpfanne erhitzen, die gefüllten Calamaren hineingeben und unter vorsichtigem Wenden anbraten, bis sie leicht gebräunt sind. Mit dem Weißwein ablöschen und ca. 10 Minuten garen, dann salzen und servieren.

Turbo-LOGI

Zubereitung wie LOGI klassisch, aber in Schritt 3 statt 1 EL 1 TL Öl in einer beschichteten Pfanne erhitzen.

LOGI klassisch

1 Portion mit 540 g liefert 555 kcal, 48 g Protein, 34 g Fett, 11 g Kohlenhydrate.

Turbo-LOGI

1 Portion mit 345 g liefert 325 kcal, 28 g Protein, 20 g Fett, 7 g Kohlenhydrate.

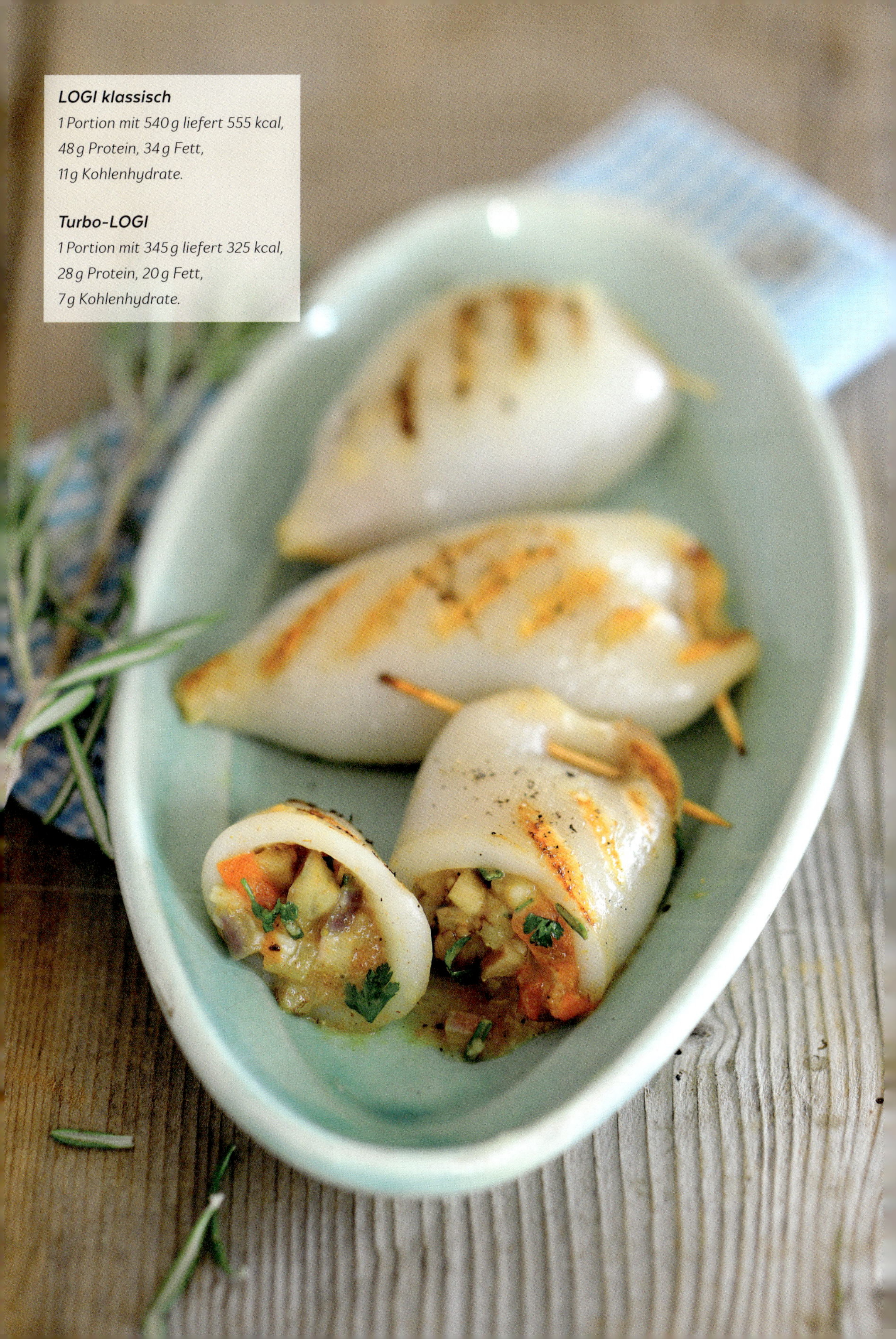

Limettenlachs mit Gurkensalat und Nudel-Risotto

Für 1 Person

LOGI klassisch

Für den Lachs:

1 unbehandelte Limette
2 TL Olivenöl
1 Lachsfilet (125 g)
Salz und weißer Pfeffer nach Geschmack
1 EL gehackter Dill

Für den Salat:

150 g Gurke
½ TL Kräutersalz
1 EL Kräuteressig
Salz nach Geschmack
1 EL gehackter Dill
1 TL gehackte glatte Petersilie
50 ml Wasser
1 TL Zucker
1 TL Olivenöl

Für das Nudel-Risotto:

½ Zwiebel
1 TL Olivenöl
25 g Risoni-Nudeln (ungekocht)
25 ml trockener Weißwein
50 ml Gemüsebrühe
Außerdem Alufolie

LOGI klassisch

1. Den Backofen auf 150 °C Ober-/Unterhitze (Umluft 130 °C) vorheizen.

2. Die Limette abwaschen, den Saft von ½ Limette auspressen und mit dem Olivenöl in einer Schüssel verrühren. Die andere Limettenhälfte in Scheiben schneiden. Den Lachs kalt abbrausen, mit Küchenpapier trocken tupfen, mit der Hälfte des Limettenöls bestreichen und 30 Minuten kalt stellen.

3. Inzwischen die Gurke waschen, schälen und in feine Scheiben hobeln, mit Kräutersalz bestreuen und 10 Minuten ziehen lassen.

4. Essig mit Salz, Dill, Petersilie, Wasser und Zucker in einer Schüssel zu einem Dressing verrühren. Das Olivenöl unterschlagen.

5. Das Lachsfilet auf ein Stück Alufolie legen. Den Lachs mit Salz, Pfeffer und Dill würzen. Restliches Limettenöl darüberträufeln und die Limettenscheiben auf den Fisch legen. Die Alufolie fest verschließen und den Lachs im Ofen (Mitte) 15–20 Minuten garen.

6. Inzwischen die Zwiebel abziehen und fein würfeln. Das Olivenöl in einem Topf erhitzen, die Zwiebel darin glasig dünsten, die Risoni-Nudeln hinzufügen und glasig dünsten. Mit Wein und Brühe ablöschen und aufkochen. Die Nudeln bei mittlerer Hitze unter gelegentlichem Rühren 8–12 Minuten garen.

7. Die Gurkenscheiben mit dem Dressing mischen. Den Limettenlachs mit Risoni-Nudeln und Gurkensalat anrichten.

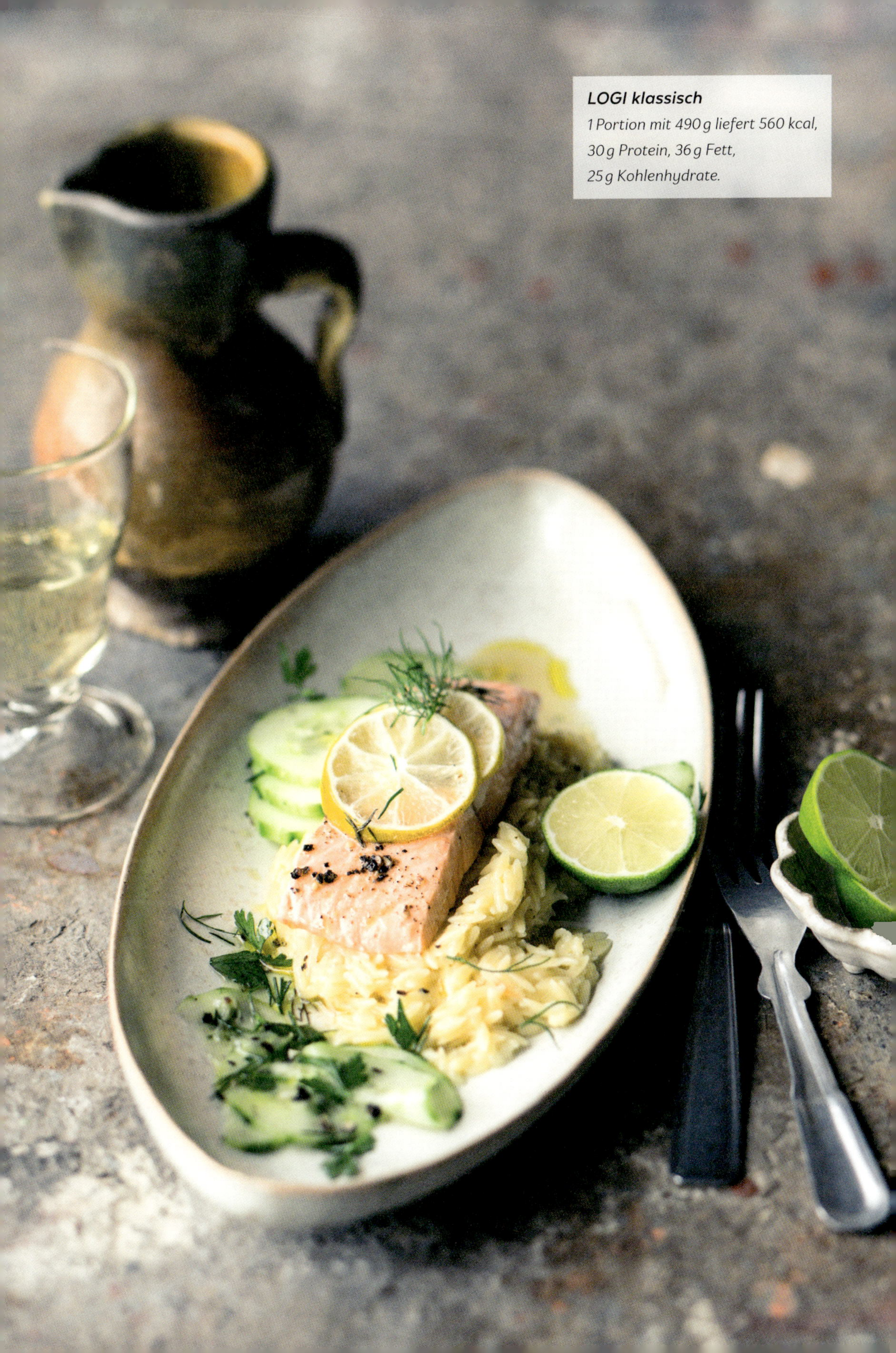

LOGI klassisch

1 Portion mit 490 g liefert 560 kcal, 30 g Protein, 36 g Fett, 25 g Kohlenhydrate.

Zucchini-Lasagne mit Pesto-Béchamel

Für 1 Person

LOGI klassisch
300 g Zucchini
Salz nach Geschmack
30 g Erbsen (aus dem Glas oder TK)
1 Schalotte
Knoblauchzehen
5 TL Olivenöl + etwas zum Einfetten der Form
100 g mageres Rinderhackfleisch
2 EL Tomatenmark
250 g passierte Tomaten
1 TL getrockneter Oregano
Pfeffer nach Geschmack
5 g Pinienkerne
5–10 frische Basilikumblättchen
5 g geriebener Parmesan
1 EL Zitronensaft
Meersalz nach Geschmack
15 g Butter
2 EL Mehl
50 ml Milch (3,5 % Fett)
Außerdem Backpapier und Auflaufform (Ø ca. 20 cm)

LOGI klassisch

1. Den Backofen auf 250 °C (Grillstufe) vorheizen. Den Ofenrost mit Backpapier belegen.

2. Währenddessen Zucchini putzen, waschen und längs in 1 cm dicke Scheiben schneiden. Von beiden Seiten salzen, auf dem Backgitter verteilen und 5–7 Minuten im Ofen grillen, dann wenden und die andere Seite weitere 5–7 Minuten grillen. Zucchinischeiben aus dem Ofen holen und abkühlen lassen. Den Backofen auf 180 °C Umluft stellen.

3. Die Erbsen abtropfen lassen. Die Schalotte und den Knoblauch abziehen und klein würfeln. 1 TL Olivenöl in einer beschichteten Pfanne erhitzen. Die Zwiebel und den Knoblauch darin andünsten. Hackfleisch dazugeben und kurz scharf anbraten. Tomatenmark hinzufügen und kurz anrösten. Mit passierten Tomaten ablöschen. Die Erbsen dazugeben. Mit Oregano, Salz und Pfeffer abschmecken. Die Soße bei niedriger Hitze und unter gelegentlichem Rühren 20 Minuten köcheln lassen.

4. Für das Pesto die Pinienkerne ohne Fett in einer kleinen Pfanne rösten, bis sie Farbe annehmen. Die restliche Knoblauchzehe abziehen und auspressen. Das Basilikum waschen. Basilikum, Pinienkerne, Parmesan, Knoblauch, Zitronensaft, etwas Meersalz und das restliche Olivenöl in einer Schüssel mit dem Stabmixer pürieren.

5. Die Butter und 1 Prise Meersalz in einem kleinen Topf erhitzen. Das Mehl einrieseln lassen und unter Rühren anschwitzen. Die Milch dazugeben und unter Rühren aufkochen, bis die Soße andickt. Topf sofort vom Herd nehmen. Danach das Pesto unterrühren.

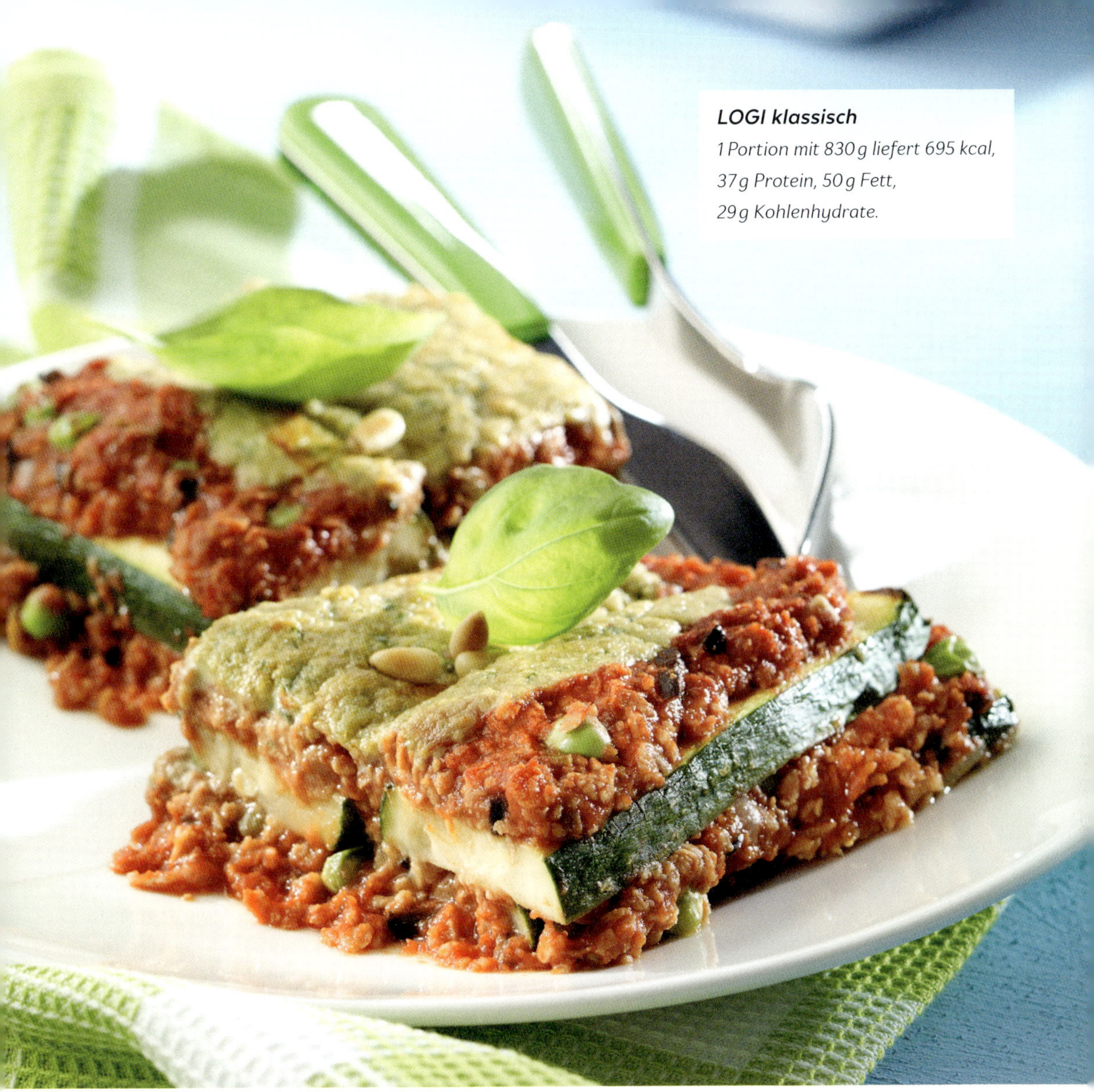

LOGI klassisch

1 Portion mit 830 g liefert 695 kcal, 37 g Protein, 50 g Fett, 29 g Kohlenhydrate.

6 Eine Auflaufform mit etwas Öl einpinseln. Den Boden mit Zucchinischeiben bedecken und mit 3–4 EL Bolognesesoße bestreichen. Darauf dünn etwas Pesto-Béchamel verteilen. Dann wieder eine Schicht Zucchinischeiben darauflegen, mit 3–4 EL Bolognesesoße bestreichen und Pesto-Béchamel darauf verteilen usw., bis alle Zutaten verbraucht sind. Die letzte Schicht sollte Pesto-Béchamel sein.

7 Die Lasagne im Ofen (Mitte) 15–20 Minuten backen.

Puten-Curry-Piccata mit marokkanischem Möhrensalat

Für 1 Person

LOGI klassisch

Für das Fleisch:

1 Ei (Größe M)
1 schwach gehäufter TL Currypulver
Salz nach Geschmack
1 Putenbrustfilet (125 g)
1 EL Mehl
10 g Butter

Für den Salat:

15 g Rosinen
10 g Mandelblättchen
200 g Möhren
½ Chicorée
1 TL frischer Koriander
1 walnussgroßes Stück Ingwer

Für das Dressing:

1 EL Olivenöl
½ TL gemahlener Zimt
1 EL heller Aceto balsamico
Pfeffer nach Geschmack

LOGI klassisch

1. Das Ei in einer Schüssel mit Curry und etwas Salz verquirlen.

2. Das Putenbrustfilet kalt abbrausen, mit Küchenpapier trocken tupfen, etwas dünner klopfen, salzen, von beide Seiten mit Mehl bestäuben und im Ei wenden.

3. In einer beschichteten Pfanne die Butter zerlassen und das Fleisch darin 6–8 Minuten von beiden Seiten braten.

4. Derweil die Rosinen in einer Schüssel mit Wasser ein paar Minuten einweichen, dann gut abtropfen lassen.

5. Die Mandelblättchen in einer Pfanne ohne Fett rösten.

6. Die Möhren putzen, waschen und fein raspeln. Chicoréeblätter waschen und in sehr feine Streifen schneiden. Koriander waschen, trocken schütteln und fein hacken. Den Ingwer schälen und reiben.

7. Möhren, Rosinen, Koriander, Ingwer, Chicorée und Mandelblättchen in einer Schüssel vermischen.

8. Das Olivenöl, Zimt und Essig in einer zweiten Schüssel zu einem Dressing verrühren und über den Salat gießen. Den Salat mit Pfeffer würzen und zur Puten-Curry-Piccata servieren.

Turbo-LOGI

Zubereitung wie LOGI klassisch.

Turbo-LOGI

Für das Fleisch:

1 Ei (Größe S)
1 schwach gehäufter TL Currypulver
Salz nach Geschmack
1 kleines Putenbrustfilet (75 g)
1 TL Mehl
5 g Butter

Für den Salat:

10 g Rosinen
5 g Mandelblättchen
200 g Möhren
½ Chicorée
1 TL frischer Koriander
1 walnussgroßes Stück Ingwer

Für das Dressing:

1 TL Olivenöl
½ TL Zimt
1 EL heller Aceto balsamico
Pfeffer nach Geschmack

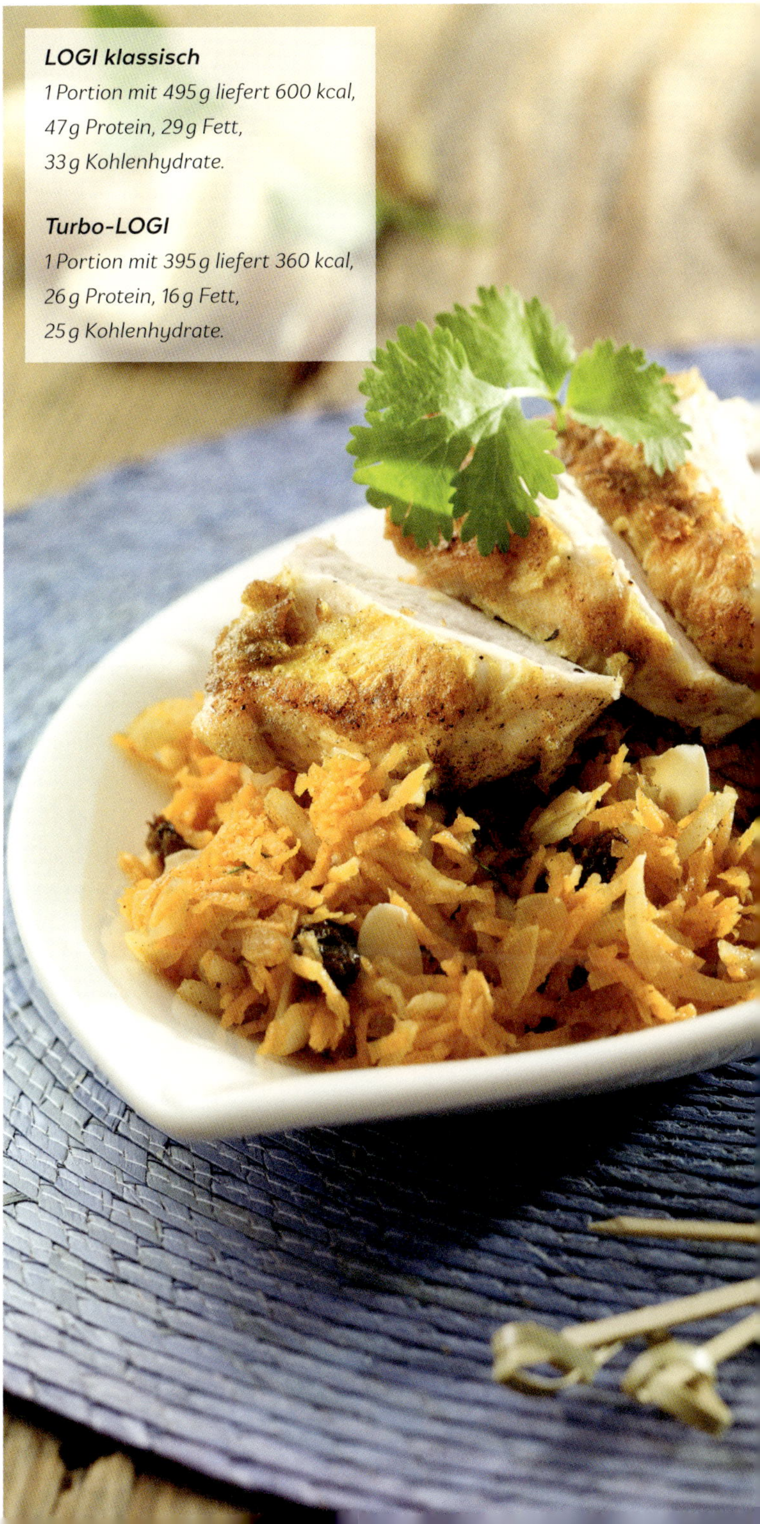

LOGI klassisch

1 Portion mit 495 g liefert 600 kcal, 47 g Protein, 29 g Fett, 33 g Kohlenhydrate.

Turbo-LOGI

1 Portion mit 395 g liefert 360 kcal, 26 g Protein, 16 g Fett, 25 g Kohlenhydrate.

Grillspieße mit Paprika und Aubergine

Für 1 Person

LOGI klassisch
200 g Schweinefleisch
100 g Aubergine
100 g Champignons
1 rote Paprika
1 EL Olivenöl
½ Zitrone

Für die Marinade:
1 Knoblauchzehe
3 EL Olivenöl
1 EL Zitronensaft
1 TL Honig
edelsüßes Paprikapulver nach Geschmack
Salz und Pfeffer nach Geschmack
Außerdem Backpapier
3–4 Holzspieße (20 cm lang)

Turbo-LOGI
100 g Schweinefleisch
100 g Aubergine
100 g Champignons
½ rote Paprika
1 EL Olivenöl
½ Zitrone

Für die Marinade:
1 Knoblauchzehe
2 EL Olivenöl
1 EL Zitronensaft
1 TL Honig
edelsüßes Paprikapulver nach Geschmack
Salz und Pfeffer nach Geschmack
Außerdem Backpapier
2–3 Holzspieße (20 cm lang)

LOGI klassisch

1. Das Fleisch kalt abbrausen, mit Küchenpapier trocken tupfen und in mundgerechte Stücke schneiden.

2. Für die Marinade den Knoblauch abziehen und pressen. Mit dem Öl, Zitronensaft, Honig, Paprikapulver, Salz und Pfeffer in einer Schüssel gut verrühren. Das Fleisch darin am besten über Nacht einlegen.

3. Den Backofen auf 200 °C Grillstufe vorheizen. Den Ofenrost mit Backpapier auslegen.

4. Die Auberginen, Champignons und Paprika waschen und putzen. Das Gemüse in mundgerechte Stücke schneiden.

5. Das Fleisch gut abtropfen lassen und mit dem Gemüse abwechselnd auf die Spieße stecken. Die Spieße auf das Backpapier legen und im Ofen (Mitte) ca. 20 Minuten grillen, dabei gelegentlich wenden. Die Spieße können auch in einer Grillpfanne angebraten werden. Vor dem Servieren mit Olivenöl und dem Saft der Zitrone beträufeln. Bei Bedarf noch mit Paprika, Salz und Pfeffer nachwürzen.

Turbo-LOGI

Zubereitung wie LOGI klassisch.

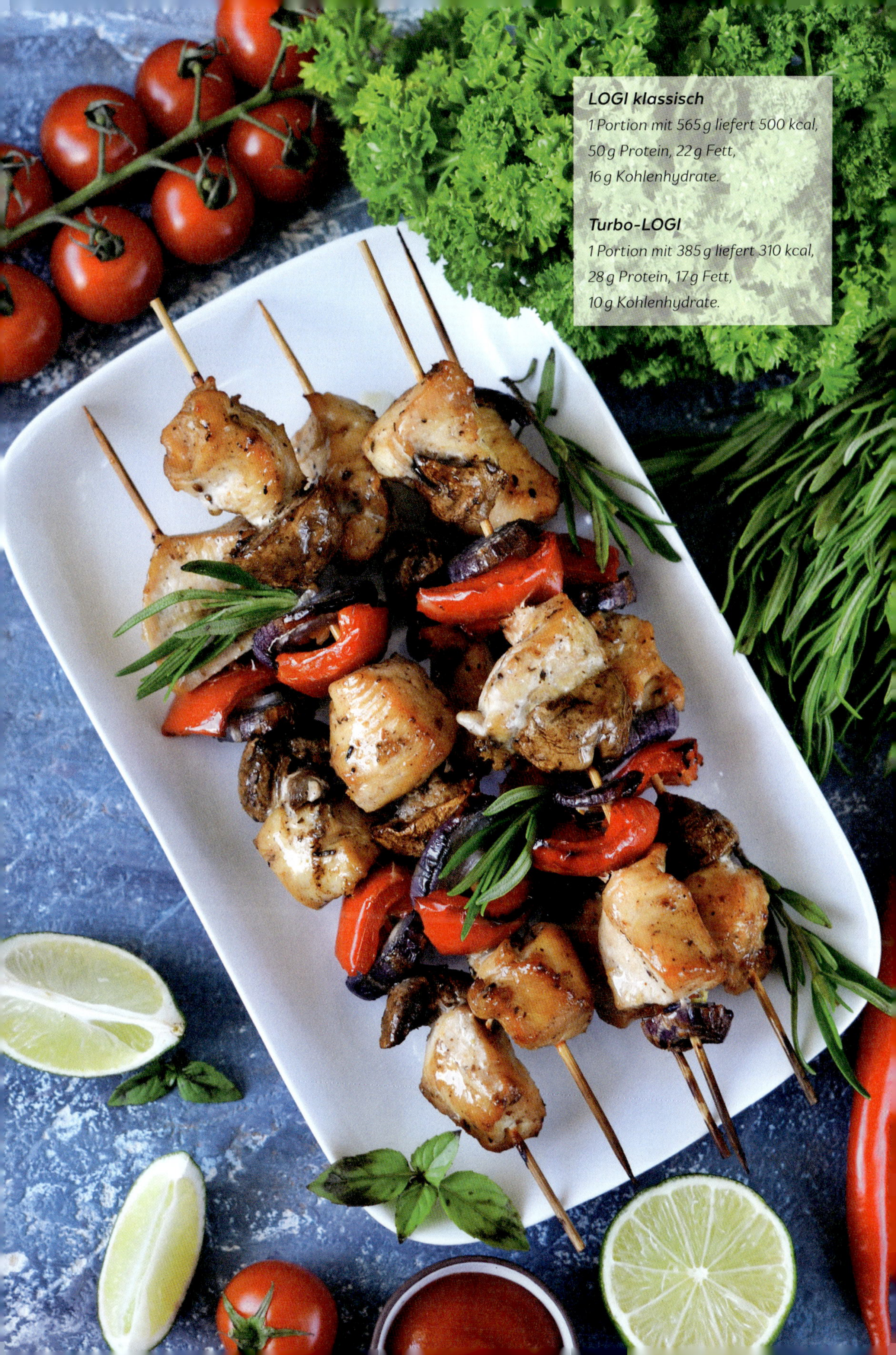

LOGI klassisch

1 Portion mit 565 g liefert 500 kcal,
50 g Protein, 22 g Fett,
16 g Kohlenhydrate.

Turbo-LOGI

1 Portion mit 385 g liefert 310 kcal,
28 g Protein, 17 g Fett,
10 g Kohlenhydrate.

Grilltomate gefüllt mit Fetacreme

Für 1 Person

LOGI klassisch
2 große Tomaten
150 g Feta
1 Knoblauchzehe
1 Zweig Thymian
1 Zweig Rosmarin
2 EL Olivenöl
Salz und Pfeffer nach Geschmack
Außerdem Alufolie

Turbo-LOGI
1 große Tomate
75 g Feta
1 kleine Knoblauchzehe
1 Zweig Thymian
1 Zweig Rosmarin
2 EL Olivenöl
Salz und Pfeffer nach Geschmack

LOGI klassisch

1. Den Backofen auf 250 °C Grillstufe vorheizen.

2. Die Tomaten waschen und oben einen Deckel abschneiden. Das Innere mit einem Teelöffel aushöhlen. Die Flüssigkeit mit den Kernen entfernen.

3. Den Feta zerbröseln. Den Knoblauch abziehen und hacken. Den Thymian und den Rosmarin waschen, trocken tupfen und die Blättchen bzw. Nadeln abzupfen. Den Feta, den Knoblauch, die Kräuter, das Tomateninnere und 1 EL Öl in einer Schüssel mit dem Stabmixer zu einer Creme pürieren. Mit Salz und Pfeffer abschmecken.

4. Die Tomaten mit der Fetacreme füllen, den Deckel wieder aufsetzen. 2 Stück Alufolie mit dem restlichen Öl einpinseln. Die Tomaten jeweils daraufsetzen, fest einwickeln und verschließen. Dann im Ofen (oben) 20 Minuten grillen und zum Servieren die Alufolie öffnen. Der Käse sollte leicht zerlaufen sein.

Turbo-LOGI

Zubereitung wie LOGI klassisch.

LOGI klassisch

1 Portion mit 460 g liefert 575 kcal, 26 g Protein, 47 g Fett, 9 g Kohlenhydrate.

Turbo-LOGI

1 Portion mit 235 g liefert 330 kcal, 14 g Protein, 28 g Fett, 5 g Kohlenhydrate.

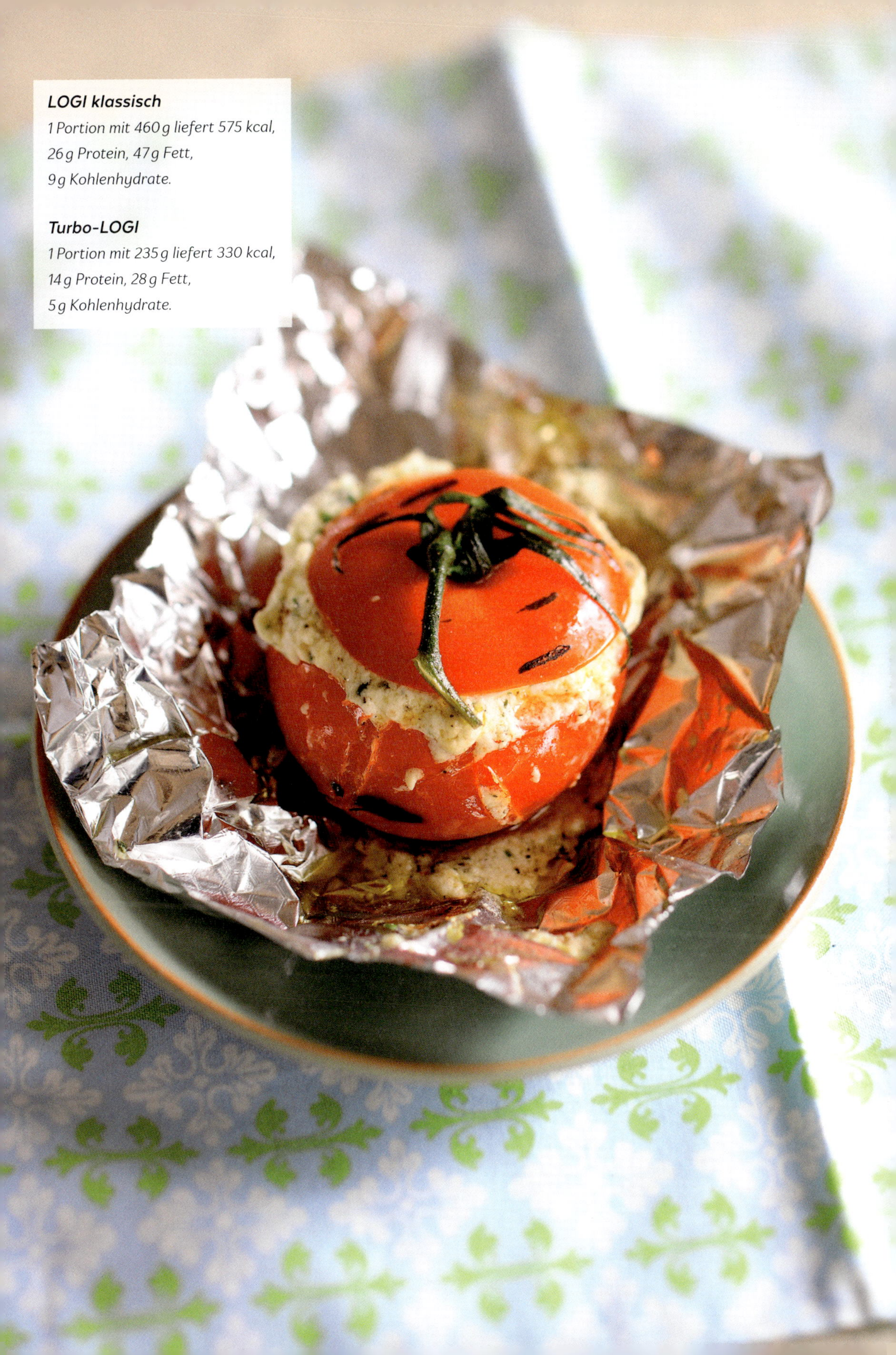

Spinat-Ricotta-Gnocchi in Pilzschmand

Für 1 Person

LOGI klassisch

10 g getrocknete Steinpilze
50 ml heißes Wasser
120 g frischer Blattspinat
60 g Ricotta
1 Ei (Größe S)
30 g geriebener Parmesan
30 g Mehl + Mehl zum Arbeiten
Salz und Pfeffer nach Geschmack
1 Prise geriebene Muskatnuss
150 g braune Champignons
5 frische Salbeiblätter
10 g Butter
25 g Schmand
Außerdem Auflaufform (Ø 15 cm)

LOGI klassisch

1. Die Steinpilze in einer Schüssel mit dem heißen Wasser 15 Minuten einweichen.

2. Den Spinat verlesen, waschen und abtropfen lassen. In einer beschichteten Pfanne ohne Fett bei niedriger Hitze zusammenfallen lassen. Dann in einem Sieb abkühlen lassen, ausdrücken, fein hacken und in eine Schüssel geben.

3. Den Ricotta unterrühren. Ei, 20 g Parmesan und das Mehl hinzufügen und vermengen. Die Masse mit Salz, Pfeffer und Muskat würzen.

4. Einen Teller mit etwas Mehl bestäuben. Aus der Ricotta-Spinat-Masse mit einem Löffel kleine Bällchen formen. Den Löffel dabei immer wieder in heißes Wasser tauchen, damit sich die Masse besser löst. Die Gnocchi auf den Teller setzen.

5. Den Backofen auf 180 °C Umluft vorheizen.

6. Die Champignons putzen und vierteln. Den Salbei waschen, trocken tupfen und in Streifen schneiden. In einer beschichteten Pfanne die Butter zerlassen, den Salbei darin kurz schwenken, dann die Champignons dazugeben und 2–3 Minuten braten. Die Steinpilze durch ein Sieb abgießen, dabei 2 EL Einweichwasser auffangen und dieses mit den Pilzen zu den Champignons geben. Den Schmand unterrühren. Die Pilze mit Salz, Pfeffer und Muskat nach Geschmack würzen und bei kleiner Hitze 8–10 Minuten köcheln lassen.

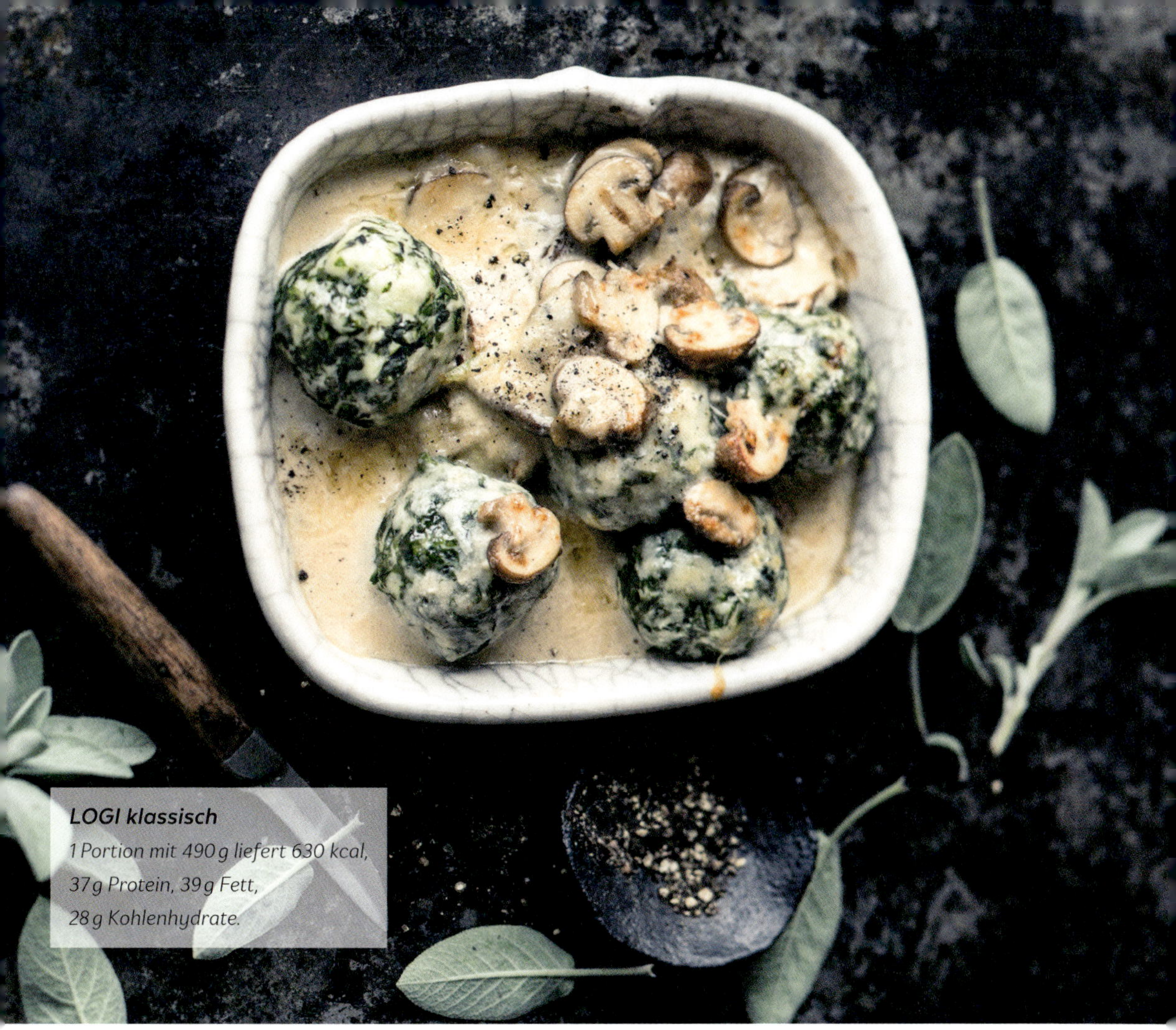

LOGI klassisch
1 Portion mit 490 g liefert 630 kcal, 37 g Protein, 39 g Fett, 28 g Kohlenhydrate.

7 Inzwischen in einem Topf reichlich Salzwasser aufkochen, dann die Temperatur etwas herunterdrehen, sodass das Wasser leicht siedet. Die Gnocchi mit einer Schaumkelle ins Wasser heben und so lange garen, bis sie an der Oberfläche schwimmen. Die Gnocchi mit einer Kelle herausnehmen, abtropfen lassen und in die Auflaufform setzen.

8 Die Pilzsoße über die Gnocchi gießen und Auflauf mit dem restlichen Parmesan bestreuen. Im Ofen (Mitte) 8–10 Minuten überbacken.

Gefüllte Spitzpaprika mit Feta und Oliven

Für 1 Person

LOGI klassisch

2 große Spritzpaprika
75 g Feta
50 g grüne Oliven (in Wasser eingelegt, ohne Stein)
2 EL Olivenöl
½ TL edelsüßes Paprikapulver
Salz und Pfeffer nach Geschmack
1 EL Schnittlauchröllchen
Außerdem Backpapier

Turbo-LOGI

2 Spritzpaprika
60 g Feta
30 g grüne Oliven (in Wasser eingelegt, ohne Stein)
1 TL Olivenöl
½ TL edelsüßes Paprikapulver
Salz und Pfeffer nach Geschmack
1 EL Schnittlauchröllchen
Außerdem Backpapier

LOGI klassisch

1. Die Paprikas waschen, der Länge nach halbieren und das Kerngehäuse entfernen. Die Paprikahälften in einem Topf mit kochendem Salzwasser in etwa 5 Minuten fast weich garen. Dann durch ein Sieb abgießen, abtropfen und abkühlen lassen.

2. Den Backofen auf 200 °C Ober-/Unterhitze (Umluft 180 °C) vorheizen. Ein Backblech mit Backpapier auslegen.

3. 1 Paprikahälfte in feine Stücke schneiden. Den Feta in etwa 1 cm große Würfel schneiden. Die Oliven abtropfen lassen. Feta, Oliven, Paprikastücke und Olivenöl in einer Schüssel vermischen, mit Paprikapulver und Pfeffer würzen.

4. Den Feta-Oliven-Paprika-Mix in die Paprikahälften füllen, diese auf das Backpapier setzen und im Ofen (Mitte) 12–15 Minuten backen. Mit Schnittlauchröllchen bestreut servieren und mit Salz und Pfeffer abschmecken.

Turbo-LOGI

Zubereitung wie LOGI klassisch.

LOGI klassisch

1 Portion mit 345 g liefert 505 kcal,
18 g Protein, 41 g Fett,
14 g Kohlenhydrate.

Turbo-LOGI

1 Portion mit 260 g liefert 330 kcal,
12 g Protein, 25 g Fett,
11 g Kohlenhydrate.

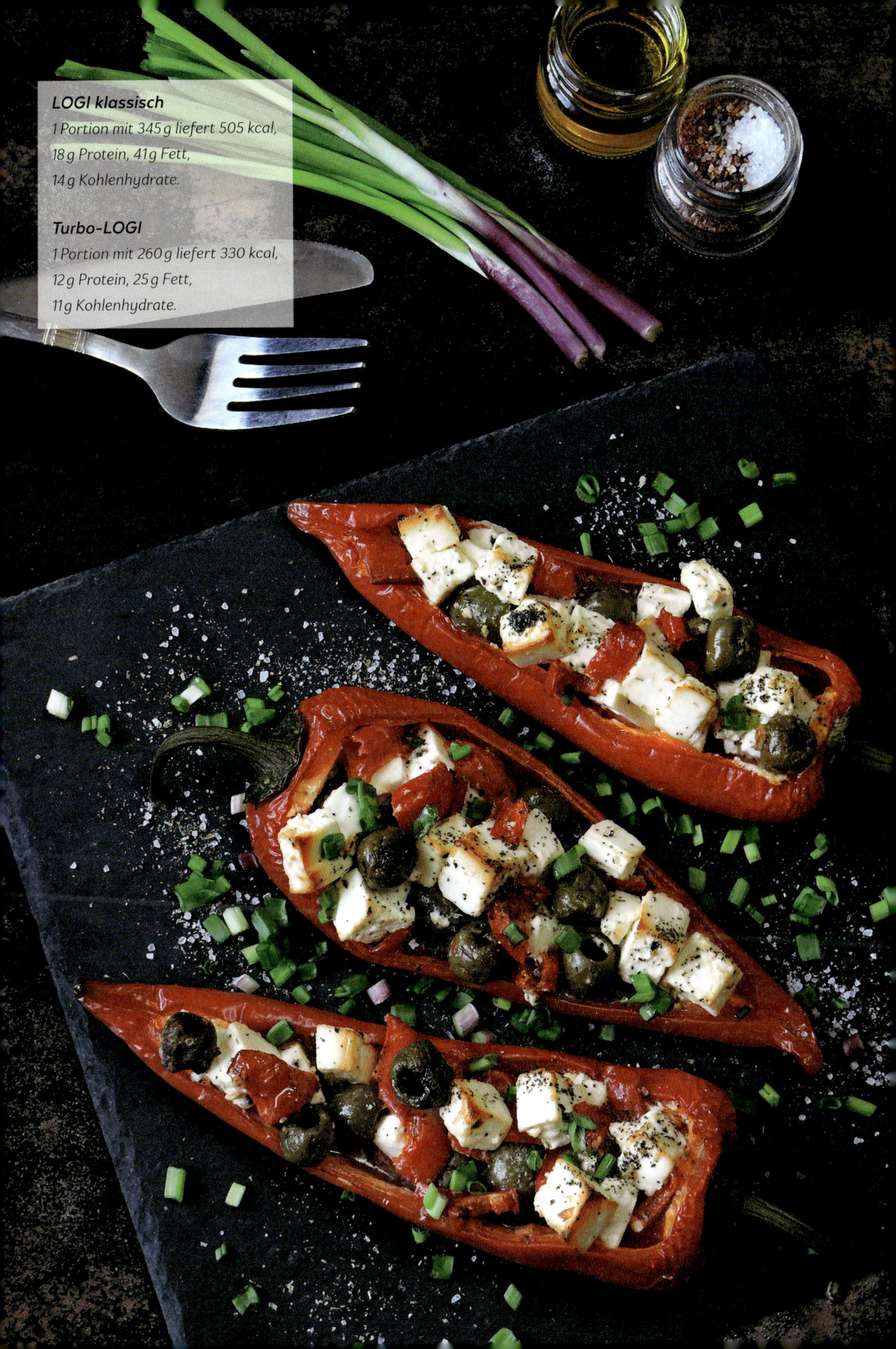

Auberginen im Eimantel mit Ajvar-Joghurt-Dip

Für 1 Person

LOGI klassisch
300 g Aubergine
Salz nach Geschmack
20 g Mehl
2 Eier (Größe M)
Pfeffer nach Geschmack
4 TL Olivenöl
2 TL frisch gehacktes Basilikum
150 g Joghurt (3,5 % Fett)
1 TL Zitronensaft
3 TL Ajvar (alternativ Tomatenmark)
Salz und Cayennepfeffer nach Geschmack

Turbo-LOGI
150 g Aubergine
Salz nach Geschmack
10 g Weizenmehl
1 Ei (Größe M)
Pfeffer nach Geschmack
3 TL Olivenöl
2 TL frisch gehacktes Basilikum
100 g Joghurt (3,5 % Fett)
½ TL Zitronensaft
2 TL Ajvar (alternativ Tomatenmark)
Salz und Cayennepfeffer nach Geschmack

LOGI klassisch

1. Die Aubergine waschen, putzen und in fingerdicke Scheiben schneiden. Die Auberginenscheiben beidseitig leicht salzen und hauchdünn mit Mehl bestäuben.

2. Die Eier in einem tiefen Teller mit Salz und Pfeffer verquirlen.

3. 3 TL Öl in einer beschichteten Pfanne erhitzen. Die Auberginen im Ei wenden und dann im heißen Fett auf jeder Seite 2 Minuten braten, bis sie weich sind.

4. Derweil das Basilikum in einer Schüssel mit dem Joghurt verrühren. Mit Zitronensaft, Salz und Cayennepfeffer abschmecken.

5. Ajvar in einer kleinen Schüssel mit dem restlichen Öl verrühren und ebenfalls unter den Joghurt mengen. Die Auberginen mit dem Dip servieren.

Turbo-LOGI

Zubereitung wie LOGI klassisch, aber in Schritt 3 nur 2 TL Öl in einer beschichteten Pfanne erhitzen.

LOGI klassisch

1 Portion mit 625 g liefert 580 kcal, 26 g Protein, 38 g Fett, 30 g Kohlenhydrate.

Turbo-LOGI

Portion mit 395 g liefert 355 kcal, 15 g Protein, 25 g Fett, 18 g Kohlenhydrate.

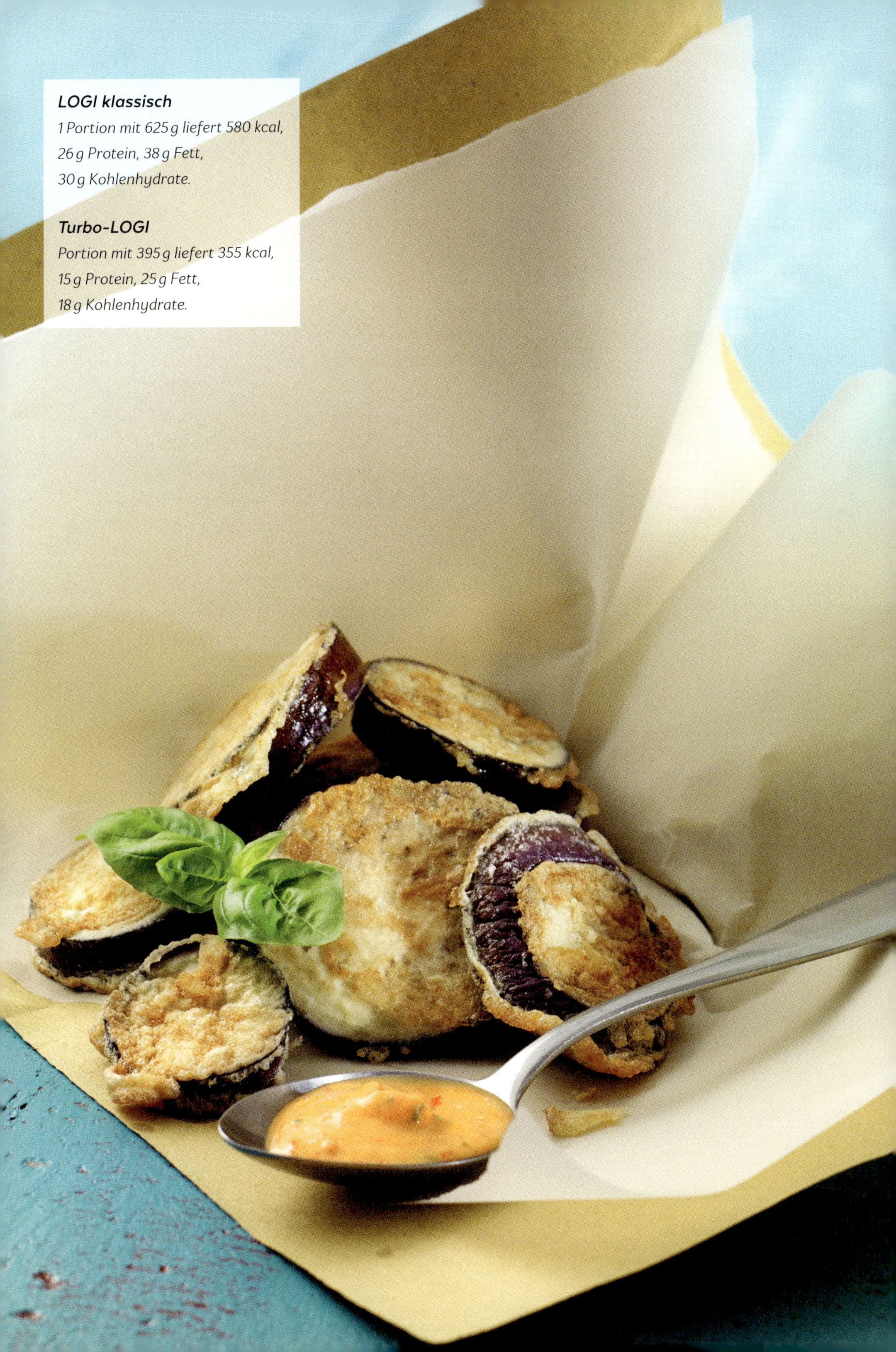

Lauch-Schinken-Tortilla

Für 1 Person

LOGI klassisch

150 g Lauch
1 kleine rote Zwiebel
2 EL Olivenöl
2 Eier (Größe M)
2 EL Milch (3,5 % Fett)
20 g geriebener Parmesan
Salz und Pfeffer nach Geschmack
1 EL frisch gehackte glatte Petersilie
20 g magere Schinkenwürfel

Turbo-LOGI

120 g Lauch
1 kleine rote Zwiebel
2 TL Olivenöl
2 Eier (Größe S)
1 EL Milch (3,5 % Fett)
10 g geriebener Parmesan
Salz und Pfeffer nach Geschmack
1 EL frisch gehackte glatte Petersilie
10 g magere Schinkenwürfel

LOGI klassisch

1. Vom Lauch das grüne Ende und den Wurzelansatz abschneiden. Die Stange in maximal 1 cm breite Ringe schneiden, in eine Schüssel geben und gut waschen, dann durch ein Sieb abseihen.

2. Die Zwiebel abziehen und in feine Ringe schneiden. 1 EL Olivenöl in einer beschichteten Pfanne erhitzen. Lauch- und Zwiebelringe darin bei mittlerer Temperatur unter ständigem Rühren 6–8 Minuten braten.

3. Die Eier mit der Milch und dem Parmesan in einer Schüssel verquirlen und mit Salz und Pfeffer würzen. Petersilie und Schinken zu den Eiern geben.

4. Das restliche Öl zum Lauch geben und erhitzen. Das Ei-Gemisch über den Lauch gießen und gleichmäßig verstreichen. Die Tortilla bei geringer Hitze und mit geschlossenem Deckel 5–7 Minuten stocken lassen. Dann wenden. Dafür die Tortilla auf einen flachen Teller stürzen und wieder in die Pfanne gleiten lassen. Weitere 5 Minuten garen.

Turbo-LOGI

Zubereitung wie LOGI klassisch, aber in Schritt 2 statt 1 EL 1 TL Olivenöl verwenden.

LOGI klassisch

1 Portion mit 405 g liefert 515 kcal, 28 g Protein, 40 g Fett, 4 g Kohlenhydrate.

Turbo-LOGI

1 Portion mit 330 g liefert 345 kcal, 22 g Protein, 25 g Fett, 9 g Kohlenhydrate.

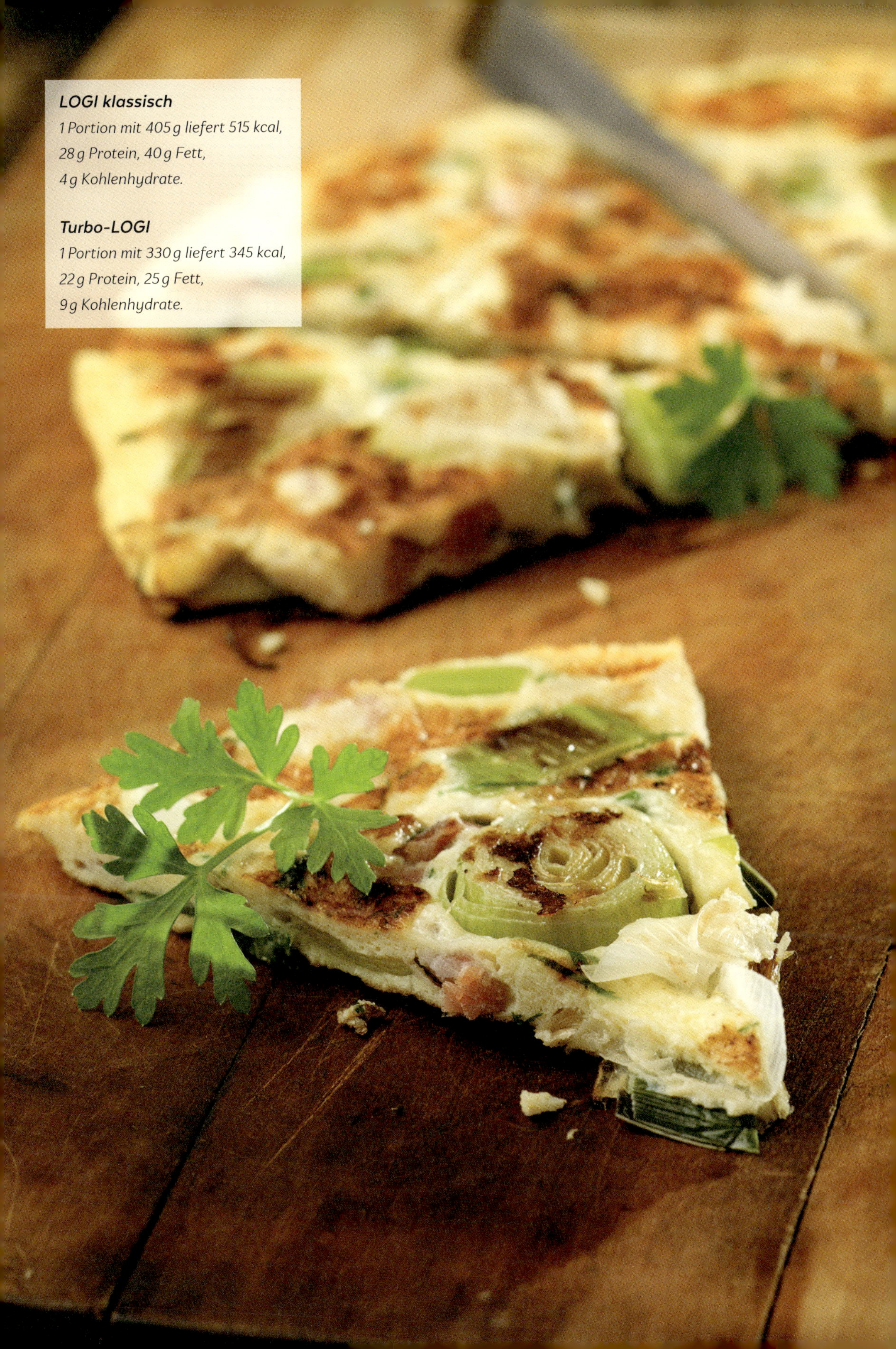

Omelette verde

Für 1 Person

LOGI klassisch
120 g Brokkoli
1 EL Olivenöl
3–5 Basilikumblättchen
¼ Bund glatte Petersilie
40 g Erbsen (aus dem Glas)
3 Eier (Größe L)
3 EL Milch (3,5 % Fett)
Salz und Pfeffer nach Geschmack
20 g Butter

Turbo-LOGI
100 g Brokkoli
1 TL Olivenöl
3–5 Basilikumblättchen
¼ Bund glatte Petersilie
30 g Erbsen (aus der Dose)
2 Eier (Größe M)
2 EL Milch (3,5 % Fett)
Salz und Pfeffer nach Geschmack
10 g Butter

LOGI klassisch

1. Den Brokkoli waschen, putzen und in kleine Röschen teilen. Das Olivenöl in einem Topf erhitzen. Die Röschen bei mittlerer Hitze darin 1 Minute anbraten. Den Topf mit Wasser auffüllen, bis der Brokkoli bis zur Hälfte im Wasser liegt. Topfdeckel auflegen und Brokkoli 6–8 Minuten köcheln lassen. Dann durch ein Sieb abgießen.

2. Basilikum und Petersilie waschen, trocken tupfen und die Blätter grob hacken. Die Erbsen abtropfen lassen.

3. Die Eier in einer Schüssel mit der Milch, Salz und Pfeffer verquirlen.

4. Die Butter in einer kleinen beschichteten Pfanne erhitzen. Brokkoli und Erbsen kurz darin anbraten, dann die Eimasse hineingießen, stocken lassen und bei Bedarf mit dem Pfannenwender vom Rand zur Pfannenmitte schieben. Bei mittlerer Hitze das Omelette 5–6 Minuten braten, bis es auf der Unterseite Farbe angenommen hat. Mit Basilikum und Petersilie bestreut servieren.

Turbo-LOGI

Zubereitung wie LOGI klassisch.

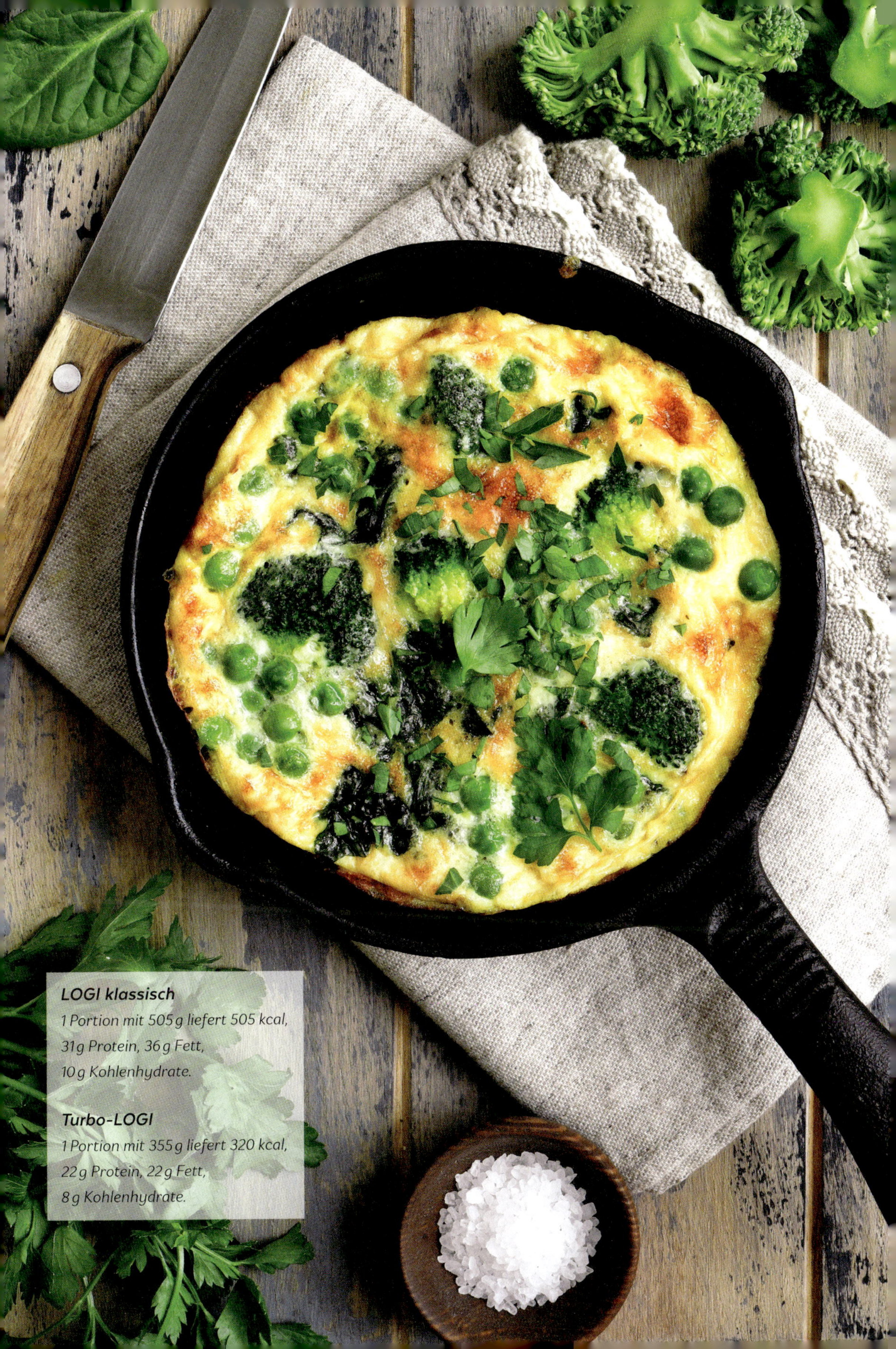

LOGI klassisch

1 Portion mit 505 g liefert 505 kcal, 31 g Protein, 36 g Fett, 10 g Kohlenhydrate.

Turbo-LOGI

1 Portion mit 355 g liefert 320 kcal, 22 g Protein, 22 g Fett, 8 g Kohlenhydrate.

Fruchtiges Schaumgratin

Für 1 Person

LOGI klassisch

je 30 g helle und dunkle kernlose Weintrauben
50 g Himbeeren (frisch oder TK)
2 Eier (Größe M) + 1 Eiweiß
Salz
4 TL Puderzucker
100 g Magerquark
½ TL gemahlene Vanille
25 g gehackte Pistazien
Außerdem 1 Tortelette-Auflaufform (Ø 12 cm)

Turbo-LOGI

je 20 g helle und dunkle kernlose Weinrauben
50 g Himbeeren (frisch oder TK)
2 Eier (Größe S) + 1 Eiweiß
Salz
3 TL Puderzucker
80 g Magerquark
½ TL gemahlene Vanille
10 g gehackte Pistazien
Außerdem 1 Tortelette-Auflaufform (Ø 9 cm)

LOGI klassisch

1. Den Backofen auf 200 °C Ober-/Unterhitze (Umluft 180 °C) vorheizen.

2. Die Weintrauben und die frischen Früchte waschen. Die Weintrauben in Scheiben schneiden. Jeweils 1 EL Weintraubenscheibchen und rote Früchte beiseitelegen. Den Rest in der Auflaufform verteilen.

3. Die Eier trennen. 1 Eiweiß mit 1 Prise Salz in einer Schüssel mithilfe des Handrührgeräts halb steif schlagen. 1 TL Puderzucker einrieseln lassen und dann weiter schlagen, bis der Eischnee fest ist. Danach kühl stellen. 2 Eiweiße mit 1 Prise Salz in einer Schüssel im warmen Wasserbad steif schlagen.

4. Die Eigelbe in einer Schüssel mit dem restlichen Puderzucker schaumig schlagen. Den Quark und die Vanille unterrühren. Den warm geschlagenen Eischnee unterheben.

5. Den Teig auf die Früchte in der Form gießen. Mit den beiseitegelegten Trauben und Früchten belegen. Den gekühlten Eischnee obenauf geben. Form in den Ofen schieben (Mitte) und Auflauf 15–20 Minuten backen. Mit den Pistazien bestreuen und servieren.

Turbo-LOGI

Zubereitung wie LOGI klassisch.

LOGI klassisch

1 Portion mit 405 g liefert 515 kcal, 38 g Protein, 25 g Fett, 30 g Kohlenhydrate.

Turbo-LOGI

1 Portion mit 330 g liefert 345 kcal, 31 g Protein, 16 g Fett, 19 g Kohlenhydrate.

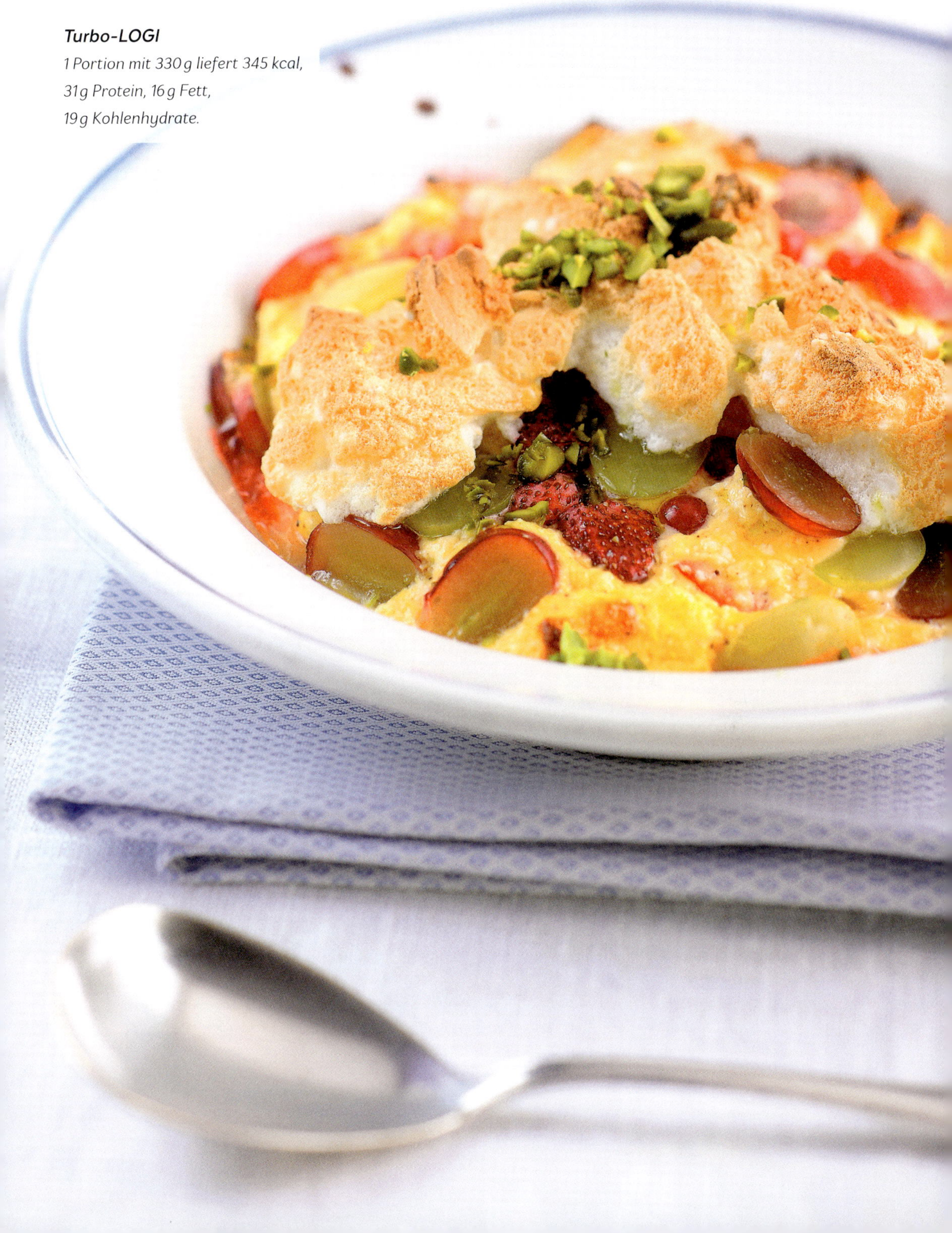

100-kcal-Snacks mit natürlichen Lebensmitteln

Sie kommen mit drei Mahlzeiten nicht über den Tag?
Dann bereiten Sie sich unsere 100-Kilokalorien-Snacks zu. Diese Snacks sind besonders geeignet für Tage, an denen Sie Sport treiben.

Cremiger Fruchtquark

75 g Magerquark
gemahlene Vanille nach Geschmack
Beerenfrüchte, z. B. 100 g Himbeeren (frisch oder TK)

100 kcal, 11 g Protein, 0,5 g Fett, 7 g Kohlenhydrate

1. Quark mit 1–2 EL Wasser mit Kohlensäure und gemahlener Vanille in einer Schüssel cremig rühren.
2. Himbeeren waschen, fein hacken und unter den Quark heben.

Birne-Zimt-Joghurt

60 g Birnen
125 g Joghurt (1,5 % Fett)
Zimt nach Geschmack

100 kcal, 5 g Protein, 2 g Fett, 13 g Kohlenhydrate

1. Birnen schälen, vom Kerngehäuse befreien und klein würfeln. Birnenwürfel in einer Schüssel mit dem Joghurt vermischen und mit etwas Zimt abschmecken.

Haselnuss-Blaubeer-Dessert

50 g Blaubeeren
75 g Hüttenkäse (0,8 % Fett)
5 g gehackte Haselnüsse
gemahlene Vanille und Zimt nach Geschmack

100 kcal, 11 g Protein, 4,5 g Fett, 4 g Kohlenhydrate

1. Blaubeeren waschen und mit Küchenpapier trocken tupfen.
2. Hüttenkäse in einer Schüssel mit den Haselnüssen und den Blaubeeren verrühren. Mit Vanille und Zimt würzen.

Gefüllte Gurke

1 Ei (Größe M)
½ Gurke
Salz und Pfeffer nach Geschmack

105 kcal, 8 g Protein, 6 g Fett, 3,5 g Kohlenhydrate

1. Das Ei in einem Topf mit kochendem Wasser 8 Minuten hart kochen. Dann herausnehmen, mit kaltem Wasser abschrecken, kurz abkühlen lassen, pellen und mit einer Gabel zerbröseln
2. Gurke waschen, schälen, mit einem Teelöffel das Innere herauskratzen und die Eierbrösel da hineinfüllen. Mit Salz und Pfeffer würzen.

Pikanter Kräuterquark

100 g Magerquark
Chilipulver, Salz und Pfeffer nach Geschmack
1 Lauchzwiebel (30 g)

105 kcal, 13 g Protein, 0,5 g Fett, 8,5 g Kohlenhydrate

1. Quark in einer Schüssel mit 1–2 EL Wasser mit Kohlensäure cremig rühren und mit etwas Chilipulver, Salz und Pfeffer würzen.
2. Die Lauchzwiebel putzen, waschen, in sehr feine Ringe schneiden und in den Quark rühren.

Lachs-Paprika

1 rote oder gelbe Paprika (120 g)
1 Scheibe (25 g) geräucherter Lachs
10 g milder Meerrettich
Salz und Pfeffer nach Geschmack

105 kcal, 7,5 g Protein, 4 g Fett, 7,5 g Kohlenhydrate

1. Die Paprika waschen, halbieren und das Kerngehäuse entfernen. Die Lachsscheibe halbieren.
2. Die Paprikahälften mit Meerrettich bestreichen, mit den Lachsscheiben belegen und mit Salz und Pfeffer würzen.

Thunfisch-Tomaten-Mix

80 g Cherrytomaten
75 g Thunfisch (im eigenen Saft, aus der Dose)
getrockneter Thymian, Salz und Pfeffer nach Geschmack

105 kcal, 20 g Protein, 1 g Fett, 2 g Kohlenhydrate

1. Tomaten waschen und halbieren.
2. Thunfisch abtropfen lassen, mit einer Gabel zerbröseln und in einer Schüssel mit den Tomaten mischen. Nach Geschmack mit Thymian, Salz und Pfeffer würzen.

Schinkenwickel

120 g Karotten
2 Scheiben (à 25 g) gekochter Schinken

100 kcal, 7,5 g Protein, 3 g Fett, 10 g Kohlenhydrate

1. Die Karotten putzen, schälen, in Sticks schneiden und diese mit den Schinkenscheiben umwickeln.

Chicoréeschiffchen

2–3 Chicoréeblätter
1 (50 g) Wiener Würstchen (5 % Fett)
50 g Magerquark
1 TL Schnittlauchröllchen
Salz und Pfeffer nach Geschmack

100 kcal, 14 g Protein, 2,5 g Fett, 3,5 g Kohlenhydrate

1. Chicorée putzen, waschen und die Blätter im Ganzen vom Strunk trennen.
2. Die Würstchen in Scheiben schneiden.
3. Den Quark in einer Schüssel mit Schnittlauch und Wurstscheiben mischen, mit Salz und Pfeffer würzen und die Chicorèeblätter damit befüllen.

Brokkolisuppe

200 ml Gemüsebrühe
100 g TK-Brokkoliröschen
25 g Schinkenwürfel (5 % Fett)
1 EL gehackte Petersilie

105 kcal, 7,5 g Protein, 5 g Fett, 4,5 g Kohlenhydrate

1. Gemüsebrühe in einem kleinen Topf zum Kochen bringen.
2. Den Brokkoli dazugeben und 7–10 Minuten bei mittlerer Hitze garen.
3. Die Schinkenwürfel in die Suppe geben, 2–3 Minuten weitergaren und mit Petersilie bestreut servieren.

Mediterraner Birne-Feta-Snack

50 g Birne
40 g Feta light (9 % Fett)
1 TL Zitronensaft
1 TL Balsamicoessig
Salz und Pfeffer nach Geschmack
2 Basilikumblätter

105 kcal, 9,5 g Protein, 4 g Fett, 7,5 g Kohlenhydrate

1. Birne schälen und würfeln.
2. Den Feta zerbröseln.
3. Birnen und Feta in einer Schüssel vermischen. Mit Zitronensaft und Balsamicoessig beträufeln, mit Salz und Pfeffer würzen.
4. Das Basilikum waschen, mit Küchenpapier trocken tupfen, in feine Streifen schneiden und darüberstreuen.

Käse-Frucht-Snack

25 g Gouda (45 % Fett i. Tr.)
20 g Weintrauben oder 40 g Mandarine

100 kcal, 5,5 g Protein, 8 g Fett, 3 g Kohlenhydrate

1. Gouda in Würfel schneiden und mit Weintrauben oder Mandarine genießen.

Tomaten-Mozzarella-Spießchen

8 Cocktailtomaten
50 g Mozzarella light (8 % Fett)
4 frische Basilikumblätter
1 TL Balsamicocreme
Salz und Pfeffer nach Geschmack
8 kleine Holzspieße

105 kcal, 9 g Protein, 5,5 g Fett, 5 g Kohlenhydrate

1. Die Tomaten waschen. Den Mozzarella abtropfen lassen und in 8 Teile schneiden.
2. Die Basilikumblätter waschen, mit Küchenpapier trocken tupfen und halbieren.
3. Jeweils 1 Mozzarellastück, 1 Basilikumblättchen und 1 Tomate auf einen Spieß stecken, mit etwas Balsamicocreme beträufeln und mit Salz und Pfeffer würzen.

Wochenpläne und Einkaufslisten

Im Folgenden haben wir Ihnen mit Rezepten aus diesem Buch einen abwechslungsreichen Wochenplan zusammengestellt. Der Wochenplan ist nicht in Stein gemeißelt. Wenn Ihnen das Frühstück vom Montag besonders gut schmeckt und Sie dieses öfter zu sich nehmen wollen, dann ist das kein Problem. Setzen Sie den Plan so wie von uns vorgeschlagen oder ganz nach Ihrem Geschmack um! Die Einkaufsliste zu dem Wochenplan finden Sie ab S. 198.

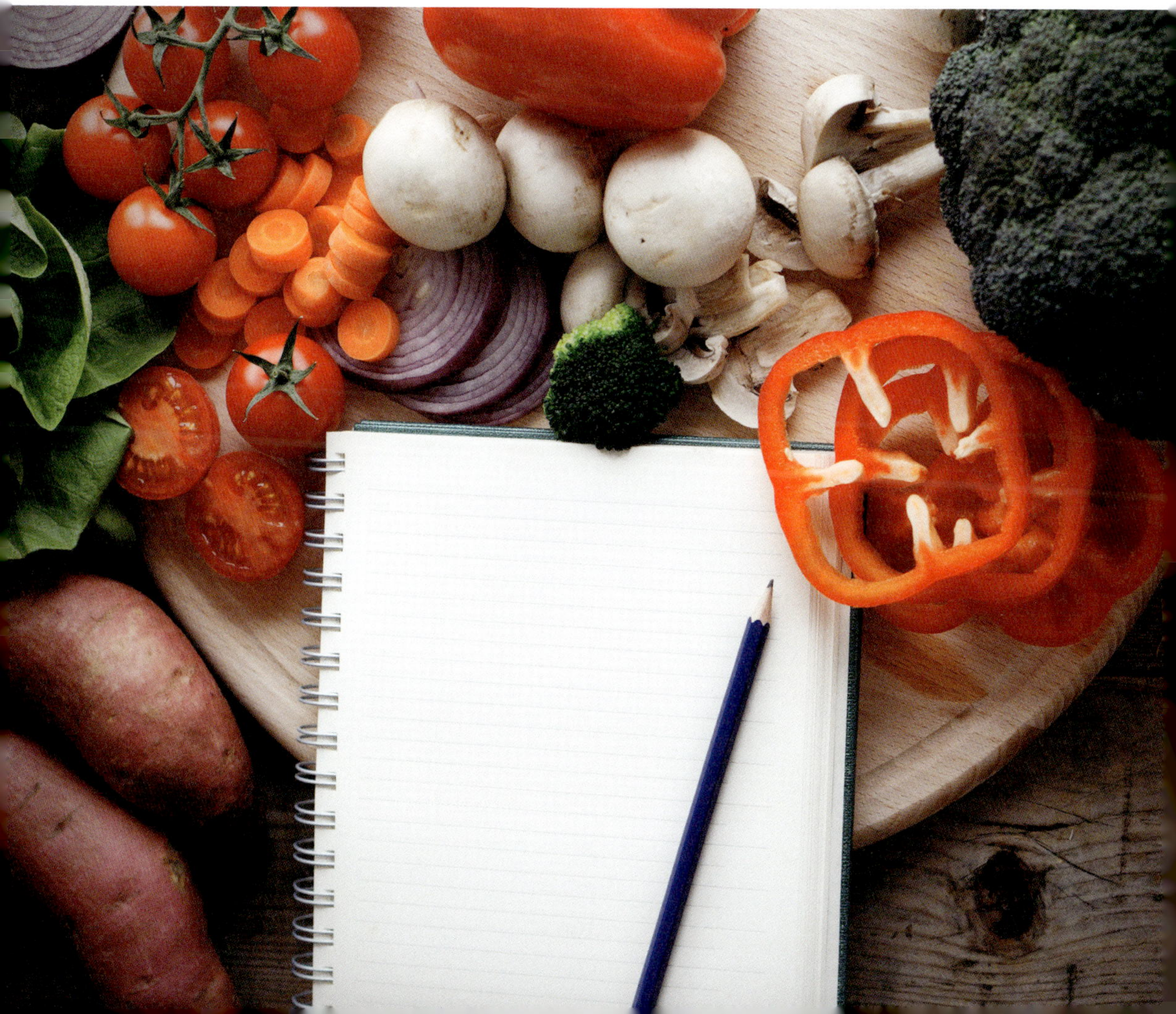

Wochenplan für Turbo-LOGI

	Frühstück	Mittagessen	Abendessen
Tag 1	Crunchy-Cappuccino-Joghurt mit Blaubeeren (S. 148) 255 kcal, 16 g Kohlenhydrate und 19 g Protein	Geräuchertes Forellenfilet auf Melone mit Meerrettichcreme (S. 166) 340 kcal, 25 g Kohlenhydrate und 24 g Protein	Puten-Curry-Piccata mit marokkanischem Möhrensalat (S. 174) 360 kcal, 25 g Kohlenhydrate und 26 g Protein
Tag 2	Lachs-Gurken-Taler (S. 142) 250 kcal, 4 g Kohlenhydrate und 16 g Protein	Lauch-Schinken-Tortilla (S. 186) 345 kcal, 9 g Kohlenhydrate und 22 g Protein	Kichererbseneintopf mit Hähnchen (S. 154) 310 kcal, 17 g Kohlenhydrate und 34 g Protein
Tag 3	Kräuterrührei mit Ziegenfrischkäse und Tomaten (S. 138) 255 kcal, 18 g Kohlenhydrate und 14 g Protein	Rote-Bete-Spaghetti-Salat mit Thymiancreme (S. 164) 350 kcal, 22 g Kohlenhydrate und 21 g Protein	Asiatische Frikadelle (Rind) auf Papaya-Gurken-Salat (S. 160) 340 kcal, 14 g Kohlenhydrate und 20 g Protein
Tag 4	Pancakes mit Himbeercreme (S. 150) 255 kcal, 7 g Kohlenhydrate und 13 g Protein	Auberginen im Eimantel mit Ajvar-Joghurt-Dip (S. 184) 355 kcal, 18 g Kohlenhydrate und 15 g Protein	Calamares mit mediterraner Füllung (S. 168) 325 kcal, 7 g Kohlenhydrate und 28 g Protein
Tag 5	Würziger Hüttenkäse (S. 146) 235 kcal, 12 g Kohlenhydrate und 23 g Protein	Bunter Bohnen-Chili-Salat, Schinkenwürfel (S. 158) 330 kcal, 25 g Kohlenhydrate und 30 g Protein	Gefüllte Spitzpaprika mit Feta und Oliven (S. 182) 330 kcal, 11 g Kohlenhydrate und 12 g Protein
Tag 6	Herzhafte Eiermuffins (S. 140) 250 kcal, 12 g Kohlenhydrate und 17 g Protein	Fruchtiges Schaumgratin (S. 190) 345 kcal, 19 g Kohlenhydrate und 31 g Protein	Wassermelonen-Gurken-Salat mit Ziegenkäse (S. 162) 350 kcal, 19 g Kohlenhydrate und 15 g Protein
Tag 7	Wickelfrühstück mit Kräuterquark (S. 144) 245 kcal, 16 g Kohlenhydrate und 24 g Protein	Grillspieße mit Paprika und Aubergine (Schwein) (S. 176) 310 kcal, 10 g Kohlenhydrate und 28 g Protein	Omelette verde (S. 188) 320 kcal, 8 g Kohlenhydrate und 22 g Protein

Wochenplan für LOGI klassisch

	Frühstück	Mittagessen	Abendessen
Tag 1	Crunchy-Cappuccino-Joghurt mit Blaubeeren (S. 148) 375 kcal, 22 g Kohlenhydrate und 29 g Protein	Geräucherte Forellenfilets auf Melone mit Meerrettichcreme (S. 166) 565 kcal, 26 g Kohlenhydrate und 39 g Protein	Puten-Curry-Piccata mit marokkanischem Möhrensalat (S. 174) 600 kcal, 33 g Kohlenhydrate und 47 g Protein
Tag 2	Lachs-Gurken-Taler (S. 142) 370 kcal, 6 g Kohlenhydrate und 22 g Protein	Lauch-Schinken-Tortilla (S. 186) 515 kcal, 4 g Kohlenhydrate und 28 g Protein	Kichererbseneintopf mit Hähnchen (S. 154) 500 kcal, 27 g Kohlenhydrate und 49 g Protein
Tag 3	Kräuterrührei mit Ziegenfrischkäse und Tomaten (S. 138) 340 kcal, 18 g Kohlenhydrate und 21 g Protein	Rote-Bete-Spaghetti-Salat mit Thymiancreme (S. 164) 550 kcal, 26 g Kohlenhydrate und 28 g Protein	Asiatische Frikadelle (Rind) auf Papaya-Gurken-Salat (S. 160) 640 kcal, 30 g Kohlenhydrate und 34 g Protein
Tag 4	Pancakes mit Himbeercreme (S. 150) 350 kcal, 7 g Kohlenhydrate und 16 g Protein	Auberginen im Eimantel mit Ajvar-Joghurt-Dip (S. 184) 580 kcal, 30 g Kohlenhydrate und 26 g Protein	Calamares mit mediterraner Füllung (S. 168) 555 kcal, 11 g Kohlenhydrate und 48 g Protein
Tag 5	Würziger Hüttenkäse (S. 146) 340 kcal, 17 g Kohlenhydrate und 32 g Protein	Bunter Bohnen-Chili-Salat, Schinkenwürfel (S. 158) 565 kcal, 34 g Kohlenhydrate und 40 g Protein	Gefüllte Spitzpaprika mit Feta und Oliven (S. 182) 505 kcal, 14 g Kohlenhydrate und 18 g Protein
Tag 6	Herzhafte Eiermuffins (S. 140) 385 kcal, 16 g Kohlenhydrate und 28 g Protein	Fruchtiges Schaumgratin (S. 190) 515 kcal, 30 g Kohlenhydrate und 38 g Protein	Limettenlach mit Gurkensalat und Nudel-Risotto (S. 170) 560 kcal, 25 g Kohlenhydrate und 30 g Protein
Tag 7	Wickelfrühstück mit Kräuterquark (S. 144) 385 kcal, 16 g Kohlenhydrate und 37 g Protein	Grillspieße mit Paprika und Aubergine (Schwein) (S. 176) 500 kcal, 16 g Kohlenhydrate und 50 g Protein	Omelette verde (S. 188) 505 kcal, 10 g Kohlenhydrate und 31 g Protein

Einkaufsliste für Turbo-LOGI und LOGI klassisch

Damit die Umsetzung im Alltag für Sie einfacher ist, haben wir eine Einkaufsliste passend zum Wochenplan zusammengestellt. Bei einigen Lebensmitteln, zum Beispiel Auberginen, erhalten Sie die exakten Gramm-Angaben, damit Sie nicht zu kleine Auberginen einkaufen. Bei Lebensmitteln, wie etwa Nudeln, benötigen Sie nur 25 Gramm in der Woche, das heißt, es reicht aus, eine kleine Packung zu kaufen.

Gemüse und Hülsenfrüchte

	Turbo-LOGI	LOGI klassisch
Auberginen	2 Stück (400 g)	2 Stück (550 g)
Brokkoli	1 Stück (100 g)	1 Stück (150 g)
Cocktailtomaten	180 g	180 g
Frühlingszwiebel	1 Stück	
Lauch	2 Stangen	3 Stangen
Möhren	1 Bund (350 g)	1 Bund (380 g)
Paprika, gelb	1 Schote	1 Schote
Paprika, rot	2 Schoten	2 Schoten
Rote Bete, frisch	1 Knolle (100 g)	1 Knolle (150 g)
Spitzpaprika	2 Schoten	2 Schoten
Tomate	1 Stück	1 Stück
Zwiebel	1 Stück	1 Stück
Zwiebel, rot	2 Stück	2 Stück

Salat, Pilze

	Turbo-LOGI	LOGI klassisch
Champignons	150 g	200 g
Chicorée	1 Kolbe	1 Kolbe
Gurke	2 Stück (325 g)	2 Stück (425 g)
Mungosprossen	1 Packung (10 g)	1 Packung (15 g)
Radieschen	1 Bund (100 g)	1 Bund (100 g)
Rucola	1 Packung (80 g)	1 Packung (130 g)

Obst, Trockenfrüchte

	Turbo-LOGI	LOGI klassisch
Blaubeeren	100 g	125 g
Cantaloupe-Melone	1 Stück (150 g)	1 Stück (200 g)
Himbeeren, frisch oder tiefgefroren	150 g	200 g
Limette	2 Stück	4 Stück
Papaya	1 Stück (75 g)	1 Stück (100 g)
Rosinen	1 Packung (10 g)	1 Packung (15 g)
Wassermelone	150 g	
Weintrauben, hell und dunkel	40 g	60 g
Zitrone	2 Stück (unbehandelt)	1 Stück

Eier

	Turbo-LOGI	LOGI klassisch
Eier (Größe S)	8 Stück	
Eier (Größe M)	9 Stück	15 Stück
Eier (Größe L)		3 Stück

Fisch

	Turbo-LOGI	LOGI klassisch
Calamares, küchenfertig	2 Stück (100 g)	4 Stück (200 g)
Forellenfilet, geräuchert	1 Filetstück (75 g)	2 Filetstücke (150 g)
Lachsfilet		1 Filetstück (125 g)
Lachsaufschnitt, geräuchert	60 g	80 g

Fleisch und Aufschnitt

	Turbo-LOGI	LOGI klassisch
Hähnchenbrustfilet	1 Filetstück (150 g)	1 Filetstück (200 g)
Putenbrustfilet	1 Filetstück (75 g)	1 Filetstück (125 g)
Rinderhackfleisch, mager	60 g	100 g
Schinkenaufschnitt ohne Fettrand	60 g	60 g
Schinkenwürfel, mager	1 Packung (10 g)	1 Packung (20 g)
Schweinefleisch	1 Teilstück (100 g)	1 Teilstück (200 g)

Milchprodukte, Käse

	Turbo-LOGI	LOGI klassisch
Crème fraîche	1 Becher (10 g)	1 Becher (20 g)
Feta	1 Packung (60 g)	1 Packung (75 g)
Frischkäse (Magerstufe)	1 Becher (25 g)	1 Becher (30 g)
Hüttenkäse	2 Becher (250 g)	2 Becher (300 g)
Joghurt (3,5 % Fett)	1 Becher (250 g)	1 Becher (250 g)
Kräuter-Crème-fraîche	1 Becher (30 g)	1 Becher (60 g)
Magerquark	1 Becher (280 g)	1 Becher (370 g)
Milch (3,5 % Fett)	1 Karton (60 ml)	1 Karton (90 ml)
Mozzarella (8,5 % Fett)	1 Stück (40 g)	1 Stück (60 g)
Parmesan	1 Packung (20 g)	1 Packung (40 g)
Quark (20 % Fett i. Tr.)		1 Becher (50 g)
Ricotta	1 Becher (150 g)	1 Becher (50 g)
Schmand	1 Becher (20 g)	1 Becher (50 g)
Schnittkäse		2 dünne Scheiben (30 g)
Ziegenfrischkäse	1 Becher (40 g)	1 Becher (40 g)
Ziegenkäserolle	50 g	

Fette

	Turbo-LOGI	LOGI klassisch
Butter	1 Packung (40 g)	1 Packung (55 g)
Mandelmus, weiß	1 Glas (10 g)	1 Glas (10 g)
Olivenöl nativ extra	1 Flasche	1 Flasche
Sesamöl	1 Flasche (1 TL)	1 Flasche (1 EL)

Nüsse, Samen, Kerne

	Turbo-LOGI	LOGI klassisch
Mandeln, gehackt	1 Packung (5 g)	1 Packung (10 g)
Mandelblättchen	1 Packung (5 g)	1 Packung (10 g)
Mandeln, gemahlen, blanchiert	1 Packung (40 g)	1 Packung (50 g)
Mandelstifte	1 Packung (1 TL)	1 Packung (2 TL)
Pinienkerne	1 Packung (20 g)	1 Packung (20 g)
Pistazien, gehackte	1 Packung (10 g)	1 Packung (25 g)
Sesam, weiß	1 Packung (5 g)	1 Packung (20 g)
Sonnenblumenkerne	1 Packung (10 g)	1 Packung (20 g)

Aus der Dose/im Karton/aus dem Glas

	Turbo-LOGI	LOGI klassisch
Bohnen, weiß	1 Glas (80 g)	1 Glas (100 g)
Tomaten, geschält	1 Karton (200 g)	1 Karton (150 g)
Erbsen	1 Glas (30 g)	1 Glas (40 g)
Gewürzgurken	1 Glas (30 g)	1 Glas (50 g)
Kichererbsen	1 Glas (50 g)	1 Glas (100 g)
Meerrettich	1 Glas (4 TL)	1 Glas (4 TL)
Meerrettich, Sahne	1 Glas (10 g)	1 Glas (15 g)
Oliven, grün	1 Glas (30 g)	1 Glas (50 g)
Oliven, schwarz	1 Glas (30 g)	
Tomatenmark	1 Tube (1 EL)	1 Tube (1 EL)

Kräuter und Gewürze

	Turbo-LOGI	LOGI klassisch
Basilikum, frisch	1 Topf	1 Topf
Cayennepfeffer	1 Döschen	1 Döschen
Chiliflocken	1 Döschen	1 Döschen
Chilischote, rot	1 kleine Schote	1 kleine Schote
Currypulver	1 Döschen	1 Döschen
Dill	1 Bund	1 Bund
Ingwer	1 große Knolle	1 große Knolle
Knoblauch	1 Knolle	1 Knolle
Koriander	1 Bund	1 Bund
Marsalagewürz, gemahlen	1 Döschen	1 Döschen
Minze	2 Stiele	2 Stiele
Oregano, getrocknet	1 Gläschen	1 Gläschen
Paprikapulver, edelsüßes	1 Döschen	1 Döschen
Petersilie, glatt	2 Bunde	2 Bunde
Pfeffer, weiß, schwarz und bunt	1 Döschen	1 Döschen
Rosmarin	1 Zweig	1 Zweig
Salz	1 Döschen	1 Döschen
Schnittlauch	1 Bund	1 Bund
Thymian, getrocknet	1 Gläschen	1 Gläschen
Thymian frisch	1 Bund (2 Zweige)	1 Bund (1 Zweig)
Vanille, gemahlen	1 Gläschen	1 Gläschen
Zimt, gemahlen	1 Döschen	1 Döschen
Zitronenthymian	2 Zweige	2 Zweige

Getreide

	Turbo-LOGI	LOGI klassisch
Mehl	1 Packung (15 g)	1 Packung (40 g)
Nudeln, Risoni		1 Packung (25 g)
Semmelbrösel	1 Packung (10 g)	1 Packung (20 g)
Vollkorntoast	1 Packung (1 Scheibe)	1 Packung (1 Scheibe)
Vollkornmehl	1 Packung (10 g)	1 Packung (10 g)

Sonstiges

	Turbo-LOGI	LOGI klassisch
Aceto balsamico, hell	1 Flasche	1 Flasche
Ajvar	1 Glas (2 TL)	1 Glas (3 TL)
Gemüsebrühe	1 Glas (200 ml)	1 Glas (400 ml)
Espresso	30 ml	50 ml
Honig	1 Glas (15 g)	1 Glas (15 g)
Kräuteressig		1 Flasche (1 EL)
Kräutersalz		1 Packung (½ TL)
Puderzucker	1 Päckchen (4 TL)	1 Päckchen (5 TL)
Sojasoße	1 Flasche (1 TL)	1 Flasche (1 EL)
Zitronensaft	1 Flasche (35 ml)	1 Flasche (35 ml)
Zucker		1 Päckchen (1 TL)

Getränke

Mineralwasser	1 Flasche (1 EL)	1 Flasche (1 EL)
Orangensaft	1 Flasche (2 TL)	1 Flasche (1 EL)
Weißwein, trocken	1 Flasche (35 ml)	1 Flasche (45 ml)

Rezeptübersicht

Bildnachweis

S. 12, 13: shutterstock/Dragon_Fly; S. 42: shutterstock/Yulia Furman; S. 69: shutterstock/Evgeny Karandaev; S. 84: © riva Verlag; S. 92: istock/sorendls; S. 99: shutterstock/Volodymyr Goinyk; S. 107: shutterstock/Africa Studio, shutterstock/Evgeny Karandaev, shutterstock/DronG, Studio Reiner Schmitz, shutterstock/Liliya Kandrashevich; S. 119: shutterstock/Bojan Milinkov; S. 124: shutterstock/Tortoon; S. 133: shutterstock/Olena Yakobchuk; S. 134: shutterstock/Flamingo Images; S. 136, 137: shutterstock/ Natasha Breen; S. 139, 157, 171, 181: Wolfgang Schardt; S. 140: shutterstock/Elena Shashkina; S. 143: shutterstock/Whiteaster; S. 145, 147, 149, 151, 153, 159, 161, 163, 167, 173, 175, 185, 187: Studio Reiner Schmitz, München; S. 155, 169, 179, 191: Studio L'Eveque, München; S. 165: shutterstock/Fascinadora; S. 177: shutterstock/zefirchik06; S. 183: shutterstock/Sunvic; S. 189: shutterstock/Liliya Kandrashevich; S. 195: shutterstock/Lecic

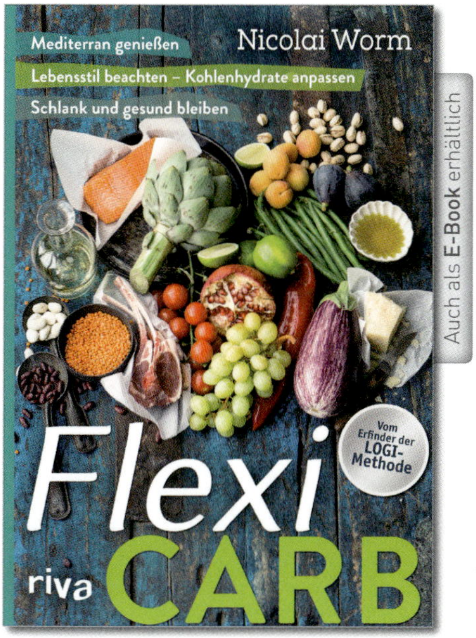

224 Seiten
19,99 € (D) | 20,60 € (A)
ISBN 978-3-86883-631-8

Nicolai Worm

Flexi-Carb

Mediterran genießen. Lebensstil beachten – Kohlenhydrate anpassen. Schlank und gesund bleiben

Offizielle Ernährungsempfehlungen behaupten, es gebe nur eine Ernährung, die für alle Menschen richtig und gesund sei. Doch ebenso, wie es keine Hose gibt, die allen sitzt, muss auch die Ernährung individuell angepasst werden. Entscheidend ist der Lebensstil! Grundsätzlich gilt: Je mehr wir sitzen, desto weniger Kohlenhydrate benötigt unser Körper. Essen wir zu viele davon, macht sich das in Übergewicht und vielerlei Krankheiten bemerkbar. Millionen Deutsche leiden bereits an Fettleber und Insulinresistenz, ohne es zu wissen! Diese gefährlichen Stoffwechselstörungen werden durch Schlafmangel, fehlende Bewegung, Stress, Rauchen und zunehmendes Alter weiter verschärft, bis es eines Tages nahezu unbemerkt zu Diabetes kommt.
Gemäß neuester Studien ist eine moderne mediterrane Ernährung mit niedriger, an unser Bewegungslevel angepasster Kohlenhydratzufuhr optimal, um bis ins hohe Alter gesund und schlank zu bleiben oder es wieder zu werden.
Mit Flexi-Carb überführt Nicolai Worm, der renommierte Ernährungswissenschaftler, Bestsellerautor und Erfinder der »LOGI-Methode«, den aktuellen Forschungsstand in ein Programm, das völlig neue Standards auf dem Gebiet der Ernährung setzt. Die Flexi-Carb-Ernährungspyramide hilft dabei, die Empfehlungen umzusetzen. Der Genuss kommt nicht zu kurz und wer sich bewegt, darf auch bei den Kohlenhydraten zugreifen.

riva